住院医师规范化培训精品案例教材

总主审：王成增　　总主编：姜　勇

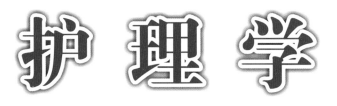

护 理 学

本册主编　刘会范　王秀玲　王　薇

U0339676

郑州大学出版社

图书在版编目（CIP）数据

护理学／刘会范，王秀玲，王薇主编. -- 郑州：郑州大学出版社，2024.1
住院医师规范化培训精品案例教材／姜勇总主编
ISBN 978-7-5645-9990-4

Ⅰ. ①护… Ⅱ. ①刘…②王…③王… Ⅲ. ①护理学 - 职业培训 - 教材 Ⅳ. ①R47

中国国家版本馆 CIP 数据核字（2023）第 206014 号

护理学

HULIXUE

项目负责人	孙保营 李海涛	封面设计	苏永生
策 划 编 辑	陈文静	版式设计	苏永生
责 任 编 辑	陈文静 苏靖雯	责任监制	李瑞卿
责 任 校 对	陈 思 姜春霞		

出版发行	郑州大学出版社	地 址	郑州市大学路 40 号（450052）
出 版 人	孙保营	网 址	http://www.zzup.cn
经 销	全国新华书店	发行电话	0371-66966070
印 刷	河南瑞之光印刷股份有限公司		
开 本	850 mm×1 168 mm 1／16		
印 张	13.25	字 数	386 千字
版 次	2024 年 1 月第 1 版	印 次	2024 年 1 月第 1 次印刷
书 号	ISBN 978-7-5645-9990-4	定 价	75.00 元

编委会名单

总主审　王成增
总主编　姜　勇
编　委　（以姓氏笔画为序）

丁德刚	王　叨	王　悦	王　薇	王义生	王成增
王伊龙	王秀玲	王怀立	王坤正	车　璐	艾艳秋
卢秀波	田　华	兰　超	邢丽华	邢国兰	朱　涛
朱长举	刘　丹	刘　红	刘升云	刘刚琼	刘会范
刘冰熔	刘舒娅	刘献志	闫东明	许予明	许建中
李　莉	李向楠	李淑英	余祖江	宋东奎	宋永平
宋学勤	张　大	张　磊	张英剑	张国俊	张金盈
张建江	陈志敏	范应中	岳松伟	郎　艳	房佰俊
赵　松	赵　杰	赵占正	赵先兰	姜　勇	姜中兴
贺玉杰	秦贵军	贾　勐	贾延劼	徐　敬	高剑波
高艳霞	郭瑞霞	黄　艳	曹　钰	符　洋	董建增
程敬亮	曾庆磊	窦启峰	魏新亭		

秘　书　王秀玲

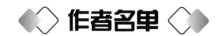

作者名单

主　编　刘会范　王秀玲　王　薇

副主编　娄小平　底瑞青　李　博

　　　　赵贝贝　田　彤　何　玮

编　委　（以姓氏笔画为序）

　　　　丁春戈（郑州大学第一附属医院）

　　　　丁清清（郑州大学第一附属医院）

　　　　马雪霞（中山大学孙逸仙纪念医院）

　　　　王　丽（郑州大学第一附属医院）

　　　　王慧慧（郑州大学第一附属医院）

　　　　曲利媛（郑州大学第一附属医院）

　　　　吕晓熠（郑州大学第一附属医院）

　　　　刘春雷（郑州大学第一附属医院）

　　　　李　静（哈密市中心医院）

　　　　杨　瑾（郑州大学第一附属医院）

　　　　陈汝涵（郑州大学第一附属医院）

　　　　范超林（郑州大学第一附属医院）

　　　　郑　元（郑州大学第一附属医院）

　　　　郑　晓（郑州大学第一附属医院）

　　　　孟晓瞳（郑州大学第一附属医院）

　　　　郭　礼（郑州大学第一附属医院）

　　　　曹　洁（上海长海医院）

　　　　崔　鹤（郑州大学第一附属医院）

　　　　崔嬿嬿（郑州大学第一附属医院）

　　　　韩现红（郑州大学第一附属医院）

　　　　藏　煜（郑州市中心医院）

前 言

随着医教协同的不断深化,住院医师规范化培训经历了十年历程,护理人员在住院医师规范化培训中发挥着重要作用,体现在医患沟通、团队协作等,各种团体标准的制订与推广及医护合作中的作用越来越受到重视,并且住院医师的临床实践能力是保障护理质量和优质服务的先决条件。为提高临床护理质量,保障医疗安全,我们在充分调研的基础上,根据国务院《"健康中国 2030"规划纲要》和《全国护理事业发展规划(2021—2025 年)》等文件精神,及时总结国内护士规范化培训的经验,坚持以"岗位需求"为导向,促进理论与实践相结合,以大力培养临床实用型护理人才为目的,编写了这本有别于传统理论为主的教材,可使全国各地新一代护理人员的临床综合能力得到切实提高与保障,造福人民群众。

本书的内容及标准以培养护士临床诊疗思维能力为主,同时结合培训考核标准,简单且实用,有以下几个特点。

(1)体系科学完整。本书精选临床常见 40 个典型病例,用精炼的文字描述,包含一般资料、主诉、现病史、既往史、辅助检查等,同时配有思维引导及练习题,以便临床护士科学评判,精准实施;使护士夯实医学理论知识和临床技能,并能独立、规范地承担本专业相关疾病的护理工作;根据护理专业要求,体现以人的健康为中心的责任制整体护理理念,清晰简练,重点突出;不仅着重于对护士医学知识和临床技能的培养,更注重对护士综合能力的提高。

(2)编者阵容强大。本书的编写集聚了全国优势临床医学资源和医学教育资源,受到上海交通大学医学院附属瑞金医院、复旦大学附属中山医院等国家卫生健康委员会认定的"住院医师规范化培训示范基地"专家委员会,复旦大学"内科学"等 15 个国家临床重点学科学者的支持。形成以一批从医 30 年以上的医学专家为首的、包含 1 000 多名临床医学专家的编写队伍。可以说本书是编者们的智慧结晶,也是国内各大医院临床教学科研成果的集中体现。

(3)内容质量高。本书编写由上海市医师协会提供专家支持,上海市住院医师规范化培训专家委员会负责审核把关,构成了严密的质量保障体系。我们特组织了沈阳医学院附属中心医院内科、外科、妇科和儿科等科室的专家教授,就本专业和相关专业的常见病和多发病,从病例资料切入,围绕护理程序的实施过程,介绍了疾病的护理内容,并提出相应的健康教育指导。

(4)逻辑严谨,可读性强。本书内容主要以编者的实践经验为主,突出基础,强调实用,图文并茂,颇具阅读性,是护士规范化培训的学习指南。本书的所有案例都来自各参编单位日常所积累的真实病例,相关诊疗方案都经过专家的反复推敲,本书可作为广大护士实践学习的范本,以临床实例为核心,临床诊疗规范为基础,临床思维训练为导向,培养年轻护士"密切联系临床,举一反三"的临床思维推理和演练能力，养成人文关怀情操。本书的出版必将促进国内护士临床综合能力的提升，为实现国家推行护士规范化培训制度的宗旨和目标做出积极贡献，从而为我国医疗水平的整体提升打下坚实的基础。

本书的编写得到了原国家卫生和计划生育委员会副主任刘谦、上海市浦东新区原党委书记沈晓明教授的大力支持，原上海第二医科大学校长王一飞教授、王振义院士、汤钊猷院士及中国工程院院士戴尅戎的悉心指导。上海市医药卫生发展基金会原理事长彭靖理和李宣海为丛书的出版给予了大力支持。此外，上海市卫生健康委员会科技教育处、上海市住院医师规范化培训事务中心以及各住院医师规范化培训基地的同事都为本书的出版做出了卓越贡献，在此表示感谢！

本书从护士临床实践出发，充分考虑实践的可操作性，是我国护理医疗卫生界全体同仁共同努力的成果，是集体智慧的结晶。护士规范化培训已在全国开展并日渐广为接受，相信本书会成为护士规范化培训的良好助手，为我国护理医疗卫生事业发展做出积极的贡献。本书是编者们在繁忙的工作之余辛勤编写，书中难免存在不足之处，恳请广大专家、同行提出宝贵建议与意见，以便我们继续努力，不断修正使之完善。

编者
2024 年 1 月

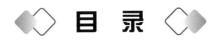

目 录

第三章　妇产科护理学

第四章　儿科护理学

第五章　急救护理学

第六章　重症护理学

第一章　内科护理学

知识拓展

案例 1　慢性阻塞性肺疾病的护理

一、病历资料

（一）一般资料

患者,女性,33 岁,汉族,自由职业者。

（二）主诉

咳嗽、咳痰 7 d。

（三）现病史

患者 7 d 前受凉后出现咳嗽,咳黄色痰,伴活动后胸闷气短,间断发热,最高体温 38.5 ℃,双下肢轻度水肿,无咯血、胸痛,无腹痛、腹泻,至当地县医院诊治(具体不详),治疗效果差,出现心悸、夜间阵发性呼吸困难,端坐位缓解,头痛。入院查体:T 37 ℃,P 85 次/min,R 21 次/min,BP 120/72 mmHg,血氧饱和度(SpO$_2$)95%。为求进一步诊治,门诊以"慢性阻塞性肺疾病"为诊断收入院,自发病以来,神志清,精神差,食欲欠佳,睡眠差,大小便正常,体重无减轻。

（四）既往史

年轻女性,患者既往有"支气管哮喘 20 年余",未规律用药,慢性支气管炎 12 年;无高血压、心脏疾病、糖尿病、脑血管疾病病史,无肝炎、结核、疟疾等传染病病史,预防接种史随社会计划免疫接种,有"剖宫产"手术史,无外伤、输血史,无食物、药物过敏史。

（五）个人史及家族史

出生并久居本地,无疫区、疫情、疫水接触史,无牧区、矿山、高氟区、低碘区居住史,无化学性物质、放射性物质、有毒物质接触史,无吸毒史,无吸烟、饮酒史,否认冶游史。父亲患有"冠心病、高血压",母亲患有"高血压、糖尿病"。有 1 弟,健康状况良好,无与患者类似疾病,无家族性遗传病史。

（六）辅助检查

1. 实验室检查

(1)血常规　白细胞计数 $7.51×10^9$/L,红细胞计数 $5.91×10^{12}$/L,血红蛋白 162 g/L,血小板计数 $282×10^9$/L;脑利尿钠肽(BNP)2 898.00 pg/mL。

(2)C 反应蛋白及红细胞沉降率　C 反应蛋白 7.52 mg/L;红细胞沉降率 0.4 mm/h。

(3)动脉血气分析(未吸氧)　pH 7.36,动脉血二氧化碳分压(PaCO$_2$)68.20 mmHg,动脉血氧分压(PaO$_2$)97.50 mmHg,HCO$_3^-$ 37.80 mmol/L。

（4）免疫球蛋白 IgE　1 834.00 IU/mL。

（5）痰培养　结核分枝杆菌阴性，特殊细菌涂片检查示革兰氏染色鳞状上皮细胞≤10/LP，涂片可见革兰氏阴性杆菌。

2. 心电图　窦性心律，大致正常心电图。

3. 心脏彩超　右心增大，其他房室内径及主动脉根径在正常范围。肺动脉增宽：肺动脉主干内径 34 mm，右肺动脉内径 16 mm，左肺动脉内径 16 mm。肺动脉高压（重度），右心增大，肺动脉增宽，右室壁增厚，三尖瓣轻至中度返流（图 1-1）。

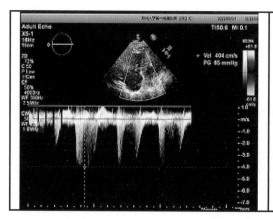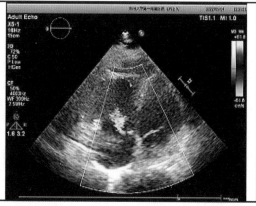

图 1-1　心脏彩超结果

4. 影像学检查　双肺支气管扩张并感染。纵隔内稍肿大淋巴结，考虑炎性反应性增生可能；左侧胸膜增厚（图 1-2）。

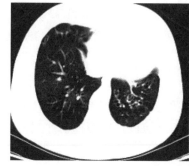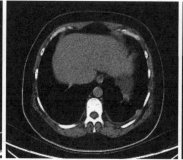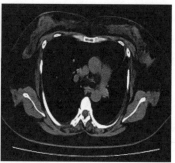

图 1-2　胸部 CT 结果

5. 肺功能检查　肺通气功能极重度降低伴有以极重度阻塞性为主的混合型通气功能障碍；肺弥散功能极重度降低；弥散量极重度降低；肺泡弥散量降低；肺总量降低；支气管舒张试验阴性；吸入沙丁胺醇气雾剂后第一秒用力呼气量（FEV_1）改善 19%，FEV_1 绝对值增加 110 mL。

（七）诊疗过程

患者入院后，完善相关检查，给予患者一级护理，低盐低脂饮食，心电监护，监测 24 h 出入水量，给予患者鼻导管吸氧 3 L/min，间断无创呼吸机辅助治疗，给予抗感染、解痉、平喘、化痰及对症支持治疗。经积极治疗和护理，患者恢复良好，做好健康教育并办理出院，嘱定期门诊复查。

二、护理经过

（一）入院程序

1. 护理评估

（1）病史

1）一般情况与目前病情：患者年轻女性，33 岁，身高 164 cm，体重 75 kg，7 d 前受凉后出现咳嗽，咳黄色黏痰，伴活动后胸闷气短，间断发热，热峰 38.5 ℃，双下肢轻度水肿，无咯血、胸痛，无腹痛、腹泻，至当地县医院诊治（具体不详），治疗效果差，出现心悸、夜间阵发性呼吸困难，端坐位缓解，头痛。

2）既往史：既往患"支气管哮喘 20 年余"，未规律用药，慢性支气管炎 12 年；近期无呼吸道感染、接触变应原等诱发因素；无过敏史；无饮酒史、吸烟史；有"剖宫产"手术史。

（2）身体状况

1）一般状态：T 37 ℃，P 85 次/min，R 21 次/min，BP 120/72 mmHg，SpO_2 95%。神志清，精神可，语言表达清楚；食欲欠佳、睡眠差、排尿、排便均正常；心悸、夜间阵发性呼吸困难，端坐位缓解，头痛。疼痛评分为轻度疼痛；自理能力轻度依赖；跌倒风险评估为中度，压力性损伤无风险，静脉血栓栓塞症轻度风险。

2）呼吸系统：近期无呼吸道感染。双肺呼吸音清，可闻及干、湿啰音。

（3）辅助检查　辅助检查无特殊变化。

（4）心理-社会状况　患者目前针对病情，存在焦虑心理。

思维引导

　　根据临床病史，特别是出现呼吸困难，结合痰液细胞学或细菌学检查，胸部 CT、肺功能、血气分析或支气管镜检查等，常可明确诊断。下肢水肿的患者不排除低蛋白血症、肾功能不全所致，进一步行实验室检查（肝功能及肾功能检查等）及影像学检查，明确诊断。患者有反复咳嗽、咳痰、呼吸困难病史，冬春季加重 20 年，活动后胸闷气喘。支气管哮喘春夏季多发，青少年发病，有慢性咳嗽史，喘息长年存在，有加重期。患者两肺或可闻及湿啰音。哮喘-慢阻肺重叠综合征（asthma-COPD overlap syndrome，ACOS）以持续性气流受限为特征，通常既有哮喘的特征，又有慢性阻塞性肺疾病（chronic obstructive pulmonary disease，COPD）的特征。当患者所具有的支持哮喘和 COPD 特征的条目为 3 条以上时，即应考虑诊断为 ACOS。

2. 护理诊断/护理问题

（1）气体交换障碍　与气道阻塞、通气不足、呼吸肌疲劳、分泌物过多和肺泡呼吸面积减少有关。

（2）清理呼吸道无效　与分泌物增多而黏稠、气道湿度减低和无效咳嗽有关。

（3）活动耐力下降　与疲劳、呼吸困难、氧供与氧耗失衡有关。

（4）体液过多　与低蛋白、心排血量减少、肾血流灌注量减少有关。

（5）营养失调：低于机体需要量　与食欲减退、摄入减少、腹胀、呼吸困难、痰液增多有关。

（6）焦虑　与健康状况的改变、呼吸困难、疾病危重有关。

（7）有皮肤完整性受损的风险　与水肿、长期卧床有关。

3. 护理目标　①患者维持理想的气体交换，呼吸困难程度减轻，呼吸频率趋于正常或呼吸平稳。②患者呼吸正常,发绀、呼吸困难减轻。③患者随着缺氧的改善,耐力提高,表现为活动时气促、虚弱和疲乏减轻。④患者水肿减轻,患者及家属能够正确执行饮水计划。⑤改善患者营养状况,增进食欲,增加摄入,去除其他诱因。⑥了解患者焦虑的原因,找到应对焦虑的办法,焦虑有所减轻。⑦患者皮肤完整,未发生压力性损伤。

4.护理措施

(1)气体交换障碍

1)休息与活动:COPD 急性加重期患者应卧床休息,协助患者采取舒适卧位,取半坐位,以不感到疲劳、不加重症状为宜。患者双下肢水肿,卧床休息期间垫高双下肢,以促进血液回流。室内保持合适温度,冬季注意保暖,避免直接吸入冷空气。

2)病情观察:观察患者咳嗽、咳痰及呼吸困难的程度,监测血气分析和水、电解质、酸碱平衡情况。

3)氧疗护理:给予患者鼻导管持续低流量吸氧 3 L/min,应避免氧流量过高引起二氧化碳潴留。观察氧疗有效的指标,如患者呼吸困难减轻、呼吸频率减慢、发绀减轻、心率减慢、活动耐力增加。

4)呼吸功能锻炼:护士指导患者进行缩唇呼吸或腹式呼吸等呼吸锻炼,加强胸、膈呼吸肌的肌力和耐力,改善呼吸功能。缩唇呼吸吸气与呼气时间比为 1:2 或 1:3;缩唇呼吸和腹式呼吸每天训练 3~4 次,每次重复 8~10 次。

(2)清理呼吸道无效

1)保持呼吸道通畅:湿化气道。患者痰多黏稠、难以咳出,适量饮水,以达到稀释痰液的目的,也可以遵医嘱每天进行雾化吸入。

2)有效咳嗽:咳嗽时,患者取坐位,头略前倾,双肩放松,屈膝,前臂垫枕,如有可能应使用双足着地,有利于胸腔的扩展,增加咳痰的有效性。

(3)活动耐力下降　观察患者活动后的反应,并教会患者自我监测方法,循序渐进增加活动,合理安排休息活动时间。当活动量增加时给予鼓励。

(4)体液过多　监测血压及出入水量,观察有无心力衰竭的表现。观察身体各部位水肿的情况,指导患者限制钠、水的摄入。

(5)营养失调:低于机体需要量　加强饮食营养,以保证机体康复的需要。指导患者进食高蛋白、高维生素、易消化清淡饮食,如鸡蛋清、瘦肉、鱼肉等;进食低碳水化合物,避免进食产气食物,如汽水、豆类、马铃薯等。少食多餐,避免腹胀和呼吸短促。

(6)焦虑

1)去除产生焦虑的原因:COPD 患者因长期患病、社会活动减少、经济收入降低等因素失去自信,易形成焦虑和抑郁的心理状态,部分患者因此不愿意配合治疗,护士应帮助患者消除焦虑的原因。

2)帮助患者树立信心:护士针对患者及其家属对疾病的认知和态度以及由此引起的心理性格、生活方式等方面的改变,与患者及其家属共同制订和实施康复计划。避免诱因,定期进行呼吸肌功能锻炼,坚持合理用药,减轻症状,增强战胜疾病的信心。

(7)有皮肤完整性受损的风险　注意观察患者全身水肿情况、有无压力性损伤发生。指导患者穿宽松、柔软的衣服;定时更换体位,保持床铺整洁舒适。

5.护理评价　入院第3天,患者氧气吸入顺利,氧饱和度较前上升,患者诉呼吸困难较前缓解。患者需限水,咳嗽无力,排痰效果不佳。患者未发生压力性损伤,双下肢水肿无明显减轻。患者基本掌握缩唇呼吸及腹式呼吸。

（二）住院过程

1. 护理评估

（1）一般状态　患者使用无创呼吸机后，配合度良好，复查血气分析，二氧化碳分压逐步下降。

（2）生命体征　T 36.8 ℃；P 86 次/min，律齐；R 24 次/min；BP 138/78 mmHg；SpO_2 97%。

（3）风险评估　患者双下肢水肿消失，脑利尿钠肽值恢复正常，患者可自主活动。

（4）呼吸系统评估　出院时，$PaCO_2$ 正常，患者呼吸困难及咳嗽、咳痰症状消失。

2. 护理诊断/护理问题

（1）清理呼吸道无效　与分泌物多有关。

（2）气体交换障碍　与气道阻塞、通气不足、呼吸肌疲劳、分泌物过多和肺泡呼吸面积减少有关。

（3）活动无耐力　与疲劳、长期卧床有关。

（4）焦虑　与疾病预后有关。

（5）自理缺陷　与呼吸困难、无创呼吸机应用有关。

（6）体液过多　与低蛋白、心排血量减少、肾血流灌注量减少有关。

（7）有皮肤完整性受损的风险　与水肿、长期卧床有关。

（8）潜在并发症　肺性脑病。

思维引导

　　患者为Ⅱ型呼吸衰竭，肺性脑病的常见诱因为感染、气道阻塞、高流量吸氧等，患者痰液黏稠且不易排出，气道发生阻塞，导致二氧化碳不易排出。医师立即给予无创呼吸机辅助通气，给予激素、抗炎、解痉等药物应用。使用无创呼吸机需要患者的合作才能达到治疗效果，治疗前应做好患者健康教育，以消除恐惧，取得配合，提高依从性。

---

3. 护理目标　①患者呼吸困难症状明显改善，能够有效咳嗽、咳痰。②患者使用无创呼吸机期间，配合度良好，二氧化碳分压逐步下降。③患者活动能力趋于恢复正常，活动不受限制。④患者正确认识疾病的表现，接受症状，焦虑有所减轻。⑤患者卧床期间生活需求能够得到满足，达到最佳自理水平。⑥患者水肿减轻，患者及家属能够正确执行饮水计划。⑦患者皮肤完整，未发生压力性损伤。⑧患者未出现肺性脑病并发症。

4. 护理措施

（1）清理呼吸道无效

1）有效咳痰：教会患者进行有效咳痰。咳嗽时，患者取坐位，头略前倾，双肩放松，屈膝，前臂垫枕，如有可能应使双足着地，有利于胸腔扩展，增加咳痰的有效性。咳痰后恢复坐位，进行放松性深呼吸。

2）用药护理：观察药物疗效和不良反应。①糖皮质激素：吸入药物治疗的全身性不良反应少，少数患者可出现口腔念珠菌感染和声音嘶哑，指导患者吸药后及时用清水含漱口咽部，选用干粉吸入剂或加用除雾器可减少上述不良反应。口服用药宜在饭后服用，减少对胃肠道黏膜的刺激。气雾吸入糖皮质激素可减少其口服量，当用吸入剂替代口服剂时，通常需同时使用 2 周后再逐步减少口服量，指导患者不得自行减量或停药。②β 受体激动剂：指导患者按医嘱用药，不宜长期、单一、大量使用，因为长期应用可引起 β 受体功能下降和气道反应性增高，出现耐药性。指导患者正确使用雾化吸入器，以保证药物的疗效。用药过程中观察有无心悸、骨骼肌震颤、低血钾等不良反应。③茶碱类药物：静脉注射时浓度不宜过高，速度不宜过快，注射时间宜在 10 min 以上，以防中毒症状发生。不良反应有恶心、呕吐、心律失常、血压下降及多尿，偶有呼吸中枢兴奋，严重者可致抽搐甚至死亡。

3）补充水分：患者痰液黏稠，易形成痰栓阻塞小支气管加重呼吸困难。应鼓励患者每天适量饮水，以补充丢失的水分，稀释痰液。必要时遵医嘱及时、充分补液，纠正水、电解质和酸碱平衡紊乱。

（2）气体交换障碍

1）无创呼吸机的应用：使用无创呼吸机时，需要患者的合作才能达到治疗效果，因此治疗前应做好患者教育，以消除恐惧，取得配合，提高治疗依从性，同时也可以提高患者的应急能力，以便在紧急情况下（如咳嗽、咳痰或呕吐时）能够迅速拆除连接，提高安全性。患者教育内容包括：①治疗的作用和目的。②连接和拆除的方法。③治疗过程中可能出现的各种感觉和症状，帮助患者正确区分正常和异常情况。④治疗过可能出现的问题及应对措施，如鼻/面罩可能使面部有不适感，使用鼻罩时要闭口呼吸，注意咳痰和减少漏气等。⑤指导患者有规律地放松呼吸，提高人机协调性。⑥鼓励患者主动排痰并指导吐痰的方法。⑦嘱患者（或照护者）如患者出现不适时及时告知医护人员。

2）病情监测：监测患者的意识，生命体征，呼吸频率、节律、深度，呼吸困难的程度和缓解情况，血氧饱和度，动脉血气分析，心电图，鼻/面罩舒适度和治疗的依从性。治疗有效的指标为气促改善、呼吸频率减慢、辅助呼吸肌运动减轻、反常呼吸消失、血氧饱和度增加、心率改善等；动脉血气分析示 $PaCO_2$、pH 和 PaO_2 改善。

（3）活动无耐力　患者卧床期间，指导其做力所能及的肢体活动，观察患者活动后的反应，并教会自我监测方法，循序渐进增加活动，合理安排休息活动时间。协助患者生活护理，如进餐、如厕等。

（4）焦虑　同前，无变化。

（5）自理缺陷　卧床期间协助患者洗漱、进食、个人卫生等生活护理，常用生活物品放置患者方便拿取处。评估患者自理能力情况，及时和患者或家属沟通，讲解相关注意事项，鼓励患者逐步完成各项自理活动。

（6）体液过多　监测血压及出入水量，观察有无心力衰竭的表现。评估患者水肿的部位、程度，下肢明显水肿时，卧床休息可抬高下肢，穿着宽松、柔软的衣服，避免皮肤受损。限制钠的摄入，给予低盐饮食，每天 2～3 g。

（7）有皮肤完整性受损的风险　注意观察全身水肿情况、有无压力性损伤发生。若长期卧床，极易形成压力性损伤。协助定时翻身；指导患者穿宽松、柔软的衣服；定时更换体位；定期检查患者鼻面部皮肤受压情况，必要时使用减压敷料，预防并发症发生。

（8）潜在并发症　肺性脑病。

1）休息与安全：患者绝对卧床休息，呼吸困难者取半卧位，有意识障碍者，给予床档进行安全保护，必要时专人护理。

2）氧疗护理：持续低流量、低浓度给氧，氧流量 1～2 L/min，浓度在 25%～29%。防止高浓度吸氧抑制呼吸，加重缺氧和二氧化碳潴留。

3）病情观察：定期监测动脉血气分析，密切观察病情变化，出现头痛、烦躁不安、表情淡漠、神志恍惚、精神错乱、嗜睡和昏迷等症状时，及时通知医生并协助处理。

5.护理评价　患者使用无创呼吸机辅助通气，依从性好，配合度高。患者复查动脉血气，$PaCO_2$ 较前逐步下降。患者在机械深度排痰机的帮助下，痰液顺利咳出，患者掌握有效咳痰的方法。患者双下肢水肿消失。患者使用无创呼吸机期间，皮肤未发生压力性损伤。患者未出现肺性脑病并发症。

思维引导

患者为年轻女性,帮助患者树立信心。护士应针对患者及家属对疾病的认知和态度,以及由此引起的心理、性格、生活方式等方面的改变,与患者和家属共同制订和实施康复计划,避免诱因,定期进行呼吸肌功能锻炼,坚持合理用药,减轻症状,增强战胜疾病的信心。

(三)健康教育

1. 疾病预防指导　控制职业和环境污染,减少有害气体或粉尘、通风不良的烹饪环境或燃料烟雾的吸入。防治呼吸道感染对预防COPD也十分重要。对于患有慢性支气管炎等COPD高危人群应定期进行肺功能监测,尽可能及早发现COPD并及时采取措施。COPD的早期发现和早期干预十分重要。

2. 疾病知识指导　教会患者及家属依据呼吸困难与活动之间的关系,或采用呼吸困难问卷或自我评估测试问卷,判断呼吸困难的严重程度,以便合理安排工作和生活。使患者理解康复锻炼的意义,发挥患者的主观能动性,制订个体化锻炼计划,进行腹式呼吸或缩唇呼吸训练等,以及步行、慢跑等体育锻炼。指导患者识别使病情恶化的因素,在呼吸道传染病流行期间尽量避免到人群密集的公共场所;潮湿、大风、严寒气候时避免室外活动,根据气候变化及时增减衣物,避免受凉感冒。

3. 无创呼吸机的健康教育　指导患者有规律地放松呼吸,以便与呼吸机协调;鼓励患者主动排痰并指导吐痰的方法;正确区分呼吸机运行的正常和异常情况;嘱患者出现不适及时告知医务人员。预防使用呼吸机产生的口咽干燥、面部医疗器械相关压力性损伤、胃胀气等并发症的发生。

4. 饮食指导　呼吸的增加可使热量和蛋白质消耗增多,导致营养不良。应制订足够热量和蛋白质的饮食计划。正餐进食量不足时,应安排少量多餐,避免在餐前和进餐时过多饮水。腹胀的患者应进软食。避免进食产气食物,如豆类、马铃薯和胡萝卜等;避免易引起便秘的食物,如油煎食物、干果、坚果等。避免摄入高碳水化合物,以免产生过多二氧化碳。

5. 心理指导　引导患者适应慢性病并以积极的心态对待疾病,培养生活兴趣,如听音乐、养花种草等爱好,以分散注意力,减少孤独感,缓解焦虑、紧张的精神状态。

6. 家庭氧疗　指导患者和家属做到:①了解氧疗的目的、必要性及注意事项。②注意安全,供氧装置周围严禁烟火,防止氧气燃烧爆炸。③氧疗装置定期更换、清洁、消毒。

三、思考与讨论

患者有慢性咳嗽、咳痰、呼吸困难病史,并出现水肿,反复感染,病情逐年加重,入院后患者主诉呼吸困难,遵医嘱给予患者低流量吸氧3 L/min,压缩雾化吸入,有效的抗炎解痉后,应用小剂量利尿剂,并监测电解质,但症状无明显改善,患者出现二氧化碳潴留,给予患者调整为无创呼吸机辅助通气,指导患者有效咳嗽、咳痰的方法,进行腹式呼吸、缩唇呼吸肺功能锻炼,遵医嘱给予机械深度排痰,帮助患者排出痰液,解除患者呼吸道阻塞症状。使用无创呼吸机后该患者呼吸困难症状明显缓解。复查动脉血气分析,二氧化碳分压逐渐趋向正常。ACOS患者通常病情重,既有哮喘的特征,又有COPD的特征,肺功能下降快,急性加重反复发生,预后差,临床应加强对该类患者的健康指导。防治呼吸道感染对预防疾病的加重十分重要。对于患有ACOS高危人群应定期进行肺功能监测,尽可能及早发现并及时采取干预措施。使患者理解康复锻炼的意义,发挥患者的主观能动性,制订个体化锻炼计划,进行腹式呼吸或缩唇呼吸训练等,以及步行、慢跑、练气功等体育锻炼。指导患者识别使病情恶化的因素,尽量避免病情加重。引导患者适应慢性病并以积极的心态对待疾病,培养生活兴趣,如听音乐、养花种草等爱好,以分散注意力,减少孤独感,缓解焦虑、紧张的精神状态。

四、练习题

1. 慢性阻塞性肺疾病急性加重期（AECOPD）患者出现Ⅱ型呼吸衰竭的病情观察要点有哪些？

2. COPD患者出院后居家护理及家庭氧疗注意事项有哪些？

五、推荐阅读

[1] 尤黎明,吴瑛.内科护理学[M].7版.北京:人民卫生出版社,2022.

[2] 葛均波,徐永健,王辰.内科学[M].9版.北京:人民卫生出版社,2018.

[3] 吴欣娟,赵艳伟,潘瑞丽.呼吸内科护理工作指南[M].北京:人民卫生出版社,2016.

[4] 丁淑贞,姜秋红.呼吸内科临床护理[M].北京:中国协和医科大学出版社,2016.

案例2　冠状动脉粥样硬化性心脏病的护理

一、病历资料

（一）一般资料

患者,男性,52岁,汉族,自由职业者。

（二）主诉

间断胸痛4年余,加重半年。

（三）现病史

患者4年余前走路时出现胸痛,为心前区绞痛及左侧后背部绞痛,伴咽部烧灼样疼痛,无心悸、大汗,无咯血、呼吸困难,无头晕、黑矇、晕厥等不适,休息2~3 min可缓解,患者未予重视。近半年,患者自觉胸痛症状较前加重,于走路时(<200 m)出现,伴大汗。1个月前就诊于医院门诊,查血脂水平明显升高:总胆固醇8.67 mmol/L,低密度脂蛋白5.43 mmol/L;行冠状动脉计算机体层血管成像(CTA)检查提示回旋支管腔重度狭窄。考虑为冠状动脉粥样硬化性心脏病、不稳定型心绞痛,给予扩张血管、降脂等药物治疗。为求进一步诊治入院,入院查体:T 36.3 ℃,P 80次/min,R 19次/min,BP 147/86 mmHg。以"①冠状动脉粥样硬化性心脏病,不稳定型心绞痛;②心功能Ⅱ级(NYHA分级);③高血压2级(很高危);④高脂血症"为诊断收入院。自发病以来,神志清,精神可,饮食可,睡眠一般,大小便正常。

（四）既往史

发现高血压1月余,最高达163/90 mmHg,服用氯沙坦钾氢氯噻嗪片治疗,血压控制不佳。发现高脂血症1月余,服用他汀降脂治疗。否认糖尿病、脑血管病、精神疾病史。

（五）个人史及家族史

吸烟史40年余,平均10支/d,未戒烟,否认嗜酒史。已婚育,夫妻关系和睦,爱人体健;患者缺乏疾病相关知识,担心疾病预后;父亲因"高血压、冠心病"去世。

（六）辅助检查

1. 实验室检查　如表1-1所示。

表1-1 实验室检查结果

项目名称	结果	单位	参考范围
甘油三酯	2.22	mmol/L	<1.7
总胆固醇	5.82	mmol/L	<5.2
低密度脂蛋白	3.82	mmol/L	<3.61
肌钙蛋白T	0.152	ng/mL	0~0.01

2. 心电图 下壁及前侧壁导联ST-T改变。

3. 心脏彩超 左房增大,二尖瓣轻度关闭不全,左室舒张功能下降(图1-3)。

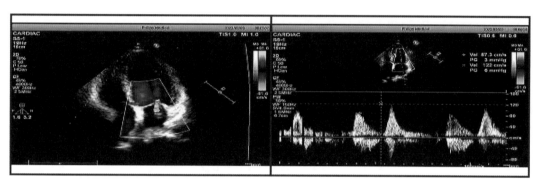

图1-3 心脏彩超结果

4. 冠脉造影检查 回旋支中段狭窄约85%,前降支管壁欠规则;左主干内膜光滑,未见明显狭窄、夹层病变(图1-4)。

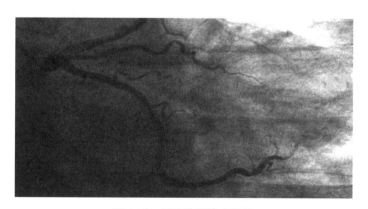

图1-4 冠脉造影检查结果

(七)诊疗过程

患者入院后完善相关检查,给予抗血小板聚集、调血脂、扩张冠状动脉、降血压、改善循环等药物治疗,行"冠状动脉造影术(CAG)+经皮冠状动脉介入治疗(PCI)"。经积极治疗和护理,患者恢复良好,做好健康教育并办理出院,嘱患者定期门诊复诊。

二、护理经过

(一)入院程序

1.护理评估

(1)病史

1)一般情况与目前病情:患者男性,52 岁,身高 180 cm,体重 86 kg。无明显诱因出现间断心前区绞痛及左侧后背部绞痛,伴咽部烧灼样疼痛,常持续 10 min 或口服硝酸甘油后缓解。近期无呼吸道感染、心律失常、过度劳累等诱发因素。

2)既往史:既往有高血压 1 月余,最高达 163/90 mmHg,服用氯沙坦钾氢氯噻嗪片治疗,血压控制不佳。发现高脂血症 1 月余,服用他汀降脂治疗。无糖尿病、脑血管意外等基础疾病;无过敏史;无手术史和外伤史;

3)个人史与家族史:吸烟史 40 年余,平均 10 支/d,未戒烟,否认嗜酒史。有高血压、冠心病家族史。

(2)身体状况

1)一般状态:T 36.3 ℃,P 60 次/min,R 19 次/min,BP 149/85 mmHg。神志清,精神可,语言表达清楚;食欲、排尿、排便、睡眠均正常;疼痛评分为中度疼痛;自理能力轻度依赖;跌倒风险评估为中度,压力性损伤无风险,静脉血栓栓塞症轻度风险。

2)心肺:双肺听诊正常,无湿啰音或哮鸣音,心前区无异常隆起,心尖搏动于左侧第 5 肋间锁骨中线内 1.0 cm,搏动范围直径约 1.5 cm,无震颤及心包摩擦感,心尖抬举样搏动,心浊音界正常,心音有力,各瓣膜区未闻及杂音。

(3)辅助检查　①实验室检查结果:甘油三酯 2.22 mmol/L、总胆固醇 5.82 mmol/L、低密度脂蛋白3.82 mmol/L、肌钙蛋白 T 0.152 ng/mL。②心脏彩超:主动脉瓣退行性变合并轻度关闭不全,二、三尖瓣轻度关闭不全,左房增大、升主动脉增宽,左室舒张功能下降。③胸部 CT:两肺少许轻微炎症,冠脉少许钙斑。

(4)心理-社会状况　患者目前针对病情,存在焦虑心理。

思维引导

患者为中年男性,体型偏胖,既往有高血压病史,血压控制不佳,有吸烟史,未戒烟,具有冠状动脉粥样硬化性心脏病(简称冠心病)发病的危险因素。患者 4 年余前走路时出现胸痛,为心前区绞痛及左侧后背部绞痛,伴咽部烧灼样疼痛,休息 2~3 min 可缓解。近半年,患者自觉胸痛症状较前加重,走路时出现伴大汗。发作时心电图呈现 ST 段改变,符合不稳定型心绞痛的临床表现,再结合辅助检查的阳性结果,肌钙蛋白升高,了解患者心肌存在一定程度的缺血状况。通过评估,可以判断患者目前存在的主要护理问题是胸痛,不稳定型心绞痛病情发展常难以预料,应使患者处于监控之下,预防心肌缺血和心肌梗死等急性事件的发生。护士应全面评估患者的病史、身体状况、辅助检查,重点了解并关注该患者阳性体征,如胸痛情况、血压、心脏彩超等。并通过与患者交谈,评估患者心理-社会状况,如该患者目前比较缺乏疾病相关知识,担心疾病预后,应重点关注患者心理问题。

2.护理诊断/护理问题

(1)疼痛:胸痛　与心肌缺血、缺氧有关。

(2)活动无耐力　与心肌氧的供需失调有关。

(3)潜在并发症　心肌梗死。

(4)恐惧　与起病急、病情重、环境陌生等因素有关。

(5)知识缺乏　缺乏纠正危险因素、控制诱发因素及预防心绞痛发作的知识。

3.护理目标　①患者主诉疼痛程度减轻或消失。②心律失常、休克时能及时发现和处理。③患者情绪稳定,能积极配合治疗和护理。④知晓心绞痛诱发因素及预防相关知识。

4.护理措施

(1)疼痛:胸痛

1)休息与活动:心绞痛发生时立即停止正在进行的活动,就地休息。

2)心理护理:安慰患者,解除紧张不安情绪,以减少心肌耗氧量。

3)给氧:保证患者 SpO_2 在95%以上。

4)疼痛观察:评估患者疼痛的部位、性质、程度、持续时间,观察患者有无面色苍白、大汗、恶心、呕吐等伴随症状。疼痛发作时测血压、心率,做心电图,为判断病情提供依据。

5)用药护理:①心绞痛发作时给予舌下含服硝酸甘油,用药后注意观察患者胸痛变化情况,如服药后3~5 min仍不缓解可重复使用;②应用他汀类药物时,应严密监测转氨酶及肌酸激酶等生化指标,及时发现药物可能引起的肝脏损害和肌病。采用强化降脂治疗时,应注意监测药物的安全性。

6)减少或避免诱因:疼痛缓解后,与患者一起分析引起心绞痛发作的诱因。保持排便通畅,切忌用力排便,以免诱发心绞痛。

(2)活动无耐力

1)评估活动受限程度:评估患者由于心绞痛发作而带来的活动受限程度。

2)制订活动计划:心绞痛发作时应立即停止活动,缓解期的患者一般不需要卧床休息,根据患者的活动能力制订合理的活动计划,鼓励患者参加适当的体力劳动和体育锻炼,活动以不发生心绞痛症状为度,避免竞赛活动和屏气用力动作。适当运动有利于侧支循环的建立,提高患者的活动耐力。

3)观察与处理活动中不良反应:监测患者活动过程中有无胸痛、呼吸困难、脉搏增快等反应,出现异常情况应立即停止活动,并给予含服硝酸甘油、吸氧等处置。

(3)潜在并发症　心肌梗死。严密心电监护,根据疼痛持续的时间、有无诱因、心电图改变、心肌标志物动态判断病情危险程度。对于高危患者,需备好抢救器材与药品或做好急诊血管重建的准备,警惕病情演变为急性心肌梗死。

(4)恐惧

1)简要解释病情及治疗方案:医护人员简要解释冠心病的疾病特点与治疗配合要点,说明不良情绪会增加心肌耗氧量而不利于病情的控制。

2)环境介绍:告知患者其病情的任何变化都在医护人员的严密监护之下,患者可以安心休息,有不舒适及时告诉医护人员即可。

3)心理疏导:允许患者表达内心感受,给予目光交流、肢体接触、语言安慰等心理支持手段,增加患者战胜疾病的信心。医护人员工作应紧张有序,给患者以信赖感,避免忙乱而带给患者不安全感。妥善安排探视时间,给予亲情抚慰。

4)减少干扰:将监护仪的报警声尽量调低,医护人员应轻声细语,以免影响患者休息,增加患者的心理负担。烦躁不安者可肌内注射地西泮使患者镇静。

（5）知识缺乏

1）血脂的管理：指导患者改变膳食习惯和生活方式，降低低密度脂蛋白、胆固醇、饱和脂肪和反式脂肪酸，降低总能量。做好健康宣教。该患者使用降脂药物，告知降脂药物长期使用的必要性及坚持治疗的重要性；告知降脂药物的用法、剂量、不良反应及用药注意事项等。

2）运动处方的制订：告知患者运动不仅是健身手段，也是防病治病的措施，通过有效强度的运动刺激，可改善血管内皮功能，稳定冠状动脉斑块，促进侧支循环建立，改善心功能，降低再住院率和病死率，提高生活质量。

3）改变饮食方式并进行体重管理：该患者喜好外出就餐，进食高钠油腻食物，告知患者低盐、低脂、低胆固醇饮食，减少外出就餐次数。盐摄入量不超过 6 g/d，减少味精、酱油等含钠盐调味品的用量。适量控制精制碳水化合物，保证蔬菜水果摄入，以含蛋白质较高而脂肪较少的禽类（鸡、鸭、鹅等）和鱼虾类替代含脂肪较高的红肉（猪、牛、羊肉）。少量多餐，避免过饱、饮用浓茶。控制食物的总摄入能量，推荐 3~6 个月减重 5%~10%，每个月 1~2 kg 为宜。

4）戒烟的管理：该患者吸烟史 40 年，每日吸烟 10 余支，虽有戒烟意愿，但缺乏戒烟的信心。帮助患者充分认识吸烟对自己及他人的危害，树立戒烟的决心和信心。

5. 护理评价　入院第 3 天，患者胸痛症状明显改善，疼痛评分为 0 分。患者遵循制订的活动计划，主诉活动耐力增加。能说出疾病康复保健相关的知识，焦虑明显改善。能叙述心肌梗死的表现，未发生心肌梗死。

思维引导

　　患者经过应用扩张冠状动脉、降血压、改善循环等药物，胸痛症状得到明显改善。对冠心病患者长期血脂管理认知不足是导致其血脂达标率低、治疗依从性差的主要原因，对患者和/或陪护人员进行健康教育并且协助患者改变不良的生活行为，做好二级预防尤为必要。患者教育以及基于循证医学的心脏康复应贯穿整个治疗过程，可定期或根据需要进行个体化安排，有针对性地解决问题。运动强度大小对于心脏、血管功能、体能和预后的改善效果不同，在一定范围内运动强度越大心血管获益越大，但同时伴随运动风险增加。所以，在保证患者安全的前提下，由心脏康复专业人员为患者提供有效、科学的运动处方。采用科学有效的手段帮助患者戒烟，必要时采用辅助药物，制订戒烟的计划，并在出院后进行随访，观察戒烟效果。

（二）住院过程

1. 护理评估

（1）生命体征　T 36.6 ℃；P 80 次/min，律齐；R 21 次/min；BP 140/83 mmHg；SpO_2 99%。

（2）术后情况　患者入院第 3 天，完善相关检查后，在局麻下行"冠状动脉造影（CAG）+经皮冠状动脉介入治疗（PCI）"术，术毕在医生及家属陪同下乘轮椅返回病房。患者神志清，精神可，心理平静，未诉疼痛、胸闷、心前区不适。右桡动脉穿刺处无渗血、血肿，弹力绷带加压止血，腕关节制动，右手皮肤温暖、色红润。遵医嘱给予心电监护，患者自理能力为轻度依赖，跌倒、坠床为轻度风险，静脉血栓栓塞症风险为中危。

2. 护理诊断/护理问题

（1）有便秘的危险　与进食少、活动少、不习惯床上排便有关。

（2）潜在并发症　出血。

（3）潜在并发症　静脉血栓栓塞症。

思维引导

患者既往有高血压、高血脂,规律服药。4年前走路时出现胸痛,为心前区绞痛及左侧后背部绞痛,伴咽部烧灼样疼痛。对患者进行全身评估,并根据术前评估结果及术中情况,动态评估患者生命体征、身体状况及心理情况。因PCI术后患者可能会出现心律失常、血压不稳等情况,需进行相关风险评估。如患者术后易出现心律失常,测量生命体征时重点关注心电监护波形及心率。此外,患者既往有高血压病史,血压控制不佳,还需重点关注患者血压情况。术后返回还需重点评估患者穿刺部位加压绷带情况,有无渗血、血肿,观察穿刺肢体末梢循环情况等,术后穿刺处可能有出血风险。

3.护理目标　①主诉活动耐力增强,活动后无不适反应。能描述预防便秘的措施,不发生便秘。②患者未发生出血并发症,或并发症得到及时发现和处理。③患者未发生静脉血栓栓塞并发症,或并发症得到及时发现和处理。

4.护理措施

(1)有便秘的危险　与进食少、活动少、不习惯床上排便有关。

1)帮助树立良好的排便意识:督促患者每日在一定时间段进行排便,从而使患者的排便条件反射得到调整。

2)均衡饮食:有良好的饮食习惯,鼓励患者多喝水,保持肠道充足的水分,能够软化大便而防治患者出现便秘。

3)适当的选用药物:如果患者的情况特别严重应该给予缓泻药或者润肠通便药物。

(2)潜在并发症　出血。①指导患者合理饮食,卧床休息减少下床活动。②保持创面局部清洁卫生。③观察创面变化,出现大量渗血,紧急压迫止血,并报告医师处理。④出血量较大时,立即建立静脉通路,快速补液,必要时手术止血。⑤保持大便通畅,避免引起腹内压增高的因素。

(3)潜在并发症　静脉血栓栓塞症。

1)预防血栓形成:禁止双下肢穿刺及输液;早期在床上进行主动及被动肢体活动,病情许可时尽量早期下床活动;禁烟,进低脂多纤维素的饮食,保持大便通畅。

2)观察下肢深静脉血栓形成的征象:由于下肢深静脉血栓形成以单侧下肢肿胀最为常见,因此需测量和比较双侧下肢周径,并观察有无局部皮肤颜色的改变,如发绀。下肢周径的测量方法为大、小腿周径的测量点分别为髌骨上缘以上15 cm处和髌骨下缘以下10 cm处,双侧下肢周径差>1 cm有临床意义。检查是否存在直腿伸踝试验(霍夫曼征)阳性(轻轻按压膝关节并取屈膝、踝关节急速背屈时出现腘窝部、腓肠肌疼痛)。

3)对于血栓形成高危患者:应指导其按医嘱使用抗凝制剂,防止血栓形成。

4)向患者介绍深静脉血栓和肺血栓栓塞症的表现:对于长时间卧床的患者,若出现一侧肢体疼痛、肿胀,应注意深静脉血栓发生的可能;如突然出现胸痛、呼吸困难、咳血痰等表现时应注意肺血栓栓塞症(PTE)复发的可能性,需及时告诉医护人员或及时就诊。

5.护理评价　术后患者右侧上肢穿刺处无渗血、血肿等并发症,末梢循环正常,24 h后拆除加压绷带,无出血,无受伤,3 d后出院。

思维引导

PCI 患者术后需观察有无并发症发生,穿刺处渗血、血肿是较常见的并发症,患者术后返回病房右手易发生肿胀,应为患者做好解释、安抚工作,及时巡视患者切口敷料、末梢循环等情况。返回病房后患者因卧床休息,应对便秘和 VTE 风险情况进行动态评估。同时,可提前为患者实施出院准备的护理措施,强调患者口服抗凝药依从性的重要性,监测患者口服抗凝药物依从性。

(三)健康教育

1. 疾病知识指导　生活方式的改变是冠心病治疗的基础。应指导患者:①合理膳食,戒烟限酒;②适量运动,控制体重;③心理平衡,情绪乐观,劳逸结合。

2. 避免诱发因素　告知患者及家属过劳、情绪激动、饱餐、用力排便、寒冷刺激等都是心绞痛发作的诱因,应注意尽量避免。

3. 病情监测指导　教会患者及家属心绞痛发作时的解决方法,胸痛发作时应立即停止活动并舌下含服硝酸甘油。如服用硝酸甘油不缓解,或心绞痛发作比以往频繁、程度加重、疼痛时间延长,应立即到医院就诊,警惕心肌梗死的发生。不典型心绞痛发作时可能表现为牙痛、上腹痛等,为防止误诊,可先按心绞痛发作处理并及时就医。告知患者应定期复查心电图、血压、血糖、血脂、肝功能等。

4. 用药指导　患者出院后遵医嘱服药,不要自行增减药量,自我监测药物的不良反应。外出时随身携带硝酸甘油以备急需,硝酸甘油见光易分解,应放在棕色瓶内存放于干燥处,以免失效。药瓶开封后每 6 个月更换一次,以确保疗效。

三、思考与讨论

患者以"间断胸痛 4 年余,加重半年"为主诉,以"①冠状动脉粥样硬化性心脏病,不稳定型心绞痛;②心功能 Ⅱ 级(NYHA 分级);③高血压 2 级(很高危);④高脂血症"为诊断入院。入院后对患者进行全面评估,详细了解患者一般情况、病史、辅助检查等,制订相关的护理计划和护理措施。住院期间根据患者诊疗过程,给予患者抗血小板聚集、调血脂、扩张冠状动脉、降低心肌耗氧、降血压、改善循环等治疗,并行"CAG+PCI"术,根据患者术后观察要点、病情及治疗措施变化,随时做好护理评估,动态调整护理计划和措施。冠心病的治疗不仅仅是发病后的积极血管重建术,更重要的是注重全程化管理及二级预防,因患者缺乏疾病相关知识,医护人员应对该患者及家属做好健康教育,使其充分掌握疾病护理相关知识,促使患者树立正确、积极的信念,端正态度,只有当患者对健康知识有了足够的认知,才能建立起正确、积极的信念,主动改掉不良的生活行为方式,采取有益于健康的行为。

四、练习题

1. 不稳定型心绞痛的临床表现有哪些?
2. 不稳定型心绞痛的治疗要点是什么?
3. 血管重建治疗包含哪些?如何选择?

五、推荐阅读

[1]尤黎明,吴瑛.内科护理学[M].6 版.北京:人民卫生出版社,2017.

[2]葛均波,徐永健,王辰.内科学[M].9版.北京:人民卫生出版社,2018.

[3]中华医学会心血管病学分会动脉粥样硬化与冠心病学组,中华心血管病杂志编辑委员会.超高危动脉粥样硬化性心血管疾病患者血脂管理中国专家共识[J].中华心血管病杂志,2020,48(4):280-286.

[4]周懿韵.冠心病二级预防健康教育研究进展[J].实用临床护理学电子杂志,2019,4(39):197.

[5]中国医师协会心血管内科医师分会.急性冠状动脉综合征患者血脂管理临床路径专家共识[J].中国循环杂志,2020,268(10):941-947.

案例 3　急性胰腺炎的护理

一、病历资料

(一)一般资料

患者,男性,45 岁,汉族,自由职业者。

(二)主诉

腹痛 2 d,加重 1 d。

(三)现病史

2 d 前无明显诱因出现腹痛,部位为右上腹,呈持续性钝痛,无放射痛,伴有腹胀、乏力、恶心、呕吐物为胃内容物,量约 200 mL,发热至 38 ℃,无腹泻、反酸、胃灼热、胸闷、气短、咳嗽、咳痰等不适,为求进一步诊治,门诊以"急性胰腺炎"收入院。自发病以来,神志清,饮食差,睡眠一般,大、小便正常。

(四)既往史

既往有胆囊炎病史,未规范治疗。无心脏病、糖尿病、脑血管疾病病史,无结核、疟疾传染病史,有输血史,无食物、药物过敏史。

(五)个人史

久居本地,无疫区、疫情、疫水接触史,无牧区、矿山、高氟区、低碘区居住史,无化学性物质、放射性物质、有毒物质接触史,无吸毒、吸烟、饮酒史。患者平素喜食肥甘厚味,无早餐习惯,有胆囊炎病史。

(六)辅助检查

1.实验室检查　淀粉酶 941 U/L,脂肪酶 2 840 U/L,肌酐 107.8 μmol/L,尿酸 563.3 μmol/L,白细胞计数 $11.2×10^9$/L,中性粒细胞计数 $10.5×10^9$/L。

2.腹部彩超　胰腺体积大伴周围积液,胆囊体积大,中度脂肪肝(图 1-5)。

(七)诊疗过程

患者入院后完善相关检查,给予止痛、抑制胃酸胰液分泌、营养支持等药物治疗,行胃肠减压。经积极治疗和护理,患者恢复良好,做好健康宣教并办理出院,嘱患者定期门诊复查。

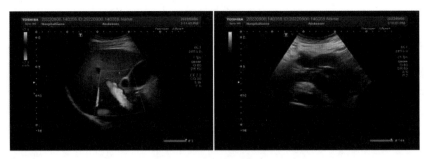

图1-5　腹部彩超结果

二、护理经过

(一)入院程序

1. 护理评估

(1)病史

1)一般情况与目前病情:患者男性,45 岁,身高178 cm,体重85 kg,神志清,精神可,语言表达清楚;食欲减退,睡眠一般,排尿、排便正常。无明显诱因出现右上腹持续性钝痛,疼痛评分为中度疼痛;自理能力无须依赖;跌倒无风险,压力性损伤无风险,静脉血栓栓塞症无风险。患者并未进行治疗。

2)既往史:患者平素喜食肥甘厚味,无早餐习惯,既往有胆囊炎病史,但未规范化治疗,使用药物不详,无心脏病、糖尿病、脑血管意外等基础性疾病;近期无饮酒、暴饮暴食等诱发因素;无过敏史;无手术史和外伤史。

(2)身体状况　生命体征:T 37.8 ℃,P 96 次/min,R 22 次/min,BP 136/76 mmHg。一般状态:患者腹平软,右上腹深压痛,无反跳痛,无放射痛,伴腹胀、乏力、恶心,呕吐物为胃内容物。

(3)辅助检查　辅助检查无特殊变化。

(4)心理-社会状况　患者因病情、预后、经济困难等因素,常陷入焦虑、抑郁、恐惧等情绪中。

思维引导

患者为中年男性,体型偏胖,平素喜食肥甘厚味,无早餐习惯,既往有胆囊炎病史,未规范化治疗,具有急性胰腺炎发病的危险因素。患者右上腹疼痛,为持续性钝痛,伴发热、恶心、呕吐,符合急性胰腺炎的临床表现,再加上辅助检查的阳性结果,白细胞、脂肪酶、淀粉酶升高,了解患者胰腺已经发生炎症受损情况。通过评估,可以判断患者目前存在的主要护理问题是腹痛,腹痛发作时会出现活动无耐力,若疼痛持续不缓解,则有可能会导致其他器官受损及意外事件的发生。通过与患者交谈,进一步评估患者心理状态,因患者是第一次确诊,目前缺乏疾病相关知识,担心疾病预后,导致患者比较焦虑,也应重点关注患者心理问题。护士应全面评估患者的病史、身体状况、辅助检查,重点了解并关注该患者阳性体征,如白细胞、体温、脂肪酶、淀粉酶、腹部彩超等。每次与患者接触都是评估的机会,护士应随时收集有关患者反应和病情变化的资料,以便对护理计划进行修改和补充。

---

2. 护理诊断/护理问题

(1)疼痛:腹痛　与胰腺及其周围组织炎症、水肿或出血坏死有关。

（2）体温过高　与胰腺炎症有关。

（3）焦虑　与腹痛剧烈及担心疾病预后有关。

（4）知识缺乏　缺乏有关疾病相关知识。

3.护理目标　①患者疼痛症状得到改善。②患者发热症状缓解。③患者情绪稳定,能积极配合治疗。④患者及家属能够掌握疾病的预防知识,能够进行生活自我护理。

4.护理措施

（1）疼痛:腹痛　观察腹痛的程度、部位、性质及解痉药物效果。若疼痛持续存在伴高热则应考虑并发急性胰腺脓肿;如疼痛剧烈、腹肌紧张、压痛、反跳痛明显,提示并发腹膜炎应及时通知医生。注意观察呕吐物的量及性质。急性期绝对卧床休息,降低机体代谢率,增加脏器血流量,促进组织修复。协助患者弯腰屈膝侧卧位,以减轻疼痛。若患者疼痛剧烈可遵医嘱给予派替啶等解痉镇痛药,但派替啶反复使用可成瘾。禁用吗啡,因吗啡可引起奥迪括约肌痉挛,加重疼痛。

（2）体温过高　患者高热时可采用冰敷、酒精擦浴等物理降温方法,并观察降温效果,遵医嘱给予对症处理,及时书写护理文书。

（3）焦虑　由于本病起病急,患者疼痛剧烈,常使患者产生恐惧、焦虑,所以护理人员应了解患者的心理反应,鼓励患者,使之树立信心积极配合治疗。

（4）知识缺乏　向患者及家属介绍疾病相关知识,包括本病的主要发病过程和疾病的主要诱发因素,指导患者及家属掌握饮食卫生知识,平时养成良好饮食习惯,防止复发。

5.护理评价　入院第3天,患者腹痛症状缓解,疼痛评分为2分;患者体温正常;能说出疾病相关知识,焦虑明显改善;能叙述急性胰腺炎的表现。

思维引导

患者经过应用止痛、抑制胰腺分泌等药物,腹痛症状得到明显改善。因该患者是首次发现并诊断急性胰腺炎,疾病相关知识较缺乏,对疾病的治疗及预后均显示一定程度的焦虑,曾多次询问医务人员关于疾病的情况,护士需要理解并安抚患者的情绪,耐心做好解释和健康教育工作。此外,为患者制订和实施护理措施前,需要提前和患者及家属沟通好,取得他们的理解和配合,才能让患者及家属更多参与到疾病护理中。

（二）住院过程

1.护理评估

（1）生命体征　T 37.0 ℃,P 80 次/min,R 22 次/min,BP 130/68 mmHg。

（2）风险评估　患者自理能力为轻度依赖,跌倒/坠床评分为轻度风险。

（3）消化系统评估　遵医嘱在床旁为患者留置胃管进行持续胃肠减压,嘱患者禁食水,引流管引流通畅,引流出黄褐色引流液。

思维引导

对患者进行全身评估。患者神志清,精神可,结合患者入院前情况,有侧重点地评估患者生命体征、身体状况及心理,如患者疼痛,应在测量生命体征时重点关注患者心率;此外,患者持续胃肠减压,还需重点关注患者引流液的颜色及量。身体状况方面由于患者有疼痛,应防止跌倒/坠床意外事件的发生。

2.护理诊断/护理问题

(1)有导管滑脱的危险　与持续胃肠减压有关。

(2)有体液不足的危险　与禁食、胃肠减压有关。

(3)潜在并发症　急性肾损伤、急性呼吸窘迫综合征等。

3.护理目标　①患者管道未出现滑脱。②患者未出现体液丢失造成的电解质紊乱,甚至休克等,营养状态有所改善。③患者未出现疾病相关并发症。

4.护理措施

(1)有管道滑脱的危险　向患者做好解释,取得配合。明显腹胀者需行胃肠减压,以减少胃酸分泌,进而减少胰液分泌,减轻腹痛腹胀。班班检查引流管情况,注意观察引流液的颜色、性质及量。妥善固定引流管,每日更换负压鼓。护士应嘱患者翻身时避免管道打折受压、扭曲,检查置入深度,观察有无脱出等情况。

(2)有体液不足的危险　轻症急性胰腺炎患者在可耐受的情况下可尽早开放饮食,中度重症和重症患者尽早实施肠内营养(肠内营养的途径以鼻空肠管为主)。禁食期间一般不能饮水,口渴者可含漱或湿润口唇,并做好口腔护理。中度重症和重症患者通常不能经口进食,需放置胃肠道营养管输注要素营养物质,如能量不足,可辅以肠外营养。根据患者脱水程度、年龄和心肺功能,遵医嘱适当调整补液量及速度,及时补充因呕吐、发热、引流和禁食所丢失的液体,纠正酸碱失衡,胃肠减压时入液量需达到3 000 mL/d以上。肠内营养的时机视病情的严重程度和胃肠道功能的恢复情况而定,只要患者胃肠动力能够耐受,建议尽早实施肠内营养(入院后24~72 h)。

(3)潜在并发症　合理用药,定期留取标本,监测血、尿淀粉酶,血糖,血电解质的变化;监测动脉血气分析,观察患者的各项指标,对症处理,遵医嘱用药。观察药物不良反应,如H受体拮抗剂、质子泵抑制剂、抗胆碱能药物等抑酸剂的不良反应。肠麻痹、尿潴留、严重腹胀者不宜使用抗胆碱能药,防止平滑肌松弛而加重上述症状。遵医嘱应用生长抑素类药物,调整适当的输液速度和量。14肽生长抑素,用法为首剂250 μg加入10%葡萄糖溶液20 mL中缓慢静脉推注,继而3~6 mg加入10%萄糖液500 mL中持续静脉滴注。本药半衰期极短,仅2~3 min,故应持续静脉滴注,滴注过程中不能中断,若中断超过5 min,应重新注射首剂。生长抑素及其类似物使用时严格控制静脉推注或滴注速度,速度过快易引起恶心、呕吐。

5.护理评价　患者胃肠减压后腹胀缓解,未再呕吐,腹痛症状缓解。于入院第4天停止胃肠减压,开始经口进食少量流质饮食,无不适,2 d后要求出院,给予办理相关手续。

思维引导

患者胃肠减压后重点观察患者引流液的量、颜色及性质。因患者一直未进食进水,自觉口渴,为患者做好解释工作,及时巡视患者。同时,因患者指标趋于好转,腹痛缓解,未再发热,提前为患者实施进食准备的护理措施,强调患者饮食自我管理的重要性。

(三)健康教育

1.饮食指导　规律饮食,禁食高脂饮食,不暴饮暴食,积极预防胆道疾病。

2.生活方式　戒烟戒酒,养成良好的饮食及作息习惯。

3.预防　积极预防、治疗胆道疾病。

4.随访　做好门诊随访。

三、思考与讨论

患者以"腹痛 2 d,加重 1 d"为主诉,以"急性胰腺炎"为诊断入院。入院后对患者进行全面评估,详细了解患者一般情况、病情、辅助检查及病情观察要点等,有针对性制订护理计划和护理措施。住院期间给予患者止痛、抑制胰腺分泌、抗生素、改善循环、抑酸类药物应用和胃肠减压治疗,根据患者病情及治疗措施变化,随时做好护理评估,调整护理计划和措施,实施个体化优质护理。因患者缺乏相关知识,曾私自进食油腻食物,出现再次腹痛,医护人员应对患者及家属做好健康教育,使其掌握疾病相关知识,及时观察病情,如神志、心率、血压等,避免类似情况发生。

四、练习题

1. 急性胰腺炎的病因有哪些?
2. 急性胰腺炎的护理要点有哪些?
3. 胃肠减压期间有哪些注意事项?

五、推荐阅读

[1]尤黎明,吴瑛.内科护理学[M].6 版.北京:人民卫生出版社,2017.
[2]何文英,侯冬藏.实用消化内科护理手册[M].北京:化学工业出版社,2018.
[3]吴欣娟,关玉霞.消化内科护理工作指南[M].北京:人民卫生出版社,2016.

案例 4　肾病综合征的护理

一、病历资料

(一)一般资料

患者,男性,64 岁,汉族,自由职业者。

(二)主诉

水肿 4 年余。

(三)现病史

患者 4 年余前因双下肢水肿至当地医院就诊,行肾穿刺活检术,肾脏病理示Ⅱ期膜性肾病,给予泼尼松(7 片,1 次/d,口服)联合复方环磷酰胺治疗,后因合并肺部感染,停用。后间断使用激素联合环孢素治疗,激素联合他克莫司治疗,及雷公藤多苷片等治疗,效果均欠佳,水肿症状加重。4 个月前就诊于河北省某医院,给予泼尼松联合环磷酰胺针治疗,10 d 前就诊于当地医院,查生化:血糖 4.3 mmol/L,白蛋白 25.5 g/L。为求进一步诊治至我院,门诊以"①膜性肾病;②高血压;③类固醇性糖尿病"为诊断收入院。

(四)既往史

既往体健,无高血压、心脏病病史,无糖尿病、脑血管疾病病史,无肝炎、结核、疟疾传染病病史,预防接种史随社会计划免疫接种,无手术、外伤、输血史,无食物、药物过敏史。

(五)个人史及家族史

生于原籍,久居本地,无疫区、疫情、疫水接触史,无牧区、矿山、高氟区、低碘区居住史,无化学性物质、放射性物质、有毒物质接触史,无吸毒、吸烟、饮酒史,否认冶游史。爱人体健,夫妻关系和睦,有2子1女,父母已故(父亲因心肌梗死去世),有2哥1姐,均体健,否认家族遗传病史。

(六)辅助检查

1. 实验室检查　Hb 86 g/L,肌酐 152 mmol/L,钾 4.02 mmol/L,氯 116.00 mmol/L,钙 1.78 mmol/L,磷 1.55 mmol/L,脑利尿钠肽前体 1 574.99 pg/mL,肌钙蛋白 I 0.045 μg/L,肌酸激酶同工酶 39.00 U/L,乳酸脱氢酶 638 U/L。

2. 肾穿刺活检　Ⅱ期膜性肾病。

(七)诊疗过程

患者入院后给予一级护理,低盐低脂糖尿病饮食,应用保肾,抗凝,减少血尿、蛋白尿等治疗。经积极治疗和护理,患者恢复良好,做好健康教育并办理出院,嘱患者定期复查。

二、护理经过

(一)入院程序

1. 护理评估

(1)病史

1)一般情况与目前病情:患者男性,64岁,体重58 kg。神志清,慢性病病容,无胸闷症状,腹胀,食欲减退,无移动性浊音;腰骶部及双下肢重度凹陷性水肿,皮肤完整,无压力性损伤风险;自理能力正常。

2)既往史:既往体健,无高血压、心脏病病史,无糖尿病、脑血管疾病病史,无肝炎、结核、疟疾传染病史,无手术、外伤、输血史,无食物、药物过敏史。

3)生活史及家族史:无生活史及家族遗传史。

(2)身体状况　一般状况,T 36.6 ℃,P 84 次/min,R 21 次/min,BP 136/90 mmHg。腰骶部及双下肢重度凹陷性水肿,皮肤完整,无压力性损伤风险;自理能力正常。

(3)辅助检查　患者存在中度贫血、肾功能异常、电解质紊乱等情况。

(4)心理-社会状况　由于患者病情迁延不愈,患者存在轻度的焦虑,家属对患者病情了解程度差,对患者疾病较为重视。

思维引导

现患者Ⅱ期膜性肾病诊断明确,膜性肾病属于原发性肾病综合征病理类型中一种,约占我国原发性肾病综合征的20%。本病好发于中老年,男性多见,发病高峰年龄为50~60岁,通常起病隐匿,70%~80%表现为肾病综合征,约30%伴有镜下血尿,一般无肉眼血尿。常在发病5~10年后逐渐出现肾功能损害。本病易发生血栓栓塞并发症,肾静脉血栓发生率可高达40%~50%。该患者消化道症状明显,水肿反复出现,尿量较前减少,外院结果显示白蛋白25.5 g/L,存在营养不良风险。警惕患者静脉血栓栓塞风险,如有突发性腰痛或肋腹痛,伴血尿、蛋白尿加重,肾功能损害,应注意肾静脉血栓形成。如有突发性胸痛,呼吸困难,应注意肺栓塞。

2. 护理诊断/护理问题

(1)体液过多　与低蛋白血症致血浆胶体渗透压下降等有关。

(2)活动无耐力　与贫血、营养摄入不足有关。

(3)有皮肤完整性受损的危险　与皮肤水肿、营养不良有关。

（4）焦虑　与本病病程长、易反复发作有关。

3.护理目标　①患者的水肿减轻或完全消退。②贫血得以纠正。③无皮肤破损或感染发生。④患者保持情绪稳定,焦虑情绪得以缓解。

4.护理措施

（1）体液过多

1）休息:严重水肿的患者应卧床休息,以增加肾血流量和尿量,缓解水钠潴留。该患者下肢明显水肿,卧床休息时可抬高下肢,以增加静脉回流,减轻水肿,需卧床休息至水肿消退。但长期卧床会增加血栓形成风险,故应保持适度的床上及床旁运动。患者可在水肿消失、一般情况好转后,逐渐增加活动量,但应避免劳累。

2）维持与监测出入量平衡:液体入量视水肿程度及尿量而定。该患者尿量 700 ~ 800 mL/d,限制水的摄入,量出为入,准确记录 24 h 出入量,每天液体入量不超过前一天 24 h 尿量加 500 mL。监测体重变化。

（2）活动无耐力　①该患者为中度贫血,间断诉乏力、心悸等症状。告知患者坐起、下床时动作宜缓慢,以免发生头晕。②积极纠正患者的贫血,遵医嘱使用促红细胞生成素（EPO）,每次皮下注射时应更换注射部位。因 EPO 可使血压增高、促进血栓形成引发卒中的风险,血红蛋白升高过快（2 周内升高幅度>10 g/L）可引起心血管事件,治疗期间需严格控制血压。给予输注悬浮红细胞纠正贫血时,应注意观察患者生命体征及主诉、症状变化,避免出现输血相关反应。

（3）有皮肤完整性受损的危险

1）皮肤护理:水肿较重患者应穿着柔软、宽松衣物。长期卧床者,应嘱其经常变换体位,预防压力性损伤形成;年老体弱者,可协助其翻身或用软垫支撑受压部位。水肿患者皮肤菲薄,容易发生破损,故需要协助患者做好全身皮肤清洁,清洁时勿过分用力,避免损伤。

2）皮肤观察:观察皮肤有无红肿、破损和化脓等情况发生。

（4）焦虑　由于该病病程长、病情容易反复和患者对疾病认识不足,极易出现紧张、焦虑情绪,应向患者介绍与本病有关的防治知识,帮助其树立战胜疾病的信心,积极配合治疗和护理。

5.护理评价　患者住院期间水肿明显消退,胸腔积液消退,体重下降明显。情绪稳定,焦虑情绪得以改善,皮肤完整无损伤、无感染,血红蛋白明显上升。

（二）住院过程

1.护理评估

（1）尿液评估　患者住院过程中,尿液正常,尿量呈逐步上升趋势。

（2）血栓栓塞风险评估　未出现血栓栓塞及出血等并发症。

（3）出血风险评估　患者使用抗凝药物,评估患者皮肤黏膜无出血,尿色无变化。

（4）管道的评估　管道通畅,固定良好,引流出淡黄色透明液体。

（5）体重的评估　前期体重下降不明显,加上血液透析超滤脱水后,患者体重明显下降,出院时尿量达到正常范围。

思维引导

患者体重测量影响因素很多,要排除其他影响因素,得出最准确的体重值。24 h 尿量的统计也要统一标准,避免其他因素的影响。每日测量患者双下肢腿围情况。如患者尿蛋白突然升高,也应怀疑肾静脉血栓形成的可能。水肿症状减轻时,在医生准许的情况下可鼓励患者适当下床。

2.护理诊断/护理问题

(1)营养失调:低于机体需要量　与大量蛋白尿、摄入减少及吸收障碍有关。

(2)有感染的危险　与机体抵抗力下降、应用激素和免疫抑制剂有关。

(3)有导管滑脱的危险　与患者携带管路不便有关。

(4)潜在并发症　血栓形成、急性肾损伤、心脑血管并发症等。

3.护理目标　①能正常进食,营养状况逐步改善。②无感染发生,或能及时发现并控制感染。③未发生导管滑脱等非计划性拔管。④患者未发生相关潜在并发症。

4.护理措施

(1)营养失调:低于机体需要量

1)饮食护理:该患者为低蛋白血症所致水肿,应给予$0.8\sim1.0\ g/(kg\cdot d)$的优质蛋白,如鱼肉、鸡蛋等,不宜给予高蛋白饮食,以免引起尿蛋白增多加重病情。少食动物油脂的饮食,多吃植物油、鱼油及富含可溶性纤维,如燕麦等饮食,以控制高脂血症;注意维生素及铁、钙等的补充。限制钠的摄入,应少盐($2\sim3\ g/d$)饮食。

2)营养监测:记录患者饮食情况,评价饮食结构是否合理,热量是否充足,定期监测血浆清蛋白、血红蛋白等指标,评估机体的营养状态。

(2)有感染的危险

1)预防感染:保持环境清洁,病房定时开门窗通风换气,定期进行空气消毒,保持室内温度和湿度适宜,防止呼吸道感染。告知患者及家属预防感染的重要性;协助患者加强全身皮肤、口腔黏膜和会阴部护理,防止皮肤和黏膜损伤、感染。加强营养及休息,增强机体抵抗力。

2)病情观察:监测生命体征,注意有无体温升高;观察有无咳嗽、咳痰、尿路刺激征、皮肤红肿等感染征象。

(3)有导管滑脱的危险　该患者置有胸腔引流管,患者意识清楚,合作程度佳,主动拔管风险小,但不排除夜间入睡后管路滑脱。因此要给予合适的固定方法,加强二次固定,穿刺点有渗血渗液、敷贴出现卷边等情况,及时给予更换并保持管路通畅。管路标识清晰,刻度准确,及时发现管道有无脱出。巡视病房时应及时查看,每班交接,保持管路无缠绕,避免挂在床档等位置造成非计划性拔管。

(4)潜在并发症　血栓形成、急性肾损伤、心脑血管并发症等。①遵医嘱应用低分子量肝素治疗。②观察有无肾静脉血栓,如腰痛、肾脏肿大、肾功能恶化等。观察有无肺栓塞,深静脉血栓。③监测患者肾功能变化,如患者无明显诱因出现少尿、无尿、扩容利尿无效,及时通知医生。④观察有无急性左心衰、脑卒中等相关症状出现。

5.护理评价　患者消化道症状改善,饮食结构合理,营养状况改善;未出现呼吸道、皮肤、泌尿系统等感染;患者未出现血栓、急性肾损伤、心脑血管等相关并发症。未出现非计划性拔管。

思维引导

肾病综合征患者的营养管理极为重要,影响患者的预后,因此要加强患者营养的管理,并且要教会患者自我营养管理,延缓肾脏疾病的进展,提高患者生活质量。

肾病综合征患者用药多且特殊,要加强患者用药的护理,注意观察药物不良反应。

糖皮质激素:长期使用者可出现感染、胃溃疡、骨质疏松、血压和血糖紊乱等,少数患者还可发生股骨头无菌性缺血性坏死。该患者血糖升高即为长期服用激素引起。要询问患者有无骨痛、抽搐等症状,遵医嘱及时补充钙剂和活性维生素D,防止骨质疏松。观察患者有无腹痛、黑便等消化道出血症状;有无感染征象;嘱患者不得自行增减药量或停药,饭后服用激素以减少胃黏膜刺激。

　　抗凝药物:定期检查患者凝血时间、凝血酶原及血小板计数,注意观察有无出血倾向;观察患者有无皮肤瘀斑的表现;有无黑便、尿液颜色加深等出血的表现。

　　利妥昔单克隆抗体的应用:该类药物的不良反应主要出现在注射后几小时,尤其是在第1次静脉滴注时明显,且与滴注速度有关,主要表现为过敏反应(荨麻疹、气管痉挛、呼吸困难、喉头水肿等)、发热、寒战、恶心等,可导致高血压或体位性低血压,使用前给予地塞米松及苯海拉明能有效减少毒副作用的发生。输注过程中严密监测患者生命体征变化,加强巡视,及时发现药物不良反应并处理。

(三)健康教育

　　1.疾病知识　肾病综合征较易复发,因此向患者及家属讲解本病特点及如何预防并发症,如避免受凉、注意个人卫生、预防感染,注意休息,避免劳累,同时应适当活动,以免发生肢体血栓。

　　2.饮食指导　告知患者优质蛋白、高热量、低脂低盐、高膳食纤维饮食的重要性,指导患者根据病情选择合适的食物,并合理安排每天饮食。

　　3.用药指导及病情监测　向患者及家属讲解各种药物作用、注意事项及可能发生的不良反应。告知患者不可擅自减量或停用激素。指导患者学会对疾病的自我监测,控制血压,监测水肿、尿蛋白和肾功能的变化。定期随访。

三、思考与讨论

　　该患者为缓慢进展的肾病综合征,在疾病缓解期,如何做好自我疾病的管理,避免感染、血栓栓塞并发症,做好营养筛查与支持,减少复发以延缓疾病的进展,是我们对患者进行相关健康宣教的重点。如何使患者及家属有效学习或获得相关知识,保证有效的随访,是我们需要考虑的重点。

四、练习题

　　1.肾病综合征的病理类型有哪些?

　　2.肾病综合征常见的并发症有哪些?

　　3.水肿程度如何分级?

五、推荐阅读

[1]葛均波,徐永健,王辰.内科学[M].9版.北京:人民卫生出版社,2018.

[2]尤黎明,吴瑛.内科护理学[M].6版.北京:人民卫生出版社,2017.

[3]梅长林,余学清.内科学肾脏内科分册[M].北京:人民卫生出版社,2015.

[4]王兰,曹立云.肾脏内科护理工作指南[M].北京:人民卫生出版社,2015.

[5]中国医师协会肾脏内科医师分会,中国中西医结合学会肾脏疾病专业委员会营养治疗指南专家协作组.中国慢性肾脏病营养治疗临床实践指南(2021版)[J].中华医学杂志,2021,101(8):539-559.

案例 5 **2 型糖尿病并发糖尿病足的护理**

一、病历资料

(一)一般资料

患者,男性,72 岁,汉族,工人。

(二)主诉

反复发现血糖高 20 年,四肢麻木 1 年,右足破溃 4 d。

(三)现病史

患者 20 年前体检发现血糖升高,测随机血糖值不详,无口干、多饮、视物模糊、手足麻木等症状,制订降糖方案为口服二甲双胍片,具体服药剂量不详,未规律监测血糖。1 年前因四肢麻木、头晕至当地医院测空腹血糖 10 mmol/L,制订降糖方案为"二甲双胍片,2 次/d,每次 1 片;降糖舒,2 次/d,每次 1 片",规律服药,血糖控制不佳,四肢麻木持续无好转,呈"袜套征"。4 d 前发现右足第四足趾有一圆形水疱并溃烂,呈红肿、疼痛,溃烂处有液体渗出,足背水肿,动脉搏动弱,皮温升高。为求进一步诊治,门诊以"①2 型糖尿病伴糖尿病足;②腹股沟疝术后"为诊断收入院。

(四)既往史

半年前于当地医院行"腹股沟疝修补术";无高血压、心脏疾病病史,无脑血管疾病病史,无肝炎、结核、疟疾传染病病史,无外伤、输血史,无食物、药物过敏史。

(五)个人史及家族史

生于原籍,久居本地,无疫区、疫情、疫水接触史,无牧区、矿山、高氟区、低碘区居住史,无化学性物质、放射性物质、有毒物质接触史,无吸毒、吸烟、饮酒史,否认冶游史。父母均去世,母亲患"2 型糖尿病",1 姐 5 弟具体情况不详,1 子无与患者类似疾病。

(六)辅助检查

1. 实验室检查

(1)血常规   白细胞计数 9.97×10^9/L,中性粒细胞百分数 79%。

(2)心肌酶   肌酸激酶 34 U/L;C 反应蛋白 68.10 mg/L。

(3)血凝试验   活化部分凝血活酶时间 25.70 s,纤维蛋白原测定 4.57 g/L。

(4)电解质   钾 3.49 mmol/L。

(5)红细胞沉降率   6 969.00 mm/h。

(6)糖化血红蛋白定量(HbA1c)   10.4%。

(7)骨钙素及 25-羟基维生素 D_3 测定   骨钙素 5.53 ng/mL,25-羟基维生素 D_3 测定 16.77 ng/mL。

(8)动脉血气分析   pH 7.44,$PaCO_2$ 40.10 mmHg,PaO_2 66.7 mmHg,葡萄糖 13.41 mmol/L。

(9)特殊细菌涂片检查(革兰氏染色)与一般细菌培养及鉴定   金黄色葡萄球菌。

(10)口服葡萄糖耐量试验、C 肽测定   空腹 7.0 mmol/L,30 min 13.1 mmol/L,60 min 15.3 mmol/L,120 min 17.9 mmol/L,180 min 16.4 mmol/L,C 肽释放低平,胰岛功能差。

(11)24 h 尿蛋白、尿微量白蛋白/尿肌酐及尿常规   尿总蛋白浓度 0.21 g/L,24 h 尿白蛋白总量 0.063 g,24 h 尿蛋白总量 0.24 g,尿微量白蛋白 55.90 mg/L;尿常规自动分析,尿糖(+++)。

2. CT　腹主动脉下段至双侧髂总、髂内及髂外动脉散在钙斑、软斑及混合斑,管腔轻度狭窄;双下肢动脉粥样硬化闭塞症,管腔不同程度狭窄,局部闭塞;右足糖尿病足改变;双肺炎症;右肺上叶局部支气管扩张;右肺上叶钙化灶;主动脉及冠状动脉壁钙化;双侧胸膜增厚。

3. 眼底检查　双眼底点片状出血,黄白色病灶,部分动脉变细,反光增强。

4. 骨密度　骨质疏松。

5. 心电图　正常心电图。

6. 彩超　二尖瓣轻度关闭不全;主动脉瓣轻度关闭不全;左室舒张功能下降、双侧颈总动脉粥样斑块形成,右侧锁骨下动脉粥样斑块形成;肝弥漫性回声改变(脂肪肝);胆囊窝强回声团(考虑充满型胆囊结石);左侧股总动脉斑块形成;右侧胫前动脉及双侧股浅动脉、腘动脉、胫后动脉、腓动脉、足背动脉颗粒样斑块形成;左侧胫前动脉不全闭塞,双侧小腿肌间静脉血栓形成。

(七)诊疗过程

入院后给予一级护理,低盐低脂糖尿病饮食,给予抗感染、营养神经、改善循环、降糖、抗凝、稳定斑块、补钙等综合治疗。完善各项必要检查检验,做好风险评估,进一步观察病情变化。

糖尿病足换药:3月11日入院当天给予换药,消毒后保持切口干燥(图1-6);3月13日右足第四足趾已溃烂,行截趾术(图1-7);3月15日溃烂面脓液渗出,给予VSD负压吸引(图1-8);3月16日转科至大血管外科行"动脉造影+球囊扩张式支架置入术"(图1-9);3月19日患者生命体征平稳,转入内分泌及代谢科继续治疗(图1-10);4月12日右足第四足趾截趾处给予缝合(图1-11)。

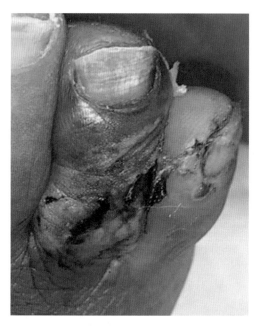

3月11日,入院时伤口评估:右足水肿,右足第四足趾处有一圆形水疱并溃烂,呈红肿、疼痛,伴有脓液渗出,足背动脉搏动减弱,皮温升高;糖尿病足分级为4级,局限性坏疽;给予皮肤黏膜消毒剂消毒后保持伤口干燥。

图1-6　足部伤口评估

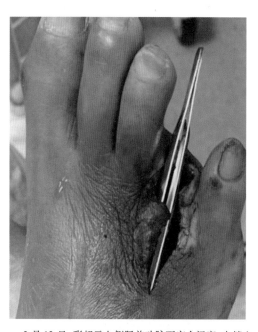

3月13日,彩超示左侧胫前动脉不完全闭塞,末梢血管血运较差,拟行双下肢CTA检查后,进一步评估血管情况。患者右足第四足趾已溃烂,有潜行窦道约2.5cm,在无菌操作下行清创术+截趾术。0.9%氯化钠注射液冲洗,利器清创,去除第四足趾,清除趾根处大量脓性分泌物,0.9%氯化钠注射液冲洗,抗菌银离子堵塞,纱布包扎。

图1-7　足部清创术+截趾术

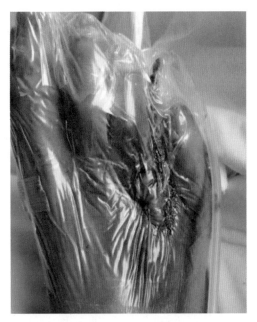

3月15日,清创截趾术后,足部皮肤红肿,溃烂面仍有脓液渗出,创面较大,请伤口造口门诊会诊后,给予VSD持续负压引流,保持密闭状态,防止感染,促进肉芽生长。

图1-8　足部伤口行 VSD 负压引流

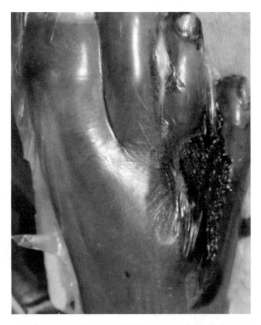

3月16日,下肢CTA回示双下肢动脉粥样硬化闭塞症,管腔不同程度狭窄,局部闭塞,下肢动脉缺血症状明显,存在间歇性跛行、静息痛等典型临床表现。体格检查提示患肢动脉搏动消失,微循环再充盈时间明显延长,请大血管外科会诊,建议转科行"动脉造影+球囊扩张式支架置入术",改善血管缺血情况后,再局部处理足部创口。

图1-9　足部伤口肿胀

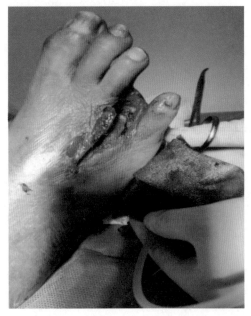

3月19日,患者在大血管外科行"动脉造影+球囊扩张式支架置入术",术后生命体征平稳,右足无肿胀,患肢缺血症状好转,转入我科继续进行专科治疗。

图1-10　足部伤口外科处理后肿胀消退

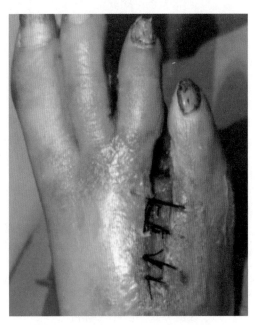

4月12日,出院后门诊复诊,足部消肿,血运良好,肉芽生长良好,在无菌操作下给予伤口处缝合处理。

图1-11　足部伤口缝合

二、护理经过

（一）入院程序

1. 护理评估

（1）病史

1）一般情况与目前病情：患者入院神志清、精神差，食欲正常，睡眠正常，大小便正常，体重无减轻。诉四肢麻木持续无好转，呈"袜套征"。查体：右足第四足趾有一圆形水疱并溃烂，呈红肿、疼痛，溃烂处有液体渗出，足背水肿，动脉搏动弱，皮温升高。规律口服二甲双胍片、降糖舒，日常未规律监测血糖，血糖控制不佳。

2）既往史：患者否认有其他基础疾病史，半年前于某医院行"腹股沟疝修补术"。

3）生活史及家族史：生于原籍，久居本地，有糖尿病家族史。

（2）身体状况

1）一般状态：生命体征，T 36.6 ℃，P 78 次/min，R 18 次/min，BP 112/71 mmHg。患者神志清，精神一般。风险评估，出血风险评分3分，静脉血栓栓塞症评分8分。

2）心肺及相关疾病病变部位：①双肺听诊呼吸音清，有湿啰音。②心浊音界正常，心前区无异常搏动，心率78 次/min，律齐，心脉率一致，各瓣膜听诊区未闻及杂音。③患者四肢麻木呈"袜套征"。查体示右足第四足趾有一圆形水疱并溃烂，呈红肿、疼痛，溃烂处有液体渗出，足背水肿，动脉搏动弱，皮温升高。

（3）辅助检查　辅助检查无特殊变化。

（4）心理-社会状况　已婚，爱人体健，夫妻关系和睦，有1子，社会支持系统良好。与患者交谈过程中，患者存在焦虑和恐惧心理。

思维引导

老年男性患者，血糖升高20年余，规律服药，血糖控制不佳，四肢麻木持续无好转，呈"袜套征"。4 d前发现右足第四足趾有一圆形水疱并溃烂，呈红肿、疼痛，溃烂处有液体渗出，足背水肿，动脉搏动弱，皮温升高。实验室检查结果支持2型糖尿病并发糖尿病足的诊断；通过评估，可以判断患者目前存在的主要护理问题是糖尿病足，若不及时治疗，有截肢风险。通过与患者交谈，进一步评估患者心理状态，目前比较缺乏疾病相关知识，担心疾病预后，导致患者比较恐惧，也应重点关注患者心理问题。护士应全面评估患者的病史、身体状况、辅助检查，重点了解并关注患者阳性体征，如血糖、感染扩散可能引起的全身脓毒血症、下肢血管CTA结果等。每次与患者接触均为评估的机会，护士应随时收集与患者反应和病情变化的相关资料，以便对护理计划进行修改和补充。

---

2. 护理诊断/护理问题

（1）高血糖　与遗传、其他疾病、不良生活习惯等有关。

（2）潜在并发症　糖尿病酮症酸中毒。

（3）疼痛　与糖尿病足部伤口有关。

（4）潜在并发症　糖尿病足。

（5）有跌倒的危险　与肢体活动障碍有关。

（6）潜在并发症　下肢深静脉血栓的形成。

（7）自理缺陷　与糖尿病足、行动不便有关。

(8)恐惧 与糖尿病足导致的截肢及疾病预后有关。

(9)有感染的危险 与血糖增高、微循环障碍等因素有关。

3. 护理目标 ①高血糖发生时能得到及时纠正和控制。②血糖正常或维持理想水平,能及时发现和处理并发症。③患者主诉疼痛消除或减轻。④患者住院期间手术治疗糖尿病足后,局部血液循环良好。⑤患者不发生跌倒/坠床。⑥患者无下肢深静脉血栓形成。⑦患者卧床期间生活需要能够得到满足、患者能安全恢复到原来的生活自理水平。⑧患者能正确认识疾病,积极配合治疗,恐惧有所减轻,生理和心理上的舒适感有所增加。⑨患者无感染发生。

4. 护理措施

(1)高血糖 对患者进行饮食、运动、用药及胰岛素健康宣教;定期检测血糖、血脂、血压和体重;每日对患者足部进行检查和观察,保持切口清洁、干燥;应激状况时每天监测血糖,严密记录和观察患者生命体征。

(2)潜在并发症 糖尿病酮症酸中毒。做好预防措施,血糖正常或维持在理想水平;做好病情观察,及时发现和处理并发症;一旦发生,应积极做好急救与护理;注意胰岛素泵的观察与护理。

(3)疼痛 做好疼痛评估;解释疼痛原因,告知患者在疼痛性质、疼痛程度发生改变时,及时告知医务人员;遵医嘱及时使用止痛药;促使患者获得充足的休息,以协助疼痛的缓解;鼓励患者自我监测疼痛的情况,指导患者学会正确评估疼痛方法。

(4)潜在并发症 糖尿病足。清创后随时观察创面;观察创面颜色、气味、有无发绀、干性坏死;警惕坏死组织腐蚀血管导致大出血;创面行手术治疗,去除坏死组织、截趾。

(5)有跌倒的危险 如下床活动、如厕等需要帮助时,请及时呼叫医护人员;讲解所用药物的注意事项;保持地面无水渍、无障碍物,病室及活动区域灯光充足;穿长短适宜的衣裤及防滑鞋;将日常用物放于可及处;正确使用床挡,安全使用便器。

(6)潜在并发症 下肢深静脉血栓的形成。双下肢抬高15°~30°;禁止双下肢穿刺和输液;床上主动肢体活动,每天2~3 h,每次15 min;病情许可尽量早期下床活动;观察患肢远端皮肤温度、色泽,感觉动脉搏动强度;病情许可多饮水,每日2 000 mL以上;进低脂多纤维素的饮食,保持大便畅通;遵医嘱给予抗凝治疗。

(7)自理缺陷 评估患者的自理能力;在患者活动耐力范围内,鼓励患者从事部分生活自理活动和运动;卧床期间协助患者洗漱、进食、大小便等;呼叫器按钮放在患者手边,随时给予协助,常用物品放在患者容易拿到的地方;鼓励患者逐步完成各项自理活动。

(8)恐惧 做好患者心理评估;陪伴患者并耐心倾听,分析恐惧原因;及时回答患者提出的问题,对患者的合作与进步及时给予肯定和鼓励;进行疾病相关健康教育和指导;检查并回收危险物品,避免单独活动、居住;多与患者沟通,与患者交流时持有稳定、温和、接受的态度;鼓励患者参与娱乐活动,以缓解恐惧情绪。

(9)有感染的危险 患肢处于相对无菌的环境中,抬高患处;及时观察了解肢体远端血运、渗出物、是否有臭味等情况;采集创面分泌物做细菌培养和药物敏感试验;遵医嘱及时、合理应用抗生素。

思维引导

患者经过应用胰岛素泵、营养神经、改善循环、抗感染等药物治疗,右足第四足趾清创术,负压吸引应用,血糖水平得到明显改善。因该患者缺乏糖尿病足相关知识,对疾病的治疗及预后均有一定程度的恐惧,较多地询问医务人员关于疾病的情况,护士需要理解并安抚患者的情绪,耐心做好解释和健康教育。此外,为患者制订和实施护理措施前,需要提前和患者及家属沟通好,取得他们的理解和配合,才能让患者及家属更多参与到疾病护理中。

5. 护理评价 入院第 3 天,患者高血糖明显改善;右足行清创术+截趾术,并给予 VSD 引流,疼痛评分为 1 分;能说出疾病康复保健相关的知识,焦虑明显改善;未发生足部感染。

(二)住院过程

1. 护理评估

(1)一般情况 患者住院过程中,一般状况良好,生命体征平稳。

(2)静脉血栓栓塞风险的评估 患者四肢麻木呈"袜套征",下肢 CTA 提示双下肢动脉粥样硬化闭塞症,管腔不同程度狭窄,局部闭塞。患者卧床、活动障碍,有发生血栓栓塞的风险,临床中注意观察患者是否有一侧肢体突然肿胀、胸闷、憋气等栓塞表现。

(3)感染风险的评估 患者右足第四足趾红肿、溃烂,伴有脓液渗出,足背皮温升高,行截趾术,术后创面较大,换药时评估周围环境,严格无菌操作,观察局部感染征象,是否出现体温升高,切口局部脓液渗出、肿胀、创面不愈合等情况。

(4)导管滑脱风险的评估 患者足趾截肢处给予 VSD 持续负压吸引应用,需评估引流管路是否在位,引流是否通畅,引流液的量、性质及引流后患者反应。注意观察负压吸引装置的压力范围,管路是否折叠、脱出。

(5)降糖治疗 持续给予血糖监测,血糖整体波动在可控范围内,佩戴胰岛素泵持续控制血糖。联合膳食营养科定制糖尿病餐,给予糖尿病相关健康教育。

(6)全身治疗 静脉应用营养神经(甲钴胺注射液、硫辛酸注射液、牛痘疫苗接种家兔炎症皮肤提取物针);改善循环(血栓通、前列地尔针);抗感染(亚胺培南西司他丁钠)等药物。皮下注射抗血小板聚集,防止血栓形成(那屈肝素钙注射液)等药物。口服降脂、稳定斑块(阿托伐他汀钙),预防骨质疏松(碳酸钙、骨化醇)等药物。

(7)糖尿病足的切口定期换药,多学科会诊联合治疗。

2. 护理诊断/护理问题

(1)管路滑脱的危险 与术后置入负压引流管有关。

(2)潜在并发症 低血糖。

3. 护理目标 ①患者未发生管路滑脱。②低血糖发生时能得到及时纠正和控制,患者知晓低血糖诱因、预防方法、应急处理措施。

4. 护理措施

(1)管路滑脱的危险 加强巡视,评估、记录管路留置时间、部位、深度、是否通畅;管道标识清楚醒目,字迹清晰;至少每天评估一次,有情况随时评估;指导患者床上活动,下床时或变换体位时妥善放置管道,防止管道受压、打折、扭曲、牵拉;告知患者及家属预防管路滑脱的重要性和发生管路滑脱时的紧急处理方式;护士熟练掌握管路滑脱的紧急处理预案。

(2)潜在并发症 低血糖。做好护理评估;监测血糖;观察有无低血糖表现,如脸色苍白、盗汗、心悸、饥饿感、说话含糊不清、视觉模糊、嗜睡等;告知患者随时预备碳水化合类食物,以备不时之需;避免患者单独活动,家属留陪;告知患者及家属低血糖预防方法、自我监测、判断及处置方法。

5. 护理评价 入院第 3 天,右足第四足趾截趾后,局部呈红肿,伴疼痛,溃烂处有液体渗出,足背皮温升高、水肿、动脉搏动减弱,CTA 示双下肢动脉粥样硬化闭塞症,管腔不同程度狭窄,局部闭塞。请大血管外科会诊,建议转科行"动脉造影+球囊扩张式支架置入术",患者家属同意,给予办理转科手续。术后患者生命体征平稳,患肢无肿胀,穿刺点愈合良好。继续转入我科进行专科治疗。

思维引导

糖尿病足是糖尿病患者因下肢远端神经异常和不同程度的血管病变导致的足部感染、溃疡和/或深层组织破坏。因此，所有糖尿病慢性并发症中，糖尿病足是相对容易识别的并发症。

糖尿病足根据病因分为：神经性溃疡、神经-缺血性溃疡、缺血性溃疡。此病例中患者血糖升高20年余，平时四肢持续麻木，呈"袜套征"，入院时右足第四足趾有溃烂，呈红肿、疼痛，分类为神经-缺血性溃疡。此类溃疡同时伴有周围神经病变和周围血管病变，下肢动脉闭塞性病变是重要发病因素，影响的血管往往是多部位、多节段，以小血管病变为主，并有微血管病变。神经性溃疡常见于反复受压部位，如跖骨头足底面、胼胝中央，常伴有感觉缺失或异常，而局部供血良好；缺血性溃疡多见于足背外侧、足趾尖部或足跟部，局部感觉正常，但皮肤温度低，足背动脉和/或胫后动脉搏动明显减弱或消失。对于缺血性溃疡，则要重视解决下肢缺血，轻中度缺血的患者可以实行内科治疗，病变严重的患者可以接受介入治疗或血管外科成形手术，待足部血供改善后再进行溃疡局部处理。

一般足溃疡感染的处理原则：①糖尿病足感染必须通过临床诊断，以局部或全身的体征或炎症的症状为基础。在选择抗生素控制感染之前，应进行溃疡创面细菌培养和药敏试验，细菌培养方法可选择严格清创后的棉拭子及病理组织培养，结果出来之前，可根据经验选择抗生素。②足溃疡创面的处理。彻底的糖尿病足溃疡的清创，有利于溃疡愈合。目前研究证据表明，采用水凝胶清创较纱布敷料、外科清创或蛆虫清创更有利于溃疡愈合，清创到一定程度后，可选择溃疡局部负压吸引治疗，可促进肉芽生长和足部溃疡的愈合。③物理治疗。足溃疡创面高压氧治疗，有助于改善创面的炎症和微循环状况，促进创面愈合。④转诊或会诊。一旦出现以下情况，应该及时请血管外科、骨科、创面外科等相关专科会诊，会诊内容包括皮肤颜色的急剧变化、局部疼痛加剧并有红肿等炎症表现、新发生的溃疡、原有的浅表溃疡恶化并累及软组织和/或骨组织、播散性的蜂窝织炎、全身感染征象、骨髓炎等。及时转诊或多学科协作诊治有助于提高溃疡愈合率，降低截肢率和减少医疗费用。

（三）健康教育

糖尿病足常用的治疗手段包括降糖、降压、调脂和营养支持等。在此基础上，对患足进行局部清创、重建血运、修复创面和减压等治疗是促进糖尿病足愈合的重要环节，只有确保治疗和护理中每个重要环节都能落实到位，才能做到临床结局满意。糖尿病足预防大于治疗。

糖尿病患者及其家属的教育内容包括：每天检查双足，特别是足趾间；有时需要有经验的他人来帮助检查双足；定期洗脚，用干布擦干，尤其是擦干足趾间；洗脚时的水温要合适，低于37 ℃；不宜用热水袋、电热器等物品直接保暖足部；避免赤足行走；避免自行修剪胼胝，或用化学制剂来处理胼胝、趾甲；穿鞋前先检查鞋内有无异物或异常；不穿过紧的、毛边的袜子或鞋；足部皮肤干燥可以使用油膏类护肤品；每天换袜子；不穿高过膝盖的袜子；水平地剪趾甲；一旦有问题，及时找专科医师或护士诊治。

三、思考与讨论

患者以"反复发现血糖高20年，四肢麻木1年，右足破溃4 d"为主诉，以"①2型糖尿病伴糖尿病足；②腹股沟疝术后"为诊断入院。入院后对患者进行全面评估，详细了解患者一般情况、病情、辅助检查及病情观察要点等，有针对性制订护理计划和护理措施。住院期间给予患者胰岛素泵、营养神经、改善循环、抗感染、预防下肢深静脉血栓形成、改善骨质疏松、调血脂和右足第四足趾截趾、负压引流、"动脉造影+球囊扩张式支架置入术"等治疗,根据患者病情及治疗措施变化,随时做好护理评估,调整护理计划和措施,实施个体化优质护理。因患者缺乏疾病相关知识,医护人员应对该患者及家属做好健康教育,使其掌握疾病护理相关知识,及时观察病情,避免再次发生糖尿病足。

四、练习题

1. 糖尿病足如何分级?
2. 糖尿病足的局部危险因素有哪些?
3. 糖尿病足创面 TIME 处理原则是什么?

五、推荐阅读

[1] 童南伟,刑小平. 内科学 内分泌科分册[M]. 15 版. 北京:人民卫生出版社,2015.

[2] 尤黎明,吴瑛. 内科护理学[M]. 7 版. 北京:人民卫生出版社,2022.

[3] 中华医学会糖尿病学分会. 中国 2 型糖尿病防治指南(2017 版)[J]. 中华糖尿病杂志,2018, 10(1):4-67.

[4] 王爱红,薛婧,许樟荣,等. 糖尿病足临床治疗进展及展望[J]. 中华糖尿病杂志,2022,14(7): 643-649.

[5] 尤黎明,吴瑛. 内科护理学[M]. 6 版. 北京:人民卫生出版社,2017.

案例6 肝硬化失代偿期的护理

一、病历资料

(一)一般资料

患者,男性,43 岁,汉族,自由职业者。

(二)主诉

发现乙型肝炎 20 d 余。

(三)现病史

20 d 余前体检发现乙型肝炎表面抗原(HBsAg)阳性,至当地医院查肝功能:丙氨酸转氨酶 44.5 U/L,天冬氨酸转氨酶 52.0 U/L,谷氨酰转肽酶 67.8 U/L,碱性磷酸酶 141.4 U/L,白蛋白 21.1 g/L,总胆红素 34.9 μmol/L,直接胆红素 16.2 μmol/L,前白蛋白 45 mg/L,甲胎蛋白 23.3 ng/mL,乙型肝炎表面抗原 2 656.82 IU/mL,乙型肝炎病毒 e 抗原 357.33 PeiU/mL,乙型肝炎病毒的脱氧核糖核酸(HBV-DNA)高敏感度检测 $2.2×10^7$ IU/mL。腹部彩超:①肝实质呈肝硬化样回声改变;②胆囊壁水肿;③门静脉系增宽;④胰腺体积增大并回声增粗;⑤脾大;⑥腹水。当地医院给予保肝、利尿相关治疗,症状缓解不明显。今为求进一步诊治,门诊以"乙型肝炎肝硬化腹水"为诊断收入院。自发病以来,精神、食欲欠佳,睡眠一般,大小便正常,体重近 20 d 余较前减轻 6 kg。

(四)既往史

既往体健,无高血压、心脏疾病病史,无糖尿病、脑血管疾病病史,无肝炎、结核、疟疾传染病史,预防接种史随社会计划免疫接种,无手术、外伤、输血史,无食物、药物过敏史。

（五）个人史及家族史

生于原籍,久居本地,无疫区、疫情、疫水接触史。无牧区、矿山、高氟区、低碘区居住史,无化学性物质、放射性物质、有毒物质接触史,无吸毒史,饮酒史20年余,每周500 mL,无吸烟史,否认冶游史。父母、1哥、2子健康状况良好,无与患者类似疾病,无家族性遗传病史。

（六）辅助检查

1. 实验室检查

（1）血常规　红细胞计数 3.5×10^{12}/L;白细胞计数 3.85×10^{9}/L;血小板计数 64×10^{9}/L。

（2）炎症指标　降钙素原（PCT）0.183 ng/mL;C反应蛋白25.26 mg/L;红细胞沉降率11.00 mm/h。

（3）肝肾功能、电解质　天冬氨酸转氨酶43 U/L;白蛋白30.9 g/L;前白蛋白63 mg/L,尿酸192 μmol/L;直接胆红素13.10 μmol/L;钾3.86 mmol/L;钠138 mmol/L。

（4）血氨　45 μmol/L。

（5）血凝试验　凝血酶原时间15.7 s;凝血酶原时间活动度63%;D-二聚体3.27 mg/L。

（6）粪便常规　大便颜色:棕黄色。

（7）血培养及鉴定　培养5 d无细菌生长。

（8）上腹部彩超及胸、腹水检查　患者坐位经背部探查:双侧胸腔未见明显不规则液性暗区。平卧位腹腔探查:下腹腔肠间隙较深处约23 mm。提示腹水。

（9）上腹部增强CT　肝硬化、脾大、门静脉高压、食管-胃底静脉曲张（图1-12）。

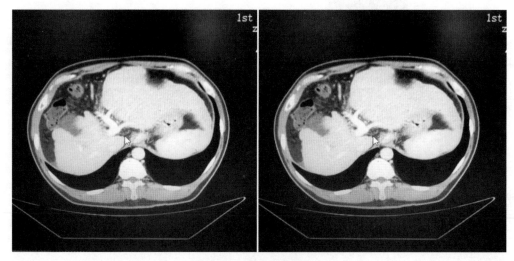

图1-12　上腹部增强CT

（10）消化内镜无痛电子胃镜　食管静脉曲张（重度）、胃底静脉曲张（轻度）、糜烂性胃炎。

（七）诊疗过程

患者入院后,完善相关检查,给予患者二级护理,低盐低脂饮食,每日监测腹围,记录24 h尿量。给予患者保肝、利尿、抗感染及对症支持治疗。择期行消化道内镜无痛电子胃镜检查,明确患者食管-胃底静脉曲张情况,有无消化道出血风险。经积极治疗和护理,患者恢复良好,做好健康教育并办理出院,嘱患者定期门诊复查。

二、护理经过

(一)入院程序

1. 护理评估

(1)病史

1)一般情况与目前病情:患者男性,43岁,身高173 cm,体重81 kg,处于肝硬化失代偿期,神志清楚,精神一般,全身皮肤、黏膜完整,无黄染,睡眠一般,食欲减退,大小便正常,腹部膨隆,可见肝掌、蜘蛛痣,双下肢水肿,体重近20 d余较前减轻6 kg。

2)既往史:既往体健,无高血压、心脏疾病病史,无糖尿病、脑血管疾病病史,无肝炎、结核、疟疾传染病史,预防接种史随社会计划免疫接种,无手术、外伤、输血史,无食物、药物过敏史。

3)生活史及家族史:生于原籍,久居本地,有长期饮酒史。

(2)身体状况　神志清,精神一般。肝硬化,脾大,门静脉高压,食管-胃底静脉曲张,腹水。

(3)辅助检查　辅助检查无特殊变化。

(4)心理-社会状况　肝硬化为慢性过程,患者既往未规律体检,初次发病,有焦虑情绪,对疾病缺乏相关知识。

思维引导

患者发现乙型肝炎20 d余,既往未规律体检,依据辅助检查结果及问诊,明确诊断,患者为乙型肝炎肝硬化失代偿期,出现腹水及食管-胃底静脉曲张。进一步完善相关检查,评估患者肝脏功能,为进一步治疗和护理提供依据。患者为中年男性,对乙型肝炎肝硬化失代偿相关知识缺乏,肝硬化为慢性过程,患者心理压力较大。

2. 护理诊断/护理问题

(1)营养失调:低于机体需要量　与肝功能减退、门静脉高压引起食欲减退、消化和吸收障碍有关。

(2)焦虑　与疾病久治不愈有关。

(3)知识缺乏　缺乏疾病治疗、用药知识。

3. 护理目标　①患者能描述营养不良的原因,遵循饮食计划,保证各种营养物质的摄入。②减轻患者的焦虑情绪,提高治疗依从性。③了解疾病相关知识,知晓自我护理内容。

4. 护理措施

(1)营养失调:低于机体需要量　既保证饮食营养又遵守必要的饮食限制是改善肝功能、延缓病情进展的基本措施。应摄入以碳水化合物为主的易消化饮食,严禁饮酒,适当摄入脂肪,动物脂肪不宜过多摄入。

1)蛋白质:蛋白质是肝细胞修复和维持血浆白蛋白水平的重要物质基础,应保证其摄入量,每天摄入量1.2~1.5 g/kg,来源以豆制品、鸡蛋、牛奶、鱼、鸡肉、瘦猪肉为主。血氨升高时应限制或禁食蛋白质。

2)维生素:新鲜蔬菜和水果含有丰富维生素,如西红柿、柑橘等富含维生素C,日常食用以保证维生素的摄取。

3)限制钠和水的摄入:有腹水者应限制摄入钠80~120 mmol/d(盐4~6 g/d);进水量1 000 mL/d以内。向患者介绍各种食物的成分,例如,高钠食物有咸肉、酱菜、酱油、罐头食品、含钠味精等,应尽量少食用;含钠较少的食物有粮谷类、瓜茄类、水果等。评估患者有无不良的饮食习惯而加重水钠潴留,切实控制钠和水的摄入量。限钠饮食常使患者感到食物寡淡无味,可适量添加柠檬汁、食醋等,改善食品的调味,以增加食欲。

4)避免损伤曲张静脉:食管-胃底曲张静脉管壁薄弱,缺乏弹性收缩,一旦损伤难以止血,死亡率高,应食用菜泥、肉末、软食,进食时细嚼慢咽,咽下的食团宜小且外表光滑,切勿混入硬屑、鱼刺、甲壳等坚硬、粗糙的食物,以防损伤曲张的静脉导致出血。

5)营养支持:遵医嘱给予患者静脉补充营养,如高渗葡萄糖溶液、复方氨基酸、白蛋白。

6)营养监测:经常评估患者的饮食和营养状态,包括每天的食品和进食量,体重和实验室检查有关指标的变化。

(2)焦虑　日常护理工作中多关注患者的需求,尽量满足患者的合理要求,建立良好的心理状态,平和地面对日常治疗及护理,减少患者恐惧情绪,树立自信心,战胜病魔。

(3)知识缺乏　责任护士将健康教育贯穿患者的住院过程,包括疾病知识、药物宣教及各项治疗的作用及目的,向患者家属宣教护理知识,共同对抗疾病。

思维引导

患者入院第4天,在完善相关检查后,在局麻下行"消化内镜无痛电子胃镜(图1-13)",术前向患者详细介绍检查的目的、方法,如何配合及可能出现的不适,消除患者紧张情绪,能主动配合检查。再次询问患者病史,以排除检查禁忌证。检查前禁食6~8 h。术后患者神志清,精神可,心理平静,未诉咽痛、腹胀等不适。术后因患者咽喉部麻醉作用尚未消退,嘱其不要吞咽唾液,以免呛咳。麻醉作用消失后,可先少量饮水,如无呛咳可进饮食。当天饮食以流质、半流质为宜,以减少食物对胃黏膜创面的摩擦,造成出血。

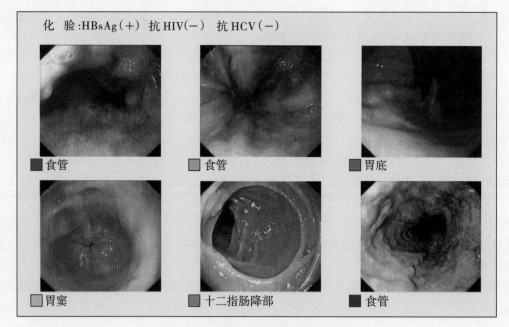

化　验:HBsAg(+)　抗HIV(-)　抗HCV(-)

█食管　　■食管　　■胃底

█胃窦　　■十二指肠降部　　■食管

图1-13　消化内镜无痛电子胃镜检查

患者乙型肝炎肝硬化失代偿期伴腹水,对患者进行全身评估,重点关注患者肝硬化失代偿期典型体征——腹水的消长情况,教会患者准确测量体重方法,关注患者体重下降情况,每天测量患者腹围。结合患者消化道内镜无痛电子胃镜结果,评估有无上消化道出血风险,为患者制订饮食计划,控制腹水,防止并发症发生。

5.护理评价　入院第7天,患者体温正常,双下肢水肿症状明显改善,腹部较前平软;患者遵循制定的饮食计划,体重平稳下降,腹围减小,腹水减少,食欲较前好转;患者能说出疾病康复保健相关的知识,焦虑明显改善;能叙述肝硬化失代偿期主要表现,能识别肝性脑病及消化道出血早期症状,未发生肝性脑病及消化道出血。

(二)住院过程

1.护理评估　根据诊疗计划及评估,为患者制订护理计划及护理措施,在实施过程中及时观察效果并根据患者病情变化及时调整。

2.护理诊断/护理问题

(1)体液过多　与肝功能减退、门静脉高压引起钠水潴留有关。

(2)体温过高　与感染有关。

(3)有感染的危险　与机体抵抗力低下、门静脉侧支循环开放等因素有关。

(4)潜在并发症　消化道出血、肝性脑病。

3.护理目标　①患者能叙述腹水和水肿的主要原因,腹水和水肿有所减轻或基本控制,身体舒适感增加。②患者体温能得到有效控制,逐渐降至正常范围。③患者知晓与感染有关的危险因素和需要的预防知识,无感染发生。④患者未发生潜在并发症,如肝性脑病、消化道出血,并能在日常生活中预防和识别早期症状,及时复诊。

4.护理措施

(1)体液过多　平卧位有利于增加肝、肾血流量,改善肝细胞的营养,提高肾小球滤过率,故应多卧床休息。可抬高下肢,以减轻水肿。避免腹内压骤增:大量腹水时,应避免使腹内压突然剧增的因素,如剧烈咳嗽、打喷嚏等,保持大便通畅,避免用力排便。观察腹水和下肢水肿的消长,准确记录出入水量,测量腹围、体重,并教会患者正确的测量和记录方法。使用利尿药时应特别注意维持水、电解质和酸碱平衡。

(2)体温过高　加强病情观察,观察生命体征,定时测体温,体温升高可选用物理降温或遵医嘱药物降温,体温下降期,注意观察患者体温变化,防止出现虚脱或休克现象。保持患者舒适,鼓励患者多饮水,给予及时更换衣服及床单,保持皮肤及口腔清洁。

(3)有感染的危险　口服抗病毒药物需长期服用,勿擅自调整剂量或自行停药,并定期复查。指导患者加强营养和休息,增强机体抵抗力,避免劳累、受凉等诱发因素。

(4)潜在并发症　消化道出血、肝性脑病。监测血清电解质和酸碱度的变化,以及时发现并纠正水、电解质、酸碱平衡紊乱,防止消化道出血、肝性脑病的发生。

思维引导

患者乙型肝炎肝硬化失代偿期,应用利尿剂以控制腹水,监测患者体重下降程度,体重以每天减轻0.5 kg为宜,准确记录患者24 h尿量,避免尿量过多引起水、电解质失衡,同时定期复查肝肾功能及电解质。经过治疗患者体重由入院时81 kg下降至76 kg,腹围由97 cm减少至92 cm,尿量1 500～2 000 mL/d,双下肢水肿消退,体温稳定。肝硬化失代偿期为慢性过程且病程不可逆,指导患者规律服用口服抗病毒药物,强调定时复查的重要性,预防并发症,在日常生活中避免疾病诱发因素,如饮酒、感染、劳累等,提高患者生活质量。

5.护理评价　①患者能陈述减轻水钠潴留的有关措施,正确测量和记录尿量、腹围和体重,腹水和皮下水肿及其引起的身体不适有所减轻。②患者能自己选择符合饮食治疗计划的食物,保证每天所需热量、蛋白质、维生素等营养成分的摄入。③患者能规律服用口服抗病毒药物,能认识到定时复查的重要性,预防并发症,提高生活质量。④患者能识别肝性脑病早期症状,消化道出血症状。

(三)健康教育

1.疾病知识指导　肝硬化为慢性过程,护士应帮助患者和家属掌握本病的有关知识和自我护理方法,并发症的预防和早期发现,分析和消除不利于患者和家庭应对的各种因素,把治疗计划落实到日常生活中。①心理调适:患者应注意情绪的调节和稳定,在安排好治疗、身体调理的同时,勿过多忧虑病情,遇事豁达开朗,树立治病信心,保持愉快心情。②饮食调理:切实遵循饮食治疗原则和计划,禁酒。③预防感染:注意保暖和个人卫生。

2.休息与活动　肝硬化失代偿期患者以卧床休息为主,但过多的躺卧易引起消化不良、情绪不佳,故应视病情适量活动,活动量以不加重疲劳感和其他症状为宜。指导患者应睡眠充足,生活起居规律。

3.用药指导与病情监测　按医生处方用药,加用药物需征得医生同意,以免服药不当而加重肝脏负担和肝功能损害。应向患者详细介绍所用药物的名称、剂量、给药时间和方法,教会其观察药物疗效和不良反应。服用利尿药者,应记录尿量,出现软弱无力、心悸等症状,提示低钠血症、低钾血症,应及时就医。定期门诊随访。

4.照顾者指导　指导家属理解和关心,给予精神支持和生活照顾。细心观察、及早识别病情变化,例如当患者出现性格、行为改变等可能为肝性脑病的前驱症状时,或消化道出血等其他并发症时,应及时就诊。

三、思考与讨论

乙型肝炎肝硬化失代偿期为慢性过程,住院治疗和日常的自我监测和管理同样重要。向患者提供疾病相关知识及用药指导,强调日常自我管理的重要性,保持良好生活习惯,戒烟禁酒,保持良好的情绪状态,教会患者如何做好日常生活的自我检测与管理尤为重要。应注意饮食的合理性和多样性,患者有食管–胃底静脉曲张,应避免进食坚硬、粗糙、多渣食物,多进食新鲜蔬菜水果,保持大便通畅。教会患者及家属日常监测体重及尿量的方法,关注体重及尿量变化,避免疾病诱发因素,学会识别肝性脑病前驱期和消化道出血症状,患者出现性格、行为改变等肝性脑病前驱症状或黑便、血便等消化道出血症状时,应及时就诊。

四、练习题

1.肝硬化常见病因有哪些?
2.肝硬化失代偿期的主要临床表现有哪些?
3.如何预防肝硬化并发症如肝性脑病、消化道出血?

五、推荐阅读

[1]尤黎明,吴瑛.内科护理学[M].7版.北京:人民卫生出版社,2022.
[2]李兰娟,王宇明.感染病学[M].3版.北京:人民卫生出版社,2015.
[3]徐小元,段钟平.传染病学[M].4版.北京:北京大学医学出版社,2018.
[4]陈璇.传染病护理学[M].3版.北京:人民卫生出版社,2021.

案例 7 心力衰竭的护理

一、病历资料

（一）一般资料

患者，男性，51 岁，汉族，无业。

（二）主诉

间断胸闷、气短 14 年，加重 15 d。

（三）现病史

患者自诉于 14 年前无明显诱因出现胸闷、气短伴全身乏力、大汗，持续不能缓解，夜间不能平卧，否认胸痛、头晕、黑矇、咳血等症状，在院治疗给予利尿、扩血管、控制心率、抑制心室重塑等对症治疗，患者上诉症状缓解后出院。出院后规律服用药物。近 15 d 前，患者无明显诱因再次出现胸闷、气短，持续时间不等，不能自行缓解，伴全身乏力、大汗、夜间不能平卧。以"慢性心力衰竭急性发作、扩张型心肌病、高血压 3 期、心功能 Ⅳ 级"收治入院。患者神志清，精神差，睡眠欠佳。

（四）既往史

高血压病史 15 年，否认糖尿病，2022 年行痔疮手术，无外伤及输血史，无药物过敏史。

（五）个人史及家族史

高中学历，目前待业，已婚，配偶体健，父亲已故，死于冠心病。兄弟姐妹 3 人，均有高血压病史。

（六）辅助检查

1. 实验室检查 脑利尿钠肽前体前体 7 379.14 pg/mL。

2. 心脏彩超 全心增大，升主动脉增宽，肺动脉增宽，左室收缩功能降低，二尖瓣中度反流，三尖瓣少量反流，主动脉瓣少量反流，少量心包积液。

3. 肺 CT 两肺散在炎症，心影增大，冠状动脉及主动脉壁钙化，心包积液，两侧胸腔积液。

（七）诊疗过程

患者入院后完善相关检查：心电图、肝肾功能、电解质、凝血、心肌酶、脑利尿钠肽前体、大便常规，给予利尿药物减轻心脏负荷，硝酸甘油注射液扩冠状动脉，去乙酰毛花苷注射液正性肌力治疗，抑制心室重塑等治疗。监测 24 h 出入量，动态复查相关实验室检查、心电图。

二、护理经过

（一）护理评估

1. 病史

（1）一般情况与目前病情 患者，男性，51 岁，身高 168 cm，体重 78 kg，神志清，精神差，语言表达清楚，既往有高血压病史，患者自诉于 14 年前无明显诱因出现胸闷、气短伴全身乏力、大汗，持续不能缓解，夜间不能平卧，否认胸痛、头晕、黑矇、咳血等症状，在院治疗给予利尿、扩血管、控制心率、抑制心室重塑等对症治疗，患者上诉症状缓解后出院。出院后规律服用药。15 d 前，患者无明显诱因出现胸闷、气短，持续时间不等，不能自行缓解，伴全身乏力、大汗、夜间不能平卧。患者食欲欠佳;排尿、排便、睡眠均正常;生活自理无缺陷,跌倒坠床评分中风险,压力性损伤无风险,静脉血栓栓塞症轻度风险。

(2)既往史　有高血压病史,无糖尿病、脑血管意外等基础疾病病史;无过敏史和外伤史。

(3)生活史与家族史　无吸烟、饮酒史;饮食方式无暴饮暴食、进食油腻饮食等;有高血压、冠心病等家族遗传倾向。

2.身体状况

(1)一般状态　生命体征,T 36.3 ℃,P 115 次/min,R 21 次/min,BP 139/109 mmHg。症状与体征,患者无心悸,有气短、胸闷等症状。患者自主体位。

(2)心肺　心前区无隆起,心尖搏动正常,其他部位无异常搏动。心尖搏动位置在左第 5 肋间锁骨中线内 1 cm。未触及震颤,未触及心包摩擦感,相对浊音界扩大,心音正常,心律齐,各瓣膜听诊区未闻及心脏杂音,未闻及奔马律,未闻及心包摩擦音。

3.辅助检查　无特殊变化。

4.心理-社会状况　患者及家属对疾病、治疗用药有一定了解,能够接受疾病和治疗。患者家庭关系和睦,社会支持较好。

思维引导

　　患者为中年男性,无明显原因出现胸闷、气短。心脏彩超:二尖瓣中度反流,三尖瓣少量反流,主动脉瓣少量反流。患者有胸闷、气短等症状,存在气体交换障碍问题。患者使用血管活性药物,可能发生头晕、体位性低血压,存在受伤的危险。患者乏力,存在活动无耐力情况。患者双下肢水肿,有体液过多的问题,静脉注射去乙酰毛花苷,有洋地黄类药物中毒的危险。护士应全面评估患者的病史、身体状况、辅助检查等,才能准确制订护理计划,随着患者病情的变化,护士应随时收集有关患者反应和病情变化的资料,以便对护理计划进行修改和补充。

(二)护理诊断/护理问题

1.气体交换障碍　与肺淤血、肺水肿及肺部感染有关。

2.体液过多　与心力衰竭导致体液潴留有关。

3.活动无耐力　与心排血量下降有关。

4.有受伤的危险　与使用血管活性药物引起的头晕、晕厥有关。

5.潜在并发症　洋地黄中毒。

(三)护理目标

①患者住院 3 d 后呼吸困难改善,胸闷、气短症状较前缓解。②能叙述并执行低盐饮食计划,水肿减轻或消失,皮肤完整,无压力性损伤。③能说出限制最大活动的指征,遵循活动计划,主诉活动耐力增加。④患者住院期间未因血管活性药物引发的头晕、晕厥受伤。⑤能叙述洋地黄中毒的表现,一旦中毒及时发现和控制。

(四)护理措施

1.气体交换受损　①活动与休息:患者半卧位休息,限制活动量。②给氧:给予患者持续鼻导管吸氧 2 L/min,以保护心脏功能。③用药:使用血管扩张剂,严格控制滴数,药物现用现配。④心理护理:减少心肌耗氧,减轻心脏负担,使患者安静、舒适。安慰鼓励患者,帮助树立战胜疾病的信心。家属给予积极支持。⑤饮食护理:给予易消化、富含维生素饮食,少量多餐,避免过饱;勿用力大便,必要时使用缓泻剂。⑥控制入量:控制液体入量,避免摄入液体、输入液体过多,加重肺淤血。

2.体液过多

(1)水肿的评估　注意观察水肿的消长情况,每日测量体重,准确记录24 h出入量,告知其重要性,取得患者配合。

(2)饮食护理　少食多餐,选用低脂低盐、富含维生素、易消化、不易产气的食物。限制钠盐的摄入,每日<2 g/d。限制含钠量高的食品如腌熏制品、香肠、罐头食品、海产品、苏打饼干等,可用糖、代糖、醋等调味品增进食欲。

(3)使用利尿剂的护理　遵医嘱正确使用利尿剂,注意观察药物不良反应,利尿剂的应用时间选择早晨或日间为宜,避免夜间排尿过频而影响患者休息。

(4)出入量管理　每天摄入液体量一般宜在1 500 mL以内,不超过2 000 mL,保持每天出入量负平衡约500 mL,严重肺水肿者负平衡为1 000~2 000 mL/d,以减少水钠潴留,缓解症状。

3.活动无耐力

(1)体力活动及休息原则　①Ⅰ级:不限制一般的体力活动,积极参加体育锻炼,但必须避免剧烈运动和重体力劳动。②Ⅱ级:适当限制体力活动,增加午睡时间,强调下午多休息,可不影响轻体力工作和家务劳动。③Ⅲ级:严格限制一般的体力活动,每天有充分的休息时间,但日常生活可以自理或在他人协助下自理。④Ⅳ级:绝对卧床休息,取舒适体位,生活由他人照顾,待病情好转后活动量逐渐增加。

(2)鼓励患者参与设计活动计划　调节其心理状况,增加患者活动的动机和兴趣。

(3)逐渐增加活动量　活动时监测患者心率、呼吸、面色,发现异常立即停止活动,报告医生。

(4)其他　①让患者了解活动无耐力的原因及限制活动的必要性,避免使心脏负荷突然增加的因素。②指导患者卧床肢体活动方法,防止静脉血栓形成。

4.有受伤的危险

(1)给予安全指导　嘱患者避免剧烈活动、情绪激动或紧张,缓慢变动体位,保持大便通畅,若出现头晕等症状立即平卧,以免跌倒。使用床档保护,协助给予患者生活护理。

(2)用药　遵医嘱给予治疗,患者心率过快或出现不适时给予微量泵泵入或口服抗心律失常药物治疗。

5.潜在并发症　洋地黄中毒。

(1)洋地黄药物的毒性反应　胃肠道反应最早出现,有食欲减退、恶心呕吐;神经系统毒性反应表现为头痛、忧郁、视力模糊、黄绿视;心脏毒性反应表现为各种类型的心律失常,以室性心律失常尤其是室性早搏最为常见。

(2)预防洋地黄中毒　①静脉注射:去乙酰毛花苷稀释后缓慢静脉注射,一般需10~15 min。②用药前评估:测量心率,测量时间≥1 min。③补钾:与排钾利尿剂同时应用时注意补钾。④配伍:洋地黄与钙剂避免同时应用,如有必要至少应间隔4 h;与维生素C合用需间隔10 min。

(3)洋地黄中毒的处理　立即停用洋地黄,补充钾盐和停用排钾利尿药,纠正心律失常;严禁使用电复律,因易导致心室颤动。

(五)护理评价

①患者入院后经过治疗,第2天晨间感胸闷、气短症状较前缓解,可平卧位休息。②患者住院期间知晓床上活动注意事项,掌握预防跌倒坠床相关措施。③患者能完成日常活动,无胸闷、气短等不适,知晓活动时注意事项。④患者水肿消退,出入量大体平衡。⑤患者未发生洋地黄类药物中毒表现。

(六)健康教育

1. **积极治疗原发病和诱因** 指导患者积极干预各种危险因素,避免可增加心力衰竭的危险行为,如吸烟、饮酒。避免各种诱发因素如呼吸道感染、过度劳累、情绪激动等。

2. **注意饮食** 低盐低脂饮食,宜消化,富营养,每餐不宜过饱。

3. **合理安排活动与休息** 运动锻炼可以减少神经激素系统的激活和延缓心室重塑的过程,对减缓心力衰竭患者自然病程有利,是一种能改善患者临床症状的辅助治疗手段。所有稳定性慢性心力衰竭并且能够参加体力适应计划者,都应当考虑运动锻炼。运动前应进行医学与运动评估,根据心肺功能试验制订个体化运动处方,运动方式以有氧运动为主,运动过程中做好监测,随时调整运动量。

4. **坚持遵医嘱用药** 告知患者药物的名称、剂量、用法、作用与不良反应。掌握自我调整基本治疗药物的方法。每天监测体重,若 3 d 内体重增加 2 kg 以上,应考虑已经有水钠潴留,需要利尿或加大利尿药剂量;根据心率和血压调整 β 受体阻滞剂、血管紧张素转化酶抑制剂或血管紧张素 II 受体阻滞剂的剂量。

5. **教育家属给予积极支持** 教育家属给予患者积极的支持,帮助树立战胜疾病的信心,保持情绪稳定,积极配合治疗。必要时教会主要照顾者掌握心肺复苏技术。

6. **随访** 患者一般 1~2 个月随访 1 次,病情加重(疲乏加重、水肿再现或加重、静息心率增加 ≥15~20 次/min、活动后气急加重等)时及时就诊。

三、思考与讨论

患者以"间断胸闷、气短 14 年,加重 15 d"为主诉,以"慢性心力衰竭急性发作、扩张型心肌病、高血压 3 级、心功能 IV 级"为诊断入院。入院后对患者进行全面评估,详细了解患者一般情况、病情、辅助检查及病情观察要点等,有针对性制订护理计划和护理措施。住院期间给予患者扩张冠状动脉、降低心肌耗氧、利尿、抑制心室重塑药物治疗,根据患者病情及治疗措施变化,随时做好护理评估,调整护理计划和措施,实施个体化优质护理。因患者缺乏疾病相关知识,活动后曾出现心前区不适,医护人员应对该患者及家属做好健康教育,使其掌握疾病护理相关知识,及时观察病情,如神志、心率、血压等,避免类似情况发生。

慢性心力衰竭是大多数心血管疾病患者的最终归宿,也是最主要的死亡原因。因此,做好慢性心力衰竭患者的护理极为重要。慢性心力衰竭是一种慢性疾病,常需要患者反复住院治疗,这不但增加了患者家庭的经济负担;而且由于患者体力活动受限,生活上也需要他人照顾,再加上患者对自身疾病的担忧会使其陷入绝望、焦虑不安的情绪中,影响患者的休息和对治疗的依从性,从而影响治疗的效果。因此,医护人员应该帮助患者战胜恐惧的心理和树立战胜疾病的信心,取得患者的信任,让其积极配合治疗,提高患者的主观能动性,进而提高治疗效果。

四、练习题

1. 美国纽约心脏病协会(NYHA)的心功能分级依据及特点是什么?

2. 洋地黄类药物中毒表现及处理措施有哪些?

五、推荐阅读

南桂英,章正福. 内科护理学[M]. 北京:人民卫生出版社,2019.

第二章　外科护理学

知识拓展

案例 8　二尖瓣狭窄伴关闭不全的护理

一、病历资料

（一）一般资料

患者,男性,62 岁,汉族,农民。

（二）主诉

间断活动后胸闷 1 月余,加重 2 d。

（三）现病史

患者 1 个月前体力劳动后出现胸闷,心悸,伴咳嗽,咯鲜血两次,量约 20 mL,咳嗽以干咳为主,痰液少,在当地医院查彩超:二尖瓣中度狭窄并中度反流,主动脉瓣轻度反流,三尖瓣轻度反流,左心房明显扩大。予以药物治疗,症状稍缓解后出院,近 2 d 来自感胸闷,呼吸困难,明显加重,咳嗽咳痰。入院诊断:①风湿性心脏病;②二尖瓣狭窄伴关闭不全;③心力衰竭。发病以来,神智清,精神差,睡眠可,食欲减退,大、小便正常,体重无减轻。

（四）既往史

无高血压、心脏疾病病史,无糖尿病、脑血管疾病病史,无手术、输血史,无食物、药物过敏史。

（五）个人史及家族史

有吸烟史,无酗酒史;已婚育,夫妻关系和睦,爱人体健。父亲因"冠心病"去世。

（六）辅助检查

1. 实验室检查　BNP 893.27 pg/mL,肌钙蛋白 I 0.013 μg/L。
2. 心电图　左心房肥大。
3. 心脏彩超　二尖瓣重度狭窄并轻度关闭不全,左房增大,左室舒张功能减低。
4. 肺功能　肺通气功能正常,肺弥散功能轻度降低。

（七）诊疗过程

患者入院后完善相关检查,包括血常规、肝肾功能、凝血功能、血脂、血糖、传染病筛查、心肌酶、大小便常规、胸部 CT、肺功能、彩超及冠状动脉造影等。给予强心、利尿、扩血管、营养心肌等药物治疗。入院后第 5 天患者在全麻下行"微创二尖瓣生物瓣置换术(保留瓣下结构)与心脏表面临时起搏器安置术",手术过程顺利,术后予以重症监护、呼吸机辅助呼吸、心功能支持、降低肺动脉压力、维持内环境稳定、营养心肌、抗感染等治疗。伤口愈合良好,一般情况可,做好健康教育并在术后第6天办理出院,嘱患者定期门诊复诊。

二、护理经过

(一)术前护理

1. 护理评估

(1)病史

1)一般情况与目前病情:患者男性,62 岁,身高 175 cm,体重 70 kg;神志清,精神可,正常面容,语言表达清楚;患者1个月前体力劳动后出现胸闷,心悸,伴咳嗽,咯鲜血两次,痰液少。在当地医院查彩超示二尖瓣中度狭窄并中度反流,主动脉瓣轻度反流,三尖瓣轻度反流,左心房明显扩大。予以药物治疗,症状稍缓解后出院,近2 d 来无诱因出现胸闷,呼吸困难,明显加重,咳嗽咳痰,近期未服用药物。患者食欲减退;排尿、排便、睡眠均正常;自理能力无须依赖;跌倒风险评估为低度,压力性损伤无风险,静脉血栓栓塞症轻度风险。

2)既往史:无高血压、糖尿病、脑血管意外等基础疾病;无过敏史、手术史和外伤史;无出血性疾病和出凝血系统异常。

3)生活史与家族史:有吸烟史,日吸烟量 50 支;无饮酒史;无心脏疾病家族史。

(2)身体状况

1)一般状态:①生命体征,T 36.5 ℃,P 80 次/min,R 20 次/min,BP 105/65 mmHg。②症状与体征,患者无心悸、气短、呼吸困难等症状。③体位,患者自主体位。

2)心肺:双肺呼吸音粗,双肺可闻及弥漫性湿啰音,心尖区无异常搏动,未触及震颤和心包摩擦感,心界左扩大,心率80 次/min,律不齐,心房颤动,二尖瓣听诊区可闻及收缩期吹风样杂音和舒张期隆隆样杂音,心尖抬举性搏动,心浊音界正常。

(3)辅助检查　无特殊变化。

(4)心理-社会状况　患者及家属对疾病、治疗方案、手术风险、术前配合、术后康复和预后知识有一定了解,能够接受疾病和手术。患者家庭关系和睦,经济收入稳定,社会支持较好。

思维引导

　　患者为老年男性,体力劳动后出现胸闷,心悸,伴咳嗽,咯血,呈肺部淤血表现。二尖瓣听诊区可闻及收缩期吹风样杂音和舒张期隆隆样杂音,心脏彩超发现二尖瓣重度狭窄并轻度关闭不全,左心房增大,左心室舒张功能减低。符合二尖瓣狭窄并关闭不全的诊断。患者有肺淤血、心力衰竭表现,存在心排血量减少。患者有胸闷,伴咳嗽等症状,存在气体交换障碍问题。患者有心房颤动,存在受伤的危险。护士应全面评估患者的病史、身体状况、辅助检查等,才能准确制订护理计划,随着患者病情的变化,护士应随时收集有关患者反应和病情变化的资料,以便对护理计划进行修改和补充。

---

2. 护理诊断/护理问题

(1)体液不足　与心脏瓣膜结构器质性损伤有关。

(2)气体交换障碍　与肺淤血、肺水肿及肺部感染有关。

(3)有受伤的危险　与心律失常引起的头晕、晕厥有关。

(4)潜在并发症　心力衰竭。

(5)潜在并发症　栓塞。

3. 护理目标　①患者 3 d 后心功能较前恢复,血压维持在 110/70 mmHg 以上。②患者 3 d 后未再诉活动后胸闷,听诊肺部湿啰音减少或消失。③患者住院期间未受伤。④患者住院期间未发生心力衰竭。⑤患者住院期间未发生栓塞。

4. 护理措施

(1)体液不足　①多休息,少活动,保证充足的睡眠。保持病室安静、整洁,有利于患者休息,适当开窗通风,每次 15~30 min,但注意避免受凉,患者应衣着宽松,盖被轻软,以减轻憋闷感。②遵医嘱应用强心、利尿药物,包括持续微量泵泵入米力农,静脉注射呋塞米,口服呋塞米、螺内酯等,准确记录 24 h 尿量。③给予心电监护,观察心律、心率的变化,定时监测血压,维持血压在 90/60 mmHg 以上,必要时应用升压药。④控制输液速度和输液量,避免输液过快、过量加重心脏负担。

(2)气体交换障碍

1)氧疗:给予患者持续鼻导管吸氧 3 L/min,以保护心脏功能。

2)控制液体入量,避免摄入液体、输入液体过多,加重肺淤血。

3)病情监测:密切观察呼吸困难有无改善,听诊肺部湿啰音是否减少,监测血氧饱和度、血气分析结果是否正常等,维持血氧饱和度在 95% 以上。

4)心理护理:与家属一起安慰鼓励患者,帮助树立战胜疾病的信心,稳定患者情绪,以降低交感神经兴奋性,有利于减轻呼吸困难。

(3)有受伤的危险　①给予安全指导,嘱患者避免剧烈活动、情绪激动或紧张,缓慢变动体位,保持大便通畅,若出现头晕等症状立即平卧,以免跌倒。②嘱家属 24 h 陪伴,使用床档保护,给予患者生活护理。③遵医嘱给予治疗,患者心率过快或出现不适时给予微量泵泵入或口服胺碘酮。

(4)潜在并发症　心力衰竭。

1)避免诱因:积极预防和控制感染,纠正心律失常,避免劳累和情绪激动等诱因,以免发生心力衰竭。

2)心力衰竭的观察与护理:监测生命体征,评估患者有无呼吸困难、乏力、食欲减退、少尿等症状,检查有无肺部湿啰音、肝大、下肢水肿等体征。一旦发生则按心力衰竭进行护理。

(5)潜在并发症　栓塞。

1)评估栓塞的危险因素:患者有心房颤动,且活动减少,易产生血栓;关注患者的彩超结果,注意有无心房、心室扩大及附壁血栓。

2)休息与活动:病情允许时鼓励并协助患者在床上翻身、活动下肢及用温水泡脚或适度下床活动,防止下肢深静脉血栓形成。

3)遵医嘱用药:遵医嘱应用抗心律失常、抗血小板聚集的药物,预防附壁血栓形成和栓塞。

4)栓塞的观察与处理:密切观察有无栓塞征象,一旦发生,立即报告医生,给予抗凝或溶栓等处理。

5. 护理评价　经过治疗与护理,患者 3 d 后心功能较前恢复,血压为 115/72 mmHg;患者 3 d 后未再诉活动后胸闷,听诊肺部湿啰音减少或消失;患者住院期间未受伤,未发生心力衰竭和栓塞。

(二)术后护理

1. 护理评估

(1)术中情况　患者在全麻下行"微创二尖瓣置换术(心脏),心脏表面临时起搏器安置术",术前半小时应用头孢唑林钠 2 g,手术时间 5 h,体外循环时间 1.5 h,自体血 500 mL,补液 2 100 mL,术毕返回心外监护室。

思维引导

患者术前最重要的治疗是纠正心肺功能,避免并发症,保证患者安全。患者因二尖瓣狭窄,左心房射血困难,导致左心房压力升高,使肺静脉和肺毛细血管压力相继增高,导致肺顺应性降低,出现气体交换障碍。术前给予患者持续氧气吸入,患者胸闷症状明显改善,此外,给予患者2次/d雾化吸入,吹气球、深呼吸等锻炼肺功能。由于左心房压和肺静脉压升高,引起肺小动脉反应性收缩,最终导致肺动脉压力增高。重度肺动脉高压使右心室后负荷增加,右心室扩张肥厚,导致右心衰竭,患者出现心排血量减少。术前经过强心、利尿、升压等药物应用,心房颤动得到有效控制,血压较前升高,心功能得到明显改善。因可采用微创二尖瓣置换术,患者焦虑和恐惧心理得到有效缓解,能够积极配合治疗。

(2)身体状况

1)生命体征及意识:T 37.2 ℃,P 86 次/min,律齐,R 21 次/min,BP 120/78 mmHg,SpO$_2$ 99%。患者全麻未清醒,查双侧瞳孔等大等圆,直径约2 mm,对光反应迟钝。

2)循环功能:心电监护示起搏心律,起搏器100 次/min,皮肤温度较凉,给予补液和保暖。

3)呼吸功能:经口气管插管接呼吸机辅助呼吸,插管距门齿约24 cm,听诊双肺呼吸音粗;血气分析结果,pH 7.276,PaCO$_2$ 53.70 mmHg,PaO$_2$ 256.0 mmHg,HCO$_3^-$ 22.40 mmol/L,碱剩余 −2.40 mmol/L,Hb 124.00 g/L,乳酸 2.10 mmol/L,钾 4.20 mmol/L,钠 143.00 mmol/L,钙 1.28 mmol/L,血糖 8.10 mmol/L。

4)伤口引流管情况:胸前术区无菌敷料覆盖完好,右侧胸部一根胸腔引流管,接胸腔闭式引流瓶通畅,引流出暗红色引流液。留置导尿管通畅,引流出淡黄色尿液。

5)其他:患者自理能力为重度依赖,跌倒、坠床为中度风险,深静脉血栓栓塞症评估为中度风险。

(3)心理-社会状况 患者未诉切口疼痛,能够积极配合治疗,社会支持良好。

思维引导

患者从手术室返回心外监护室,从与手术室人员交接开始,对患者进行全身评估,包括生命体征、各种管道、伤口敷料及全身皮肤等。详细了解患者术中情况,包括手术时间、体外循环时间、输液输血量、术中有无特殊情况等,结合患者术前评估结果,有侧重点地评估患者生命体征、身体状况及病情,如患者术后可能出现低心排出量综合征、出血、急性心脏压塞、血栓栓塞、瓣周漏等并发症,有针对性制订护理计划并随病情变化进行调整。

2.护理诊断/护理问题

(1)低效性呼吸型态 与手术、麻醉、人工辅助呼吸有关。

(2)潜在并发症 低心排出量综合征、出血、急性心脏压塞、血栓栓塞、瓣周漏。

3.护理目标 ①患者术后第4天恢复正常的气体交换功能,不吸入氧气,血氧饱和度维持在95%以上。②患者术后在住院期间未发生并发症,或并发症得到及时发现和处理。

4.护理措施

(1)低效性呼吸型态

1)妥善固定好气管插管:防止打折、移位或脱出。气管插管气囊不要过度充气,避免长时间压迫气管黏膜引起喉头充血、水肿或痉挛。

2）病情观察:观察呼吸、胸廓起伏、两侧呼吸音是否对称;观察呼吸机工作情况,定时监测血气分析,并根据血气分析结果随时调整呼吸机参数。

3）保持呼吸道通畅:及时清理呼吸道分泌物,吸痰时要注意呼吸、心率(律)、血压、血氧饱和度的变化及痰液的性质、颜色、量;吸痰前后给予患者纯氧吸入,每次在呼吸道内吸痰时间要<15 s,防止由急性缺氧引起的病情变化。

4）预防肺部并发症的发生:定时翻身、拍背,鼓励并指导拔除气管插管后的患者有效咳嗽、咳痰,患者痰液黏稠不易咳出时给予雾化吸入。

（2）潜在并发症　低心排出量综合征、出血、急性心脏压塞、血栓栓塞、瓣周漏。

1）低心排出量综合征:①观察要点,低心排出量综合征是二尖瓣置换术后的主要并发症,尿量是反应低心排出量的敏感指标,观察并记录每小时尿量及颜色,使尿量维持在 $1 \sim 2$ mL/(kg·h),同时记录 24 h 出入水量,若患者出现表情淡漠、意识差、末梢循环差、脉搏弱、四肢湿冷等现象,应考虑低心排出量综合征。②处理措施,补足有效循环血容量,应用多巴胺、肾上腺素及米力农等,增强心肌收缩力;应用临时心脏起搏器增加心率;同时应用小剂量血管扩张药物如硝普钠等扩张血管,减轻心脏前负荷,并定时复查血气。

2）出血:①观察要点,间断挤压引流管,观察并记录引流液的性状及量。若连续 3 h 出血量 200 mL 以上,且没有减少倾向,血压波动较大,应高度怀疑胸内出血可能。②处理措施,一旦发生明显的出血,应立即停用抗凝剂,严重出血者,应静脉注射维生素 K_1 20 mg,并针对出血灶采取相应的治疗措施。

3）急性心脏压塞:①观察要点,患者出现静脉压升高(中心静脉压≥25 cmH_2O,颈静脉怒张),心音遥远、心搏微弱,脉压小、动脉压降低的 Beck 三联征;引流量由多突然减少,挤压引流管有血凝块流出等。②处理措施,做好引流管护理,保持引流管通畅,观察并记录引流液的颜色、性状及量;监测中心静脉压,使其维持在 $5 \sim 12$ cmH_2O;严密观察病情,一旦出现心脏压塞的表现,及时通知医生处理。

4）血栓栓塞:①观察要点,血栓栓塞是二尖瓣置换严重的并发症,主要与抗凝不当、心房颤动、巨大左心房及左心功能下降有关。人造瓣膜上小血栓形成,可不影响瓣膜口面积或瓣叶的活动,血栓逐渐增大,可引起瓣膜口狭窄或瓣叶关闭不全,发生急性肺水肿,经超声诊断明确后,应急诊手术。血管栓塞以脑栓塞最为常见,冠状动脉、四肢血管、肾动脉及肠系膜动脉等也可发生。②处理措施,如血栓栓塞系抗凝剂用量不足引起,应调整药物的用量,以降低血栓栓塞的发生率。对反复出现血栓栓塞并表明与人造瓣膜有关者,应考虑重新换瓣。

5）瓣周漏:①观察要点,二尖瓣置换术后瓣周漏可表现为心尖部全收缩期杂音,有时呈喷射性,偶尔可无明显杂音,彩色多普勒超声心动图有助于明确诊断,必要时可行左室造影。②处理措施,瓣周漏患者如有心力衰竭症状、溶血或瓣周感染,应予手术治疗。手术时可直接修补,但大多数患者需重新换瓣。瓣周漏裂口较小,未产生临床症状的患者,一般可暂不手术。

思维引导

　　患者行微创二尖瓣置换术,更换的生物瓣。生物瓣的优点是中心性血流、血流动力学优于机械瓣、无须终身抗凝治疗。缺点则是耐久性差,会发生钙化毁损;年龄越小,生物瓣的钙化毁损速度越快;同时,生物瓣还具有无生长性、抗感染能力差等缺点,应告知患者术后注意事项,做好健康教育。此外,术后患者应用临时心脏起搏器,使心率维持到较高水平,注意妥善固定起搏器导线,保持起搏器有效工作。

5.护理评价　经过治疗与护理,患者术后第4天恢复正常的气体交换功能,不吸入氧气,血氧饱和度为98%;患者术后在住院期间未发生并发症。

(三)健康教育

1.遵医嘱用药　口服华法林2.5～5.0 mg,定期检查凝血酶原时间,调整药量,病情稳定后改半个月或1个月复查。在服用抗凝药物的过程中,要注意药物的剂量,准确定时服用并记录,合理饮食,避免短时间内进食含有大量维生素K的食物,减弱药物的抗凝作用。

2.严密观察出血情况　如牙龈出血、皮肤广泛发绀瘀斑等,如有上述情况,应及时减量或停药,及时到医院做有关检查,调整药物剂量。

3.饮食　以高热量、高蛋白、高维生素、易消化饮食为宜。

4.居住条件　尽可能改善居住环境中潮湿、阴暗等不良条件,保持室内空气流通,温暖、干燥、阳光充足,防止风湿活动。

5.锻炼　日常活动中适当锻炼,加强营养,提高机体抵抗力。注意防寒保暖,避免呼吸道感染,避免与上呼吸道感染的患者接触,一旦发生感染,应立即入院治疗。

6.合理安排休息和活动　避免重体力劳动和剧烈运动,家属应理解患者的病情并给予支持。

7.预防性应用抗生素　患者在拔牙、导尿、内窥镜检查等治疗前,应告诉医生自己的风湿性心脏病史,以便预防性应用抗生素,如扁桃体反复发炎,在风湿活动控制后2～4个月应手术摘除扁桃体。

8.复诊　嘱患者定期门诊复诊,出现不适随时就诊。

三、思考与讨论

患者以"间断活动后胸闷1月余,加重2 d"为主诉,以"①风湿性心脏病;②二尖瓣狭窄伴关闭不全;③心力衰竭"为诊断入院。本案例为心脏瓣膜病二尖瓣狭窄合并关闭不全,经积极综合治疗效果不佳,综合评价后患者在全麻下行微创二尖瓣置换术。心脏瓣膜置换术是治疗瓣膜性心脏病的首选治疗方案,其能显著改善患者的心功能,挽救患者生命。但瓣膜手术的成功并不代表瓣膜性心脏病治疗的结束。心脏瓣膜置换手术患者出院之后面临终身使用抗凝药物及康复治疗的问题。目前,患者对抗凝治疗的重要性和必要性缺乏认识,出院后患者的自我管理能力较差,这在一定程度上影响了手术治疗效果和患者出院后的生活质量。而延续性护理是将医院服务延伸至患者家庭的一种护理模式,使患者在家中也可接受持续的护理,对改善患者的院外生活质量具有积极效果,因此,对心脏瓣膜置换手术患者实施延续性护理尤为重要。

四、练习题

1.风湿性心脏瓣膜病的临床表现有哪些?

2.患者如何选择机械瓣和生物瓣?

3.生物瓣置换术后应用抗凝药物注意事项有哪些?

五、推荐阅读

[1]李乐之,路潜.外科护理学[M].6版.北京:人民卫生出版社,2017.

[2]何丽娟,武爱萍.外科护理查房案例分析[M].北京:中国医药科技出版社,2019.

[3]王涛,张华,蒙利萍,等.护理综合案例分析[M].北京:科学出版社,2019.

[4]张倩,王墨扬,吴永健,等.2021 ESC/EACTS心脏瓣膜病管理指南解读[J].中华心血管病杂志,2021,49(12):1256-1260.

[5]梁芳,韦靖,韦敏顿,等.心脏瓣膜置换术后患者早期活动实践及护理[J].中国实用护理杂志,2021,37(19):1502-1505.

案例 9 乳腺癌的护理

一、病历资料

(一)一般资料

患者,女性,52 岁,汉族,工人。

(二)主诉

发现右乳肿块 1 周。

(三)现病史

1 周前不定期检查发现右乳肿块,约花生粒大小,位于右乳上方,无局部红肿、发热、疼痛等特殊不适。至我院行彩超:①右侧乳腺实性结节(BI-RADS 分类 4b 类);②双侧乳腺囊性结节(BI-RADS 分类 2 类),门诊以"右乳肿块,高血压"为诊断收入院。发病以来,精神好,食欲正常,睡眠正常,大小便正常,体重无减轻。

(四)既往史

患者高血压 10 年,最高达 160/110 mmHg,目前服用降压药,血压控制在正常水平,无糖尿病病史,无肝炎、结核、疟疾传染病史,4 年前因左乳肿块于外院行手术治疗,具体手术名称不详。无食物、药物过敏史。

(五)个人及家族史

无吸烟、饮酒史;已婚,27 岁结婚;19$\frac{6—7}{30}$,末次月经 2022 年 7 月 16 日,月经周期规则,月经量中等,颜色正常,无血块,无痛经;孕 3 产 3,1 子 2 女,均顺产,均母乳喂养;父亲已故,母亲、1 兄 1 弟、1 姐、1 子 2 女健康状况良好,无与患者类似疾病,无家族性遗传病史。

(六)辅助检查

1. 乳腺彩超　①右侧乳腺实性结节(BI-RADS 分类 4b 类)。②双侧乳腺囊性结节(BI-RADS 分类 2 类)。

2. 乳腺 MRI　①右乳约 1 点钟方向异常信号,考虑 BI-RADS 分类 4b 类。②双侧乳腺增生。

3. 病理检查　局麻下行"右乳肿块切除术",病理回示右乳浸润性癌。

4. 动态心电图　偶发房性期前收缩,短阵性房性心动过速。

(七)诊疗过程

患者入院后完善相关检查,给予局麻下"右乳肿块切除术",明确病理诊断,确定手术方式及手术范围。完善术前准备,排除手术禁忌,在全麻下行"右乳腺癌保乳术+前哨淋巴结探查活检术、腋窝淋巴结清扫术+筋膜组织瓣成形术",于乳房及腋窝创腔低处各置引流管 1 根,术后严密观察切口敷料及引流液情况。经积极治疗和护理,患者恢复良好,做好健康教育并办理出院,嘱患者定期门诊复诊。

二、护理经过

(一)术前护理

1. 护理评估

(1)病史

1)一般情况与目前病情:患者女性,52 岁,身高 165 cm,体重 64 kg,神志清,精神可,自主体位,正常面容,表情自如,查体合作。患者 4 年前因左乳肿物于外院行手术治疗后定期复查,发现右乳肿块 1 周,患者既往有高血压病史,规律服用降压药物,跌倒风险评估为轻度,自理能力轻度依赖,压力性损伤无风险,静脉血栓栓塞症轻度风险。

2)既往史:同病历资料的既往史。

3)生活史与家族史:无吸烟、饮酒史;无家族遗传倾向。

(2)身体状况

1)一般状态:生命体征,T 36.6 ℃,P 76 次/min,R 19 次/min,BP 129/85 mmHg;神志清、精神可。

2)局部情况:查体双乳基本对称,双乳头居同一水平线,无内陷及湿疹样变。双乳皮肤无橘皮征、酒窝征。右乳内可触及一肿块。双腋下及双锁骨上下未触及肿大淋巴结。

(3)辅助检查　①实验室检查结果:无异常。②乳腺彩超结果:右侧乳腺实性结节,双侧乳腺囊性结节。③乳腺 MRI 结果:右乳约 1 点钟方向异常信号。

(4)心理-社会状况　患者文化水平不高,对疾病及手术的认知有限。因害怕手术、担心手术费用、担心疾病预后引起心理情绪变化;患者家属对患者情感上和经济上都给予绝对的支持。患者及家属对术后康复知识不了解。

思维引导

　　因该患者 4 年前有乳腺手术史,对疾病的治疗及预后均显示一定程度的焦虑,较多地询问医务人员关于疾病的情况,护士需要理解并安抚患者的情绪,耐心做好解释和健康教育。此外,为患者制订和实施护理措施前,需要提前和患者及家属沟通好,取得他们的理解和配合,才能让患者及家属更多参与到疾病护理中。

2. 护理诊断/护理问题　焦虑:与担心疾病进展、担心预后有关。

3. 护理目标　患者能说出疾病康复保健相关的知识,对手术及预后充满信心,主诉焦虑明显改善,积极配合治疗。

4. 护理措施　焦虑。①为患者创造安静的休息环境,做治疗或护理时,动作轻柔,尽量减少不良环境刺激。②向患者进行健康教育,为患者提供疾病相关知识,也可请术后已痊愈患者现身说法,帮助患者度过心理调适期,鼓励患者树立战胜疾病的信心。对患者家属进行心理辅导,给予患者理解、关心与支持。

5. 护理评价　通过治疗与护理,患者焦虑、恐惧缓解,情绪稳定。

(二)术后护理

1. 护理评估

(1)术中情况　患者在全麻下行"右乳腺癌保乳术+前哨淋巴结探查活检术、腋窝淋巴结清扫术+筋膜组织瓣成形术",术毕安返病房观察室,术中出血量少,未输血。

（2）身体状况

1）生命体征：T 36.8 ℃，P 76 次/min，R 19 次/min，BP 120/88 mmHg，SpO$_2$ 99%。患者自理能力为中度依赖，静脉血栓栓塞症风险为低危。

2）切口及引流管情况：患者全麻已清醒，呼吸平稳，切口敷料清洁干燥，胸带加压包扎固定好，松紧度适宜，右侧胸壁引流管两根，均接高负压引流瓶引流通畅，引流出暗红色血性液。右侧肢体皮温正常，皮肤颜色红润。

（3）心理-社会状况　患者情绪平稳，无紧张焦虑；对功能锻炼和早期活动配合。

思维引导

患者从手术室返回病房，从与手术室人员交接开始，对患者进行全身评估。结合术前评估结果，了解手术中情况，有侧重点地评估患者生命体征、身体状况及心理状态，如正确评估患者术后全麻清醒状态，密切关注皮瓣及切口愈合情况，引流管引流情况，患侧肢体血运情况。术后向患者讲解有效切口包扎的方法，观察皮瓣血液循环及患侧上肢远端血液循环障碍的异常表现，妥善固定胸壁负压引流管，保持有效吸引，避免意外脱管导致的切口愈合不良或感染的发生。应指导患者积极正确地进行患侧上肢的功能锻炼，避免或减少术后患侧上肢肿胀或组织粘连导致的并发症，如上肢水肿、肩关节肌肉萎缩等。

2. 护理诊断/护理问题

（1）自我形象紊乱　与乳腺癌切除术造成乳房缺如和术后瘢痕形成有关。

（2）有出血的风险　与手术创面较大、皮瓣愈合不良有关。

（3）有导管滑脱的风险　与留置引流管固定不牢固、患者不知晓引流管护理有关。

（4）潜在并发症　患侧肢体水肿。

（5）潜在并发症　静脉血栓栓塞症。

3. 护理目标　①患者能够积极面对自我形象的变化。②患者住院期间手术创面愈合良好，未发生出血。③患者住院期间未发生非计划性脱管。④患者住院期间患侧上肢水肿减轻或消失，患者知晓患侧肢体康复锻炼方法。⑤患者住院期间未发生静脉血栓栓塞症。

4. 护理措施

（1）自我形象紊乱　住院期间密切关注患者心理状态的改变，护士应积极给予患者心理安抚，鼓励患者表达自我感受，以积极心态面对自我形象的改变。保乳术后可能会出现双乳对称性改变，乳房瘢痕形成，患者因担心乳房形态改变，易出现抑郁、沮丧等消极心理状态，甚至出现自杀等倾向，护士应重点巡视。

（2）有出血的风险　①手术部分用弹力绷带加压包扎，使皮瓣紧贴胸壁，包扎松紧度应以容纳一手指、不影响呼吸、维持正常血运为宜。若绷带松脱，护士应及时重新加压包扎。同时胸带加压包扎极容易导致血液阻塞、组织缺氧缺血，影响切口愈合，因此术后护理人员需要密切观察患者呼吸情况、切口皮瓣颜色及创面愈合、患侧肢体皮肤颜色及温度等情况，如果发现患者手指发麻、皮温下降、皮肤发绀等，应该立即告知医生处理。②指导患者术后应避免剧烈咳嗽咳痰，必要时遵医嘱应用止咳化痰药物，患者上肢功能锻炼应循序渐进，不要以患侧肢体支撑身体，避免皮瓣移动而影响愈合，诱发出血。③及时巡视及观察胸壁引流液的颜色、量及性状。术后胸壁引流液应由淡红色逐渐转为淡黄色，术后1~2 d，每日引流血性液50~200 mL，颜色逐渐变淡、变少。

（3）有导管滑脱的风险　①患者留置引流管期间应建立护理计划，给予相关护理措施及防导管滑脱风险知识宣教，指导患者妥善固定胸壁引流管，妥善维护引流管，提高导管滑脱风险意识。护士重点巡视及做好交接班工作。②保持有效负压状态,引流通畅,避免引流管受压弯曲、打折,高负压引流瓶若有漏气现象应及时告知医生,避免导管滑脱未及时发现,引流不畅导致皮下积液、皮瓣坏死。患者卧位时,避免翻身幅度过大,密切观察引流管,保持引流管畅通,固定牢固。注意引流液量、颜色和性质以及有无出血倾向。③床尾悬挂防导管滑脱风险标识,做好引流管护理评估及护理文书记录。

(4)潜在并发症　患侧肢体水肿。①术后患侧肩关节限制活动,以免牵拉乳房切口;术后1 d可做腕关节旋转活动,用力伸掌、握拳活动,以减轻手部水肿;术后1~3 d行上肢肌肉等长收缩;术后4~7 d可用患侧手洗脸、刷牙、进食等,鼓励患者以患侧手触摸对侧肩部及同侧耳朵;术后1~2周循序渐进做肩关节活动及手指爬墙等锻炼。②平卧时患侧上肢可抬高10°~15°,半卧位时屈肘90°置于胸腹部。下床活动时可用健侧手将患肢抬高于胸前。肿胀严重者可应用弹力绷带包扎或弹力袖以促进淋巴回流。③勿在患侧上肢测量血压、抽血、做静脉或皮下注射等治疗,避免患肢过度负重或外伤。

(5)潜在并发症　静脉血栓栓塞症。①术后卧床期间鼓励患者床上自主活动,加强主动及被动踝泵练习,促进双下肢血液循环;术后穿着弹力袜可促进双下肢血液回流;术后第2天,鼓励患者尽早下床活动,预防静脉血栓栓塞症的发生。②术后适度补液;病情允许的情况下,鼓励患者多饮水,每日饮水量达2 000 mL以上,以稀释血液,避免血液黏稠度增加而诱发静脉血栓栓塞症的发生。③护士静脉输液操作时合理选择静脉留置针型号及穿刺部位,动作轻柔,避免对静脉的损伤。

5.护理评价　通过治疗与护理,患者住院期间未出现术后出血;住院期间导管妥善固定,未发生非计划拔管;创面愈合良好,患侧肢体肿胀减轻,掌握患肢功能锻炼方法;患者能够接受手术所致的乳房外形改变,并采取措施改变形象;患者住院期间未发生静脉血栓栓塞症。

思维引导

乳腺癌患者术后优质护理主要包括心理指导、切口护理、引流管护理、患侧上肢肿胀护理、功能锻炼等护理措施。心理指导能够改善患者术后不良情绪,切口护理能够确保患者术后切口稳定,患侧上肢肿胀护理及适当功能锻炼有利于加快患者病情恢复及预防术后并发症。观察乳腺癌患者的疼痛程度,可采取镇痛泵给予治疗,也可采取哌替啶等镇痛药物。指导患者采取深呼吸以及听音乐等方式缓解其痛苦,使其保持放松的心态,促进身心恢复。

(三)健康教育

1.饮食指导　患者术后应加强营养,多食高蛋白、高维生素、高热量、低脂肪的食物,以增强机体抵抗力。

2.生活方式　指导患者应保持情绪平稳,积极面对疾病。严格避免妊娠,术后5年内避孕,防止乳腺癌复发。

3.休息与活动　适量运动,近期避免患侧上肢搬动或提拉过重物品,继续进行功能锻炼。

4.定期复诊　嘱患者定期门诊复诊,定期的乳房自我检查有助于及早发现乳房的病变。

三、思考与讨论

患者以"发现右乳肿块1周"为主诉,以"右乳肿块、高血压"为诊断入院。入院后对患者进行全面评估,详细了解患者一般情况、病情、辅助检查及病情观察要点等,有针对性制订护理计划和护理措施。对于早中期的乳腺癌主要进行手术切除,效果比较理想,能对癌细胞在机体中的扩张以及迁移进行有效的阻断,但是会严重降低女性的自信心,且对机体的肢体功能产生不利的影响,术前医护给予患者人文关怀,使患者能积极面对手术。患者在全麻下行右侧乳腺手术治疗,根据患者病情及治疗措施变化,随时做好护理评估,调整护理计划和措施,实施个体化优质护理。因患者既往有乳腺手术病史,术前存在焦虑心理,医护人员应对患者及家属做好健康教育,使其掌握疾病护理相关知识,做好围手术期护理健康宣教及落实护理措施的实施。及时观察病情变化,如胸壁引流管的引流,切口皮瓣的血运,上肢的康复锻炼等情况,保证患者住院期间无任何护理并发症发生,为患者解除病痛,并指导患者掌握术后疾病康复知识,避免远期并发症发生,提高患者术后生活质量。

四、练习题

1. 该案例患者术后护理评估重点内容有哪些?
2. 该案例患者围手术期相关护理诊断/问题有哪些?

五、推荐阅读

[1]李乐之,路潜.外科护理学[M].7版.北京:人民卫生出版社,2021.

[2]中华医学会外科学分会乳腺外科学组.中国浸润性乳腺癌诊治临床实践指南[J].中国实用外科杂志,2022,42(2):121-127.

[3]中国抗癌协会乳腺癌专业委员会.中国抗癌协会乳腺癌诊治指南与规范(2021年版)[J].中国癌症杂志,2021,31(10):954-1040.

案例 10　胃癌的护理

一、病历资料

(一)一般资料

患者,女性,43岁,汉族,工人。

(二)主诉

上腹部不适半年,加重2个月。

(三)现病史

患者半年前开始出现上腹部不适,自觉胃胀伴食欲减退。遂前往当地诊所行药物治疗后,症状好转。2个月前症状加重出现无明显诱因的腹部疼痛,于半个月前前往当地医院行胃镜检查示胃癌。取活检行病理检查示胃腺癌。医师建议前往上级医院行手术治疗,今为求进一步诊治,门诊以"胃癌"收入院。自发病以来,食欲正常,睡眠正常,大、小便正常,精神正常,1周体重减轻2 kg。

(四)既往史

既往体健,无高血压、心脏疾病病史,无糖尿病、脑血管疾病病史,无肝炎、结核、疟疾传染病史,预防接种史随社会计划免疫接种,无手术、外伤、输血史,无食物、药物过敏史。

(五)个人史及家族史

久居当地,无疫区、疫情、疫水接触史;已婚,爱人体健,夫妻关系和睦,有1子1女。月经周期规律,月经量中等,颜色正常。父亲已故,母亲体健,1兄弟、2姐妹、2子女健康状况良好,无与患者类似疾病,无家族性遗传病史。

(六)辅助检查

1. 血常规　血红蛋白 72 g/L。

2. 肿瘤标志物　癌胚抗原 6.45 ng/mL。

3. CT 检查　结合病史考虑胃窦癌。

4. 病理检查　患者外院活检于本院病理会诊示胃腺癌。

(七)诊疗过程

入院后完善术前必要检查检验,积极行各项术前准备后,行"全腹腔镜胃癌根治术+肠粘连松解术",术后积极治疗和护理,给予抑酸、抗凝、止血、静脉营养支持等,密切关注患者病情变化,现患者恢复良好。

二、护理经过 ❯❯❯

(一)术前护理

1. 护理评估

(1)病史

1)一般情况与目前病情:患者女性,43 岁,身高 158 cm,体重 54 kg;神志清,精神可,语言表达清楚;食欲、排尿、排便、睡眠均正常;患者半年前开始出现上腹部不适,自觉胃胀伴食欲减退。2 个月前症状加重出现无明显诱因的腹部疼痛,于半个月前外院胃镜示胃癌。取活检行病理会诊示胃腺癌。患者自理能力轻度依赖;跌倒风险评估为轻度,静脉血栓栓塞症轻度风险。

2)既往史:同病历资料既往史。

3)生活史与家族史:无饮酒史,无吸烟史;饮食方式无暴饮暴食、油腻饮食等。无与患者类似疾病的家族遗传倾向。

(2)身体状况

1)一般状态:①生命体征,入院 T 36.5 ℃,P 76 次/min,R 19 次/min,BP 116/67 mmHg。②口唇、甲床稍苍白。③营养状况,NRS 2002 评分无营养风险。

2)专科检查:腹平坦,腹式呼吸存在,腹部无压痛、反跳痛。腹部柔软,无包块。肠鸣音正常,4 次/min,无过水声。

(3)辅助检查　辅助检查无特殊变化。

(4)心理-社会状况　患者文化程度尚可,但对疾病及治疗方式等知识了解较少,常常因病情、预后等因素,陷入焦虑、抑郁、恐惧等情绪中;患者家庭对患者情感上和经济上都给予绝对的支持。

思维引导

患者为中年女性,既往体健,无糖尿病、高血压等慢性疾病,胃镜及病理示胃癌,患者及家属由于对疾病相关知识的缺乏、对预后的担忧及家庭经济承受能力的影响往往会出现焦虑、抑郁的不良情绪,通过对患者的评估,进一步判断患者的心理状况,为患者讲解疾病及治疗相关知识,缓解患者不良情绪。评估患者的病情,制订护理计划和措施,并根据患者病情变化不断进行调整和完善。协助患者完成相关检查检验,明确患者自身情况。

---

2. 护理诊断/护理问题

(1)有跌倒、坠床的危险　与贫血导致的无力有关。

（2）焦虑 与担心手术效果、缺乏疾病康复保健知识有关。

3.护理目标 ①护理过程安全,患者术前血红蛋白浓度升高至 90 g/L 以上,活动耐力增加,不发生跌倒坠床。②患者能说出疾病康复保健相关的知识,对手术及预后充满信心,主诉焦虑明显改善,积极配合治疗。

4.护理措施

（1）有跌倒、坠床的危险 ①休息与活动:患者休息时,拉起床档;下床活动时,家属陪同。②安全防护:床头悬挂"防跌倒"警示牌。③保持地面无水渍、障碍物,病室内光线充足。

（2）焦虑

1）减少刺激:为患者创造安静的休息环境,做治疗或护理时,动作轻柔,尽量减少不良环境刺激。

2）健康教育:进行健康教育,为患者提供疾病相关知识,及时解答患者疑惑。

3）指导患者运用放松技巧:如静坐、听音乐、渐进性放松等。帮助并指导患者及家属应用松弛疗法、按摩等。

5.护理评价 入院第 3 天,患者血红蛋白浓度升高至 97 g/L;未发生跌倒、坠床;能说出疾病康复保健相关的知识,焦虑明显改善;术前准备已完善。

思维引导

患者从手术室返回病房,从与手术室人员交接开始,对患者进行全身评估。结合术前评估结果,了解手术中情况,有侧重点地评估患者生命体征、身体状况及心理,如患者术前禁食、术中失血的影响,测量生命体征时重点关注患者血压、中心静脉压及尿量的情况。此外,患者术前存在贫血的情况,因此术后要关注患者的心律及血氧饱和度,是否出现心率增快、血氧饱和度低的情况。关注患者引流液的情况,出现短时间内引流出大量鲜红色血性引流液时,提示出现出血。关注患者血糖情况,若出现血糖过高,会影响患者切口愈合;关注患者疼痛情况,持续应用止疼泵等药物。

（二）术后护理

1.护理评估

（1）术中情况 患者在全麻下行"全腹腔镜下胃癌根治术+肠粘连松解术",术毕在家属及手术室人员陪同下返回病房观察室。术中出血量少于 50 mL,未输血。

（2）身体状况

1）生命体征:T 36.4 ℃;P 60 次/min,律齐;R 16 次/min;BP 133/75 mmHg;SpO$_2$ 98%;患者神志清、精神可。患者自理能力为重度依赖,跌倒、坠床为轻度风险,静脉血栓栓塞症风险为低度危险,压力性损伤风险为轻度危险,疼痛评分为 2 分,轻度疼痛。

2）切口及引流管情况:右颈内中心静脉置管通畅,置管深度为 13 cm,固定良好;留置胃管通畅,持续胃肠减压顺利,置入深度为 55 cm,抽吸出少量墨绿色胃内容物;切口敷料清洁干燥、无渗出,左、右各一根腹腔引流管均引流通畅,引流出少量暗红色引流液;留置导尿管通畅,引流出淡黄色尿液。患者存在导管滑脱的风险,可能出现导管相关性尿路感染、导管相关性血流感染、切口感染等并发症。

（3）心理-社会状况 患者情绪平稳,无紧张焦虑;对早期活动和治疗配合。

思维引导

　　患者经过应用抑酸、护胃等药物,症状得到明显改善。为患者制订个体化的饮食及运动计划,指导患者合理饮食,适度活动。因患者疾病相关知识较缺乏,对疾病的治疗及预后均显示一定程度的焦虑,较多地询问医务人员关于疾病的情况,护士需要理解并安抚患者的情绪,耐心做好解释和健康教育。此外,为患者制订和实施护理措施前,需要提前和患者及家属沟通好,取得他们的理解和配合,才能让患者及家属更多参与到疾病护理中。

　　2. 护理诊断/护理问题

　　(1)疼痛　与手术造成的组织损伤有关。

　　(2)自理缺陷　与术后卧床、体力下降有关。

　　(3)有皮肤完整性受损的危险　与术后长期卧床有关。

　　(4)有导管滑脱的危险　与术后长期留置管道有关。

　　(5)潜在并发症　下肢深静脉血栓形成。

　　(6)潜在并发症　导尿管相关尿路感染。

　　(7)潜在并发症　切口感染。

　　(8)潜在并发症　导管相关性血流感染。

　　3. 护理目标　①患者术后疼痛可耐受。②患者能够恢复到原来的生活自理水平。③患者皮肤清洁干燥,局部组织长期受压情况得到改善,未发生皮肤损伤。④患者未发生非计划性导管滑脱,患者及家属知晓导管滑脱时的应急处理。⑤患者及家属能够知晓相关危险因素,避免下肢深静脉血栓形成。⑥患者体温正常,留置导尿管期间及拔除尿管后不发生导尿管相关尿路感染。⑦患者术后切口愈合良好,不发生切口感染。⑧患者留置中心静脉导管期间,局部皮肤无红、肿、热、痛等症状,未发生导管相关性血流感染。

　　4. 护理措施

　　(1)疼痛　①评估患者疼痛的性质、程度、发作规律、伴随症状等,向患者解释疼痛的原因,控制可能影响疼痛的环境因素,如室内温度、噪声等,保证患者得到充足的休息。②及时实施疼痛控制措施,如药物以及心理护理等措施;向患者讲解术后镇痛泵的用法,以促进有效的疼痛缓解。

　　(2)自理缺陷　①与患者共同制订目标,在患者活动耐力范围内,鼓励患者从事部分生活自理活动,并给予鼓励。②卧床期间协助患者洗漱、进食、大小便、个人卫生等生活护理;常用物品放在患者容易拿到的地方。③及时与患者及家属沟通,讲解疾病相关知识,及时矫正患者的不良认知。

　　(3)有皮肤完整性受损的危险　①每天定时检查皮肤情况,特别是受压部位;鼓励患者适当活动;协助患者更换体位;保持患者皮肤清洁,床铺平整、无渣屑。②应用电动气垫床、泡沫敷料等辅助方法,改善患者长期卧床造成的局部组织长期受压的情况。③遵医嘱应用肠内、肠外营养制剂,改善机体营养状况。

　　(4)有导管滑脱的危险　①加强巡视,评估、记录导管留置的时间、部位、深度、是否通畅、局部情况等。②管道标识清楚醒目,字迹清晰。③健康教育:患者床上活动、下床或变换体位时妥善固定管道,防止管道受压、打折、扭曲。

　　(5)潜在并发症　下肢深静脉血栓形成。①术后早期床上主动及被动肢体活动,2~3 h 1次,每次15 min。②术后病情允许时早期下床活动,4~5 次/d,每次15 min。③使用气压治疗等辅助方法,改善下肢血流状况,防止下肢深静脉血栓形成。

　　(6)潜在并发症　导尿管相关尿路感染。①每天评估是否需要继续留置导尿,评估导尿管留置的时间,观察尿量、尿液的性状及颜色等。②保持会阴部清洁,会阴护理(包括导尿管近端10 cm)2 次/d;维持无菌密闭引流,抗反流引流袋每周更换 2 次。③保持引流通畅,防止尿液潴留、逆流;病情许可时鼓励患者多饮水,以稀释尿液。

(7)潜在并发症 切口感染。①观察患者生命体征变化和血常规结果;保持切口敷料清洁干燥。②遵医嘱合理应用抗生素。③给予高热量、高蛋白、高维生素的肠内、肠外营养支持。

(8)潜在并发症 导管相关性血流感染。①观察患者深静脉导管穿刺处皮肤是否完整、有无红肿、渗液;及时更换敷贴及接头,更换时注意无菌操作。②输液开始前抽取回血,输液结束时充分冲洗导管;输注肠外营养液时,4 h 冲洗管道一次,防止堵管。③监测患者体温,若考虑患者出现导管相关性血流感染时,及时拔除深静脉置管并行导管尖端培养。

5.护理评价 通过治疗与护理:①患者术后使用止疼泵,第 3 天去除后疼痛可耐受。②术后在活动耐力范围内,患者能够从事部分生活自理活动。③患者皮肤完整,未发生压力性损伤。④住院期间导管妥善固定,未发生非计划拔管。⑤未发生下肢深静脉血栓。⑥术后第 2 天拔除尿管,当天患者诉排尿困难,给予患者留置导尿,术后第 6 天拔除尿管后患者自行排尿顺利,未发生尿路感染。⑦第 10 天切口恢复良好,未发生切口感染。⑧术后第 11 天拔除颈内深静脉置管,留置期间未发生导管相关性血流感染。

思维引导

患者术后当日遵医嘱给予心电监护,结合术后评估,重点观察患者血压、中心静脉压、尿量的变化。病情许可时鼓励患者早期下床活动,可以避免患者发生皮肤损伤、下肢深静脉血栓等,还有益于患者肠道功能的恢复及引流液的排出等。患者下床活动时告知家属全程陪同,并适当搀扶,防止患者发生跌倒等情况。术后留置导尿管嘱患者及家属夹闭尿管,并定时开放,以锻炼膀胱功能;术后监测患者的血常规、肝肾功能等指标。术后饮食从流质饮食开始,过渡到半流质饮食,再逐步过渡到普食。

(三)健康教育

1.保持心情舒畅 注意劳逸结合,生活要有规律,建立和调节自己的生物钟,保持乐观的精神,促进疾病康复。

2.坚持少量多餐 细嚼慢咽、干湿分开,养成良好的就餐习惯,以高蛋白、高热量、高维生素、低脂肪的饮食为主,规律进餐时间,避免辛辣刺激食物及糖、脂肪的过量摄入,不可暴饮暴食。

3.定期门诊复查 术后 1 年内,每 3 个月复查 1 次,之后每半年复查 1 次,5 年后每年复查 1 次。

4.提高家属自我保健意识 胃癌的预防包括:不吃油炸的食物、腌制蔬菜、熏烤食物等,多食新鲜水果和蔬菜;不抽烟,不酗酒,保持良好的心态。

三、思考与讨论

患者以"上腹部不适半年,加重 2 个月"为主诉,以"胃癌"为诊断入院。入院后对患者进行全面评估,详细了解患者一般情况、病情、辅助检查等,有针对性地制订护理计划和护理措施。完善各项术前准备后实施"全腹腔镜下胃癌根治术+肠粘连松解术",术后给予抑酸、护胃等药物,应用肠外营养,根据患者的病情及治疗措施的变化,随时做好护理评估,调整护理计划及措施,实施责任制整体护理。为患者提供饮食指导、康复训练等有针对性的健康教育内容,以促进恢复。

四、练习题

1. 胃癌患者术后的观察要点包括什么?
2. 胃癌患者术后管道如何护理?

五、推荐阅读

[1]李乐之,路潜.外科护理学[M].6版.北京:人民卫生出版社,2017.
[2]王秀兰,芦鸿雁.外科疾病护理常规[M].银川:阳光出版社,2016.
[3]金晶.护士主导胃癌术后患者出院计划方案的构建[D].湖州:湖州师范学院,2020.
[4]李菊萍.胃癌术后患者未满足需求现状及干预研究[D].南昌:南昌大学(医学院),2020.

案例 11　肺癌的护理

一、病历资料

(一)一般资料

患者,女性,68岁,汉族,农民。

(二)主诉

胸痛20 d。

(三)现病史

患者20 d前无明显诱因出现胸痛,无咳嗽、咳痰、胸闷、心悸、发热、盗汗,未行治疗。2 d前于当地医院行胸部CT示左肺上叶前段肿块,大小约39.5 mm×29.1 mm,边缘不光整。左肺上叶可见不规则高密度影。现为行进一步诊治,门诊以"肺占位"为诊断收入院。患病以来,神智清,精神可,食欲正常,睡眠正常,大小便正常,体重无减轻。

(四)既往史

既往体健,无高血压、心脏疾病病史,无糖尿病、脑血管疾病病史,无肝炎、结核、疟疾传染病史,预防接种史随社会计划免疫接种,无手术、外伤、输血史,无食物、药物过敏史。

(五)个人史及家族史

无吸烟、饮酒史;已婚育,夫妻关系和睦,爱人体健,有3女,无家族性遗传病史。

(六)辅助检查

1. 实验室检查　异常糖链糖蛋白(TAP)135.411。
2. 肺功能　肺通气功能正常,肺弥散功能轻度降低。
3. CTA　左肺上叶占位,考虑癌症,建议结合穿刺及病理;双肺下叶小结节;双肺少许炎症。
4. PET/CT　左肺上叶不规则高密度影代谢较活跃,疑肺癌,建议结合病理;纵隔及双肺门多发高密度淋巴结代谢活跃,多考虑炎性淋巴结,建议治疗后随诊;左肺下叶多个高密度小结节代谢未见异常,考虑炎性结节,建议随诊;右肺中叶及左肺上叶纤维条索灶;双肺局限性肺气肿、肺大疱。

(七)诊疗过程

患者入院后完善相关检查,包括血常规,肝肾功能,凝血功能,血脂,传染病筛查,血型,大、小便常规,心电图,彩超,肺功能,CTA 及 PET/CT 等检查。入院后第 5 天患者在全麻下行"胸腔镜下左肺癌根治术(左肺上叶切除术、淋巴结清扫术)+胸膜粘连烙断术",手术过程顺利,术后给予心电监护、吸氧、止咳化痰、抗感染、抗凝、营养支持等治疗。术后患者一般情况可,做好健康教育并在术后第 6 天办理出院,嘱患者定期门诊复诊。

二、护理经过

(一)术前护理

1. 护理评估

(1)病史

1)一般情况与目前病情:患者女性,68 岁,身高 160 cm,体重 50 kg,神志清,精神可,语言表达清楚;无诱因间断胸痛,可耐受,未进行治疗;食欲、排尿、排便、睡眠均正常;自理能力无需依赖;跌倒坠床、压力性损伤无风险,深静脉血栓栓塞症轻度风险。

2)既往史:患者无其他部位的肿瘤和手术治疗史;无传染病史,如肺结核;无过敏史和外伤史;无高血压、糖尿病、冠心病、脑血管意外等基础疾病。

3)生活史与家族史:无吸烟史;家庭中无肺癌和其他肺部疾病患者。

(2)身体状况

1)一般状态:①生命体征,T 36.3 ℃,P 80 次/min,R 20 次/min,BP 124/77 mmHg。②症状与体征,患者无咳嗽、咳痰;间断胸痛,为闷痛,疼痛评分为 4 分;无发热、呼吸困难、发绀、杵状指(趾)、桶状胸,无贫血、低蛋白血症。③体位,自主体位。

(3)辅助检查　无特殊变化。

(4)心理-社会状况　患者及家属对疾病、治疗方案、手术风险、术前配合、术后康复和预后知识有一定了解和掌握,能够接受疾病和手术,患者家庭关系和睦,经济收入稳定,社会支持较好。

2. 护理诊断/护理问题

(1)疼痛:胸痛　与肿瘤侵犯有关。

(2)焦虑/恐惧　与环境陌生、疾病知识缺乏及担心手术、预后等有关。

(3)气体交换受损　与肺组织病变、肺换气功能降低等因素有关。

3. 护理目标　①患者 2 d 后胸痛症状较前缓解,疼痛评分<3 分。②患者 3 d 后自述焦虑、恐惧减轻或消失。③患者 4 d 后气体交换功能较前改善,活动后未诉闷气。

思维引导

患者为老年女性,胸痛 20 d,CTA 检查结果显示左肺上叶占位,考虑癌症,符合肺占位诊断,需要术中进一步病理检查明确肺癌诊断。患者为女性,无吸烟史,有间断胸痛表现,但无咳嗽、咳痰、痰中带血等症状,高危因素不明显,无疾病及手术心理准备,此外,患者平素体健,较少住院经历,对医院环境较陌生,缺乏疾病、检查相关知识,存在焦虑及恐惧心理。护士应全面评估患者的病史、身体状况、辅助检查等,才能准确制订护理计划,随着患者病情的变化,护士应随时收集有关患者反应和病情变化的资料,以便对护理计划进行修改和补充。

---

4. 护理措施

(1)疼痛:胸痛　①指导患者正确进行疼痛评估和学习非药物止痛的方法,如深呼吸、转移注意力、音乐疗法等。②定期评估患者静息和深呼吸、咳嗽时的疼痛程度,若疼痛严重难以忍受,遵医嘱给予止痛药物应用,并评估止痛效果。③了解患者对疼痛和镇痛方法的认知,有无疼痛过敏反应和镇痛药依赖。

(2)焦虑/恐惧 ①主动向患者介绍病房环境、主管医生及责任护士,消除患者的紧张情绪。②对患者的担心表示理解并予以安慰,对患者的提问认真耐心地回答,以减轻其焦虑或恐惧程度。③指导患者正确认识和接受疾病,协助完成各项术前检查,向患者及家属详细说明各种治疗、护理和手术的意义、方法、过程、配合要点与注意事项,说明手术的安全性和必要性,并介绍手术成功的实例,以增强患者的信心。④主动关心、体贴患者,并动员家属给患者心理和经济方面的全力支持。

(3)气体交换受损

1)预防感染:注意口腔卫生,指导患者每日刷牙、饭后漱口。指导患者注意保暖,预防感冒。

2)指导训练:指导患者练习腹式深呼吸,有效咳嗽、咳痰和翻身,学会使用深呼吸训练器和吹气球,进行有效的呼吸功能锻炼,以提高肺功能,促进术后肺复张,预防肺部并发症的发生。

5.护理评价 经过治疗与护理,患者 2 d 后胸痛症状较前缓解,疼痛评分为 2 分;患者 3 d 后自述焦虑、恐惧减轻或消失;患者 4 d 后气体交换功能较前改善,活动后未诉闷气。

思维引导

患者术前最重要的治疗是进行肺康复,肺康复是一种全面的干预措施,其基础是对患者进行彻底的评估,然后进行量身定制的治疗。包括但不限于运动训练、教育和行为改变,旨在改善慢性呼吸系统疾病患者的身心状况并促进健康行为的长期坚持。术前实施肺康复措施,提高机体的功能储备,优化身体状态,患者胸痛症状较前减轻,气体交换功能较前改善。此外,要注重患者心理护理,为患者全面介绍疾病、检查及手术相关知识,有效缓解患者焦虑、恐惧心理。

(二)术后护理

1.护理评估

(1)术中情况 患者入院第 4 天,完善相关检查后,于 15:00 在全麻下行"胸腔镜下左肺癌根治术(左肺上叶切除术、淋巴结清扫术)+胸膜粘连烙断术",术中补液 1 500 mL,尿量 800 mL,术毕于 19:30 返回病房。

(2)身体状况

1)生命体征及意识:T 37.0 ℃;P 92 次/min,律齐;R 22 次/min;BP 129/88 mmHg;SpO_2 98%。患者神志清醒,呼之有应答,嘱患者握拳,活动四肢,肌力可,半卧位于病床,给予鼻导管吸氧 3 L/min,心电监护示窦性心律,律齐。

2)切口及引流情况:胸前术区无菌敷料覆盖完好,左侧胸腔引流管一根接胸腔闭式引流瓶通畅,引流出少量暗红色血性液。留置导尿管通畅,引流出淡黄色尿液。查全身皮肤完整,受压部位无压红。

思维引导

患者从手术室返回病房,从与手术室人员交接开始,对患者进行全身评估,包括生命体征、各种管道、切口敷料及全身皮肤等。详细了解患者术中情况,包括手术时间、输液量、术中有无特殊情况等,结合患者术前评估结果,有侧重点地评估患者生命体征,如血氧饱和度、心律和呼吸,身体状况及病情,如患者术后可能出现出血、感染、肺不张、心律失常、哮喘发作、支气管胸膜瘘、肺水肿、肺栓塞、心肌梗死、成人呼吸窘迫综合征等并发症,有针对性制订护理计划并随病情变化进行调整。

3）风险评估：患者自理能力为重度依赖，压力性损伤风险为轻度，跌倒、坠床风险为轻度风险，静脉血栓栓塞症为中度风险。

（3）心理-社会状况 患者未诉切口疼痛，能够积极配合治疗和康复训练，社会支持良好。

2.护理诊断/护理问题

（1）低效性呼吸型态 与手术、麻醉、肺膨胀不全、呼吸道分泌物潴留等因素有关。

（2）营养失调：低于机体需要量 与疾病引起机体代谢增加、摄入量不足及手术创伤等有关。

（3）潜在并发症 胸腔内出血、肺炎和肺不张、心律失常、支气管胸膜瘘、肺水肿、肺栓塞、心肌梗死。

3.护理目标 ①患者术后3 d恢复正常的气体交换功能。②患者术后3 d食欲恢复正常，能正常进食。③患者术后住院期间未发生并发症，或并发症得到及时发现和处理。

4.护理措施

（1）低效性呼吸型态

1）体位：患者未清醒前取平卧位，头偏向一侧，以免呕吐物、分泌物吸入而致窒息或并发吸入性肺炎。患者麻醉清醒，保护性反射恢复，可改为半卧位（床头抬高30°~45°），以利于呼吸和引流。

2）活动与休息：①早期床上活动，麻醉清醒后，鼓励患者床上活动，如四肢主动活动、握拳、手腕及足背屈伸锻炼、抬臀及间歇翻身等。可指导并协助其进行术侧肩关节及手臂的抬举运动，目的是预防术侧胸壁肌肉粘连、肩关节僵直及失用性萎缩。术后第1天开始做肩、臂的主动运动，如术侧手臂上举、爬墙及肩关节旋前、旋后运动，使肩关节活动范围逐渐恢复至术前水平，防止肩下垂。②早期下床活动，目的是预防肺不张，改善呼吸循环功能，增进食欲，振奋精神。根据患者的耐受程度，鼓励术后早期下床活动。术后第1天，生命体征平稳后，鼓励及协助患者床上坐起，坐在床边双腿下垂或床旁站立移步。术后第2天起，可协助患者下床活动，每次3~5 min，1~2 h/次，根据患者活动可耐受程度逐渐增加活动量及时间。活动期间，应妥善保护患者的引流管，严密观察患者病情变化，出现头晕、气促、心动过速、心悸和出汗等症状时，立即停止活动。

3）病情观察：24 h心电监护，严密观察患者的生命体征，定时观察呼吸并呼唤患者，防止因麻醉不良反应引起呼吸暂停和CO_2潴留。注意观察有无呼吸道窘迫，若有异常，立即通知医师。

4）维持呼吸道通畅：①给氧，常规给予鼻导管吸氧2~4 L/min，根据血气分析结果调整氧气流量或给氧方式（面罩吸氧、无创及有创呼吸机辅助呼吸）。②观察患者呼吸频率、幅度及节律，听诊双肺呼吸音，观察有无气促、发绀等缺氧征象及血氧饱和度情况，若有异常及时通知医师。③深呼吸及咳嗽，患者清醒后立即鼓励并协助其做深呼吸和咳嗽，3~5次/1~2 h。咳嗽前先给患者由下向上、由外向内叩背或体外振动，使肺叶、肺段处的分泌物松动移至支气管，后嘱患者深呼吸，深吸气后屏气3~5 s，再用力咳嗽将痰咳出。患者咳嗽时，可用双手轻按胸部切口或胸带固定胸部切口，以减轻震动引起的疼痛。④雾化吸入，给予盐酸布地奈德、支气管扩张剂（特布他林、异丙托溴铵）等药物行压缩雾化吸入，以达到稀释痰液、解痉的目的。

5）胸腔闭式引流管的护理：重点观察胸腔闭式引流瓶内水柱波动，定时挤压，防止堵塞，保持引流管通畅。观察引流液颜色、性状和量，一般术后24 h内引流量约500 mL，为手术创伤引起的渗血、渗液及术中冲洗胸腔残余的液体。患者病情平稳，暗红色血性引流液逐渐变淡，每日量小于100 mL，无气体逸出，胸部X线检查显示肺复张良好，可拔除胸腔闭式引流管。

（2）营养失调：低于机体需要量 ①当患者意识恢复且无恶心现象，拔除气管插管后即可开始饮水。次日晨，可开始进食清淡流质或半流质饮食，如患者进食后无不适可改为普通饮食。饮食宜高蛋白、高热量、富含维生素、易消化，以保证营养，提高机体抵抗力，促进切口愈合。②患者进食量较少时，给予患者静脉输注营养液，补充营养。

（3）潜在并发症 胸腔内出血、肺炎和肺不张、心律失常、支气管胸膜瘘、肺水肿、肺栓塞、心肌梗死。

1)胸腔内出血:①观察要点,当胸腔引流液量多(>100 mL/h,持续3 h)、呈鲜红色、有血凝块,患者出现烦躁不安、血压下降、脉搏增快、尿少等血容量不足的表现时,应考虑有活动性出血。②处理,密切观察患者的生命体征,定时检查切口敷料及引流管周围的渗血情况,注意胸腔引流液的颜色、性状和量;一旦出现,立即通知医师,加快输血、补液速度,注意保温,遵医嘱给予止血药,保持胸腔引流管的通畅,确保胸腔内积血及时排出。必要时监测中心静脉压,做好开胸探查止血的准备。

2)肺炎和肺不张:①观察要点,患者出现心动过速、体温升高、哮鸣音、发绀、呼吸困难等症状,血气分析显示为低氧、高碳酸血症,应考虑肺炎或肺不张。②处理,肺炎及肺不张重在预防。鼓励患者咳嗽、咳痰,痰液黏稠者给予压缩雾化吸入,必要时行鼻导管吸痰或协助医师行支气管纤维镜下吸痰,病情严重时可行气管切开,确保呼吸道通畅。

3)心律失常:多发生于术后4 d内。①观察要点,密切观察生命体征变化,观察患者有无缺氧、出血,了解有无水、电解质及酸碱失衡。心电监护显示心律失常时,应立即报告医师。重点观察术前合并糖尿病、心血管疾病患者,术后更易发生心律失常。②处理,遵医嘱应用抗心律失常药物,密切观察心率及节律,严格掌握药物剂量、浓度、给药方法和速度,观察药物的疗效及不良反应。

4)支气管胸膜瘘:是肺切除术后严重的并发症之一,多发生于术后1周。①观察要点,支气管胸膜瘘多由支气管缝合不严密、支气管残端血运不良或支气管缝合处感染、破裂等所致。术后3~14 d仍可从胸腔引流管持续引出大量气体,患者出现发热、刺激性咳嗽、痰中带血或咯血、呼吸困难、呼吸音减低等症状。用亚甲蓝注入胸膜腔,患者咳出蓝色痰液可确诊。支气管胸膜瘘可引起张力性气胸、皮下气肿、脓胸等,如从瘘孔吸入大量胸腔积液会引发窒息。②处理,一旦发生,立即报告医师;置患者于患侧卧位,以防漏液流向健侧;使用抗生素以预防感染;继续行胸腔闭式引流;小瘘口可自行愈合,但应延长胸腔引流时间,必要时再次开胸手术修补。

5)肺水肿:①观察要点,肺水肿与原有心脏疾病,输血、输液过多过快,病肺切除或余肺膨胀不全使肺泡毛细血管床容积减少有关,以全肺切除患者更为明显。患者出现呼吸困难、发绀、心动过速、咳粉红色泡沫痰等。②处理,一旦发生,立即减慢输液速度,控制液体入量;给予吸氧,氧气以50%酒精湿化;注意保持呼吸道通畅;遵医嘱给予心电监护及强心、利尿、镇静和激素治疗,安抚患者的紧张情绪。

6)肺栓塞:内源性或外源性栓子阻塞肺动脉引起肺循环功能障碍。①观察要点,肺栓塞与原有周围血管疾病、术后血液高凝、长期卧床以及术中肺血管壁的损伤等有关。患者突然发生不明原因的呼吸困难、咳嗽、咳血、虚脱、面色苍白、出冷汗等,并有脑缺氧症状。心电图、D-二聚体、动脉血气、放射性核素肺通气/灌注扫描、肺血管造影等可协助诊断。②预防,对存在高危因素的患者,遵医嘱给予药物抗凝,预防血栓形成,指导患者早期下床活动,促进血液回流,增强血液循环。③处理,一旦发生肺栓塞,应绝对卧床休息,高浓度吸氧;根据情况监测中心静脉压,控制输液入量、速度,镇静镇痛、抗休克治疗和护理;遵医嘱给予抗凝治疗或溶栓治疗后维持抗凝治疗,注意监测患者的凝血功能,观察患者皮肤黏膜是否有出血征象。

7)心肌梗死:①观察要点,心肌梗死与心血管病史、术后肺功能下降、呼吸道分泌物排出不畅等有关。患者出现血氧饱和度下降、胸痛、呼吸困难、心律失常、低血压、休克、心力衰竭等症状,心电图和心肌酶学检查可协助诊断。②处理,一旦发生,应予卧床休息,吸氧,心电监测及心理护理,遵医嘱给予镇痛、扩血管、溶栓、抗心律失常、休克等处理。

5.护理评价　通过治疗与护理,患者术后3 d恢复正常的气体交换功能;患者术后3 d食欲恢复正常,能正常进食;患者术后住院期间未发生出血、肺炎和肺不张、心律失常、支气管胸膜瘘、肺水肿、肺栓塞、心肌梗死等并发症。

思维引导

患者行胸腔镜下肺癌根治术,胸腔镜是目前治疗肺癌最常用的手术方式,创伤小、恢复快、患者疼痛小。但侵入性手术创伤不可避免地会破坏胸壁组织的完整性,引起呼吸生理紊乱、肺组织容量减少、膈肌运动障碍等,术后容易出现气喘、乏力、咳嗽、排痰无力等症状,影响其功能状况。因此,术后对患者实施肺康复也尤为重要,旨在促进患者早期功能恢复,减少术后并发症和缩短住院时间。术后进行早期活动、深呼吸锻炼、雾化、拍背排痰、营养补充、放松练习等措施,患者呼吸功能、营养状况明显改善,未发生严重并发症并顺利出院。

(三)健康教育

1.休息和营养　保持良好的营养状况,每日保持充分的休息与活动。出院后半年内不得从事重体力活动。

2.康复锻炼　指导患者出院回家后数周内,坚持进行腹式深呼吸和有效咳嗽,以促进肺膨胀;指导患者进行抬肩、抬臂、手达对侧肩部、举手过头或拉床带活动,以预防术侧肩关节僵直。

3.预防感染　保持良好的口腔卫生,如有口腔疾病应及时治疗。注意环境空气新鲜,避免出入公共场所或与上呼吸道感染者接近。避免居住或工作于布满灰尘、烟雾及化学刺激物品的环境。

4.复诊指导　定期返院复查;若出现切口疼痛、剧烈咳嗽及咯血等症状或有进行性倦怠情况,应返院复诊;如术后需进行放射治疗和化学治疗等,指导其坚持完成相应疗程以提高疗效,并告知注意事项。

三、思考与讨论

患者以"胸痛20 d"为主诉,以"肺占位"为诊断入院。本案例为左肺占位,完善术前检查后患者在全麻下行胸腔镜下左肺癌根治术,术后病理结果显示腺癌。肺癌是起源于支气管黏膜或腺体的恶性肿瘤,其发病一般认为与下列因素有关:吸烟、职业致癌因子、空气污染、电离辐射、饮食缺乏 β胡萝卜素、遗传等。护士作为健康知识传播者,应主动普及肺癌防治知识,以预防为主。实施高危人群筛查,早诊断、早治疗。在护理时,针对患者存在的问题采取相应的护理措施,做到个性化护理。目前该患者尚不知晓疾病诊断,心理上负面影响不大,但随疾病的进展、反复的化疗或出现疼痛,患者可能会产生焦虑或恐惧心理,应做好相应的护理,提高患者的生存质量,体现人文关怀。

四、练习题

1.肺癌的风险因素有哪些?

2.肺癌术前呼吸道如何准备?

3.肺癌术后胸腔闭式引流的护理有哪些?

五、推荐阅读

[1]李乐之,路潜.外科护理学[M].6 版.北京:人民卫生出版社,2017.

[2]何丽娟,武爱萍.外科护理查房案例分析[M].北京:中国医药科技出版社,2019.

[3]王涛,张华,蒙莉萍.护理综合案例分析[M].北京:科学出版社,2019.

[4]支修益,刘伦旭,中国胸外科围手术期气道管理指南(2020 版)编写委员会.中国胸外科围手术期气道管理指南(2020 版)[J].中国胸心血管外科临床杂志,2021,28(3):251-262.

[5]殷静静,吕芳芳,杨丽娟.肺癌患者术前呼吸训练管理的最佳证据总结[J].中华现代护理杂志,2020,26(9):1166-1170.

案例 12 移植肾功能延迟的护理

一、病历资料

(一)一般资料

患者,女性,33 岁,汉族,农民。

(二)主诉

发现肾功能异常 20 年,血液透析 1 年余。

(三)现病史

患者自诉 20 年前无明显诱因出现全身出血点,并伴有腿酸、腰酸,小便颜色变红,无恶心、呕吐,无腹胀、腹泻,未行规律治疗。10 年前,上述症状再次出现,至当地医院给予右侧肾脏穿刺,病理结果回示 IgA 肾病。给予保护肾脏药物应用,好转后未再行正规治疗。2018 年 10 月 30 日,患者突发胸闷气促、咳嗽,急诊至当地县中医院就诊,急查肾功能:血肌酐 1 500 μmol/L,初步诊断为急性肾功能衰竭,急诊行左侧股静脉临时置管置入术后开始行血液透析,病情好转后于 2018 年 11 月行右前臂动静脉内瘘成形术,术后 1 月余开始使用内瘘透析至今。今患者为等待肾移植来我院,门诊以"慢性肾脏病 5 期,血液透析状态"收住院。入院后积极给予配型、完善相关检查。

(四)既往史

高血压病史 2 年,无心脏病病史,无糖尿病、脑血管疾病病史。否认肝炎、结核、疟疾传染病史,否认外伤、输血史,否认食物、药物过敏史。

(五)个人史及家族史

无吸烟、饮酒史;无家族性遗传病史。

(六)辅助检查

1. 泌尿系统超声 双肾体积减小(左肾大小约 73 mm×23 mm×25 mm,实质厚 6 mm;右肾大小约 71 mm×22 mm×25 mm,实质厚 5 mm)。实质回声增强,血流灌注差。

2. 胸部螺旋 CT(64 层)平扫 右肺中叶及左肺轻度炎症。

(七)诊疗过程

经多学科专家会诊,患者于 2020 年 9 月 15 日 13 点 55 分在全麻下行"同种异体肾移植术",术毕于 19 点安返监护病房。全麻已清醒,查体:T 36.2 ℃,P 74 次/min,R 17 次/min,BP 132/82 mmHg,中心静脉压 5.4 cmH$_2$O。持续吸氧 3 L/min,持续心电监护。给予抗感染、抗病毒等药物应用。患者术后 1 h 无尿。急诊行床旁移植肾彩超:静脉流速 17 cm/s,主干血流可,实质内血流稀疏,考虑急性排斥可能。遵医嘱限制液体输入,量出为入。术后第 2 天,再次复查移植肾彩超:静脉流速 17 cm/s。继续给予甲强龙 0.375 g+即复宁 12.5 mg 冲击治疗。术后第 3 天,24 h 尿量 643 mL,尿量偏少。复查移植肾彩超:静脉流速 21 cm/s,流速增快。肾功能检查:肌酐 842 μmol/L,尿素 24.2 mmol/L,钾 5.05 mmol/L,磷 3.11 mmol/L,镁 1.18 mmol/L,给予右颈部临时透析管置入术,行床旁血液透析,患者症状较前好转,钾维持在 3.50 ~ 4.29 mmol/L,24 h 超滤液 3 671 mL,继续给予甲强龙 80 mg 冲击治疗。2020 年 9 月 20 日常规复查胸部 CT 结果:双侧胸腔积液伴双肺下叶膨胀不全,心影稍大。考虑患者体内积液较多,遵医嘱给予床旁血液透析。24 h 超滤液 3 128 mL。2020 年 9 月 21 日给予右侧胸腔穿刺置管术,引流右侧胸腔积液,促进肺复张。2020 年 9 月 22 日复查胸部 CT:右侧胸腔积液基本吸收,给予拔除右胸腔引流管,继续抗感染、抗病毒、祛痰雾化、营养支持等治疗。2020 年 9 月 24 日复查移植肾彩超:移植肾静脉流速增快,静脉流速 180 cm/s,不排除移植肾静脉血栓或狭窄可能。2020 年 9 月 25 日给予 64 层以上泌尿系计算机体层血管成像加临床靶区检查,结果显示移植肾静脉回流至右侧髂外静脉近汇入处管腔显影细。请介入科会诊后,给予移植肾静脉球囊扩张术,静脉扩张时能明显扩张,球囊撤掉后静脉回缩,内径无明显改善,效果不明显。暂给予华法林抗凝药物应用,复查凝血功能,密切观察患者病情变化。2020 年 9 月 26 日复查移植肾彩超:移植肾静脉吻合口处内径变细,约 2.7 mm,狭窄长度 32 mm,流速 140 cm/s。继续给予血液透析,超滤 1 100 mL。2020 年 10 月 2 日 19 时 10 分患者在全麻下行移植肾探查术,术毕 22 时15 分返回监护病房。2020 年 10 月 9 日 21 时 15 分患者诉心慌不适,BP 150/92 mmHg,遵医嘱给予硝苯地平 10 mg 舌下含化。21 时 45 分患者全身轻微抽搐,遵医嘱立即给予口咽通气管应用,避免舌咬伤,给予苯巴比妥注射液 0.075 g,肌内注射后患者症状较前缓解,23 时 15 分去除口咽通气管。2020 年 10 月 10 日 7 时 49 分患者再次出现抽搐,给予口咽通气管应用,给予苯巴比妥注射液0.1 g,肌内注射后抽搐症状较前缓解。现患者神志清,精神可,食欲差,体重减轻 7 kg。嘱继续密切观察患者病情变化。

二、护理经过

(一)术前护理

1. 护理评估

(1)病史

1)一般情况与目前病情:患者女性,33 岁,身高 159 cm,体重 46 kg,神志清,精神尚可,语言表达清楚;饮食欠佳,睡眠可;大便正常,小便 500 mL/d。血液透析状态,肾性高血压,肾性贫血,生活质量差。

2)既往史:既往无器官移植史;无心脏、肺脏、泌尿系统等疾病;无糖尿病及精神疾病史;无手术史、药物过敏史及输血史等。高血压病史 2 年,口服降压药物,控制尚可。

3)生活史与家族史:无肾脏疾病家族史;无糖尿病、心血管疾病、消化性溃疡、遗传性疾病、家族性精神病以及肿瘤家族病史等。

(2)身体状况

1)一般状态:血常规示血红蛋白 110.1 g/L;肾功能示肌酐 720 μmol/L;继续规律血液透析,纠正贫血。查体示 T 36.3 ℃,P 80 次/min,R 20 次/min,BP 125/82 mmHg,身高 159 cm,体重 46 kg。双肾区无叩击痛,输尿管点无压痛,移动性浊音阴性,无液波震颤,肠鸣音正常,4 次/min,无过水声,无血管杂音。患病以来,神志清,精神尚可,饮食睡眠一般,大便正常,小便 500 mL/d,体重增加1 kg。

2)心肺:①两肺有无炎症。②心脏是否扩大,射血分数(EF)等。

(3)辅助检查 实验室检查结果:血肌酐 338 μmol/L,脑利尿钠肽前体 5 365.93 pg/mL。64 层胸部 CT 平扫:右肺下叶轻微炎症。心电图:EF 值 65%,右心室高电压。

(4)心理-社会状况 评估患者及家属对肾移植手术相关知识的了解及接受程度,对肾移植手术风险、高额医疗费用的承受能力等。

思维引导

　　患者中青年女性,肾功能异常时间较长,存在肾性营养不良风险。血液透析1年余,IgA肾病。患者存在术后移植肾恢复延迟风险。护士应全面评估患者病史、原发病、辅助检查等结果,制定准确的护理计划。随着患者病情变化及时修改和补充相应的护理计划。

　　2.护理诊断/护理问题
　　(1)营养失调:低于机体需要量　与食欲减退、胃肠道吸收不良及低蛋白饮食等有关。
　　(2)知识缺乏　缺乏移植手术、抗排斥药物、术后护理等知识。
　　3.护理目标　①患者营养状况得到改善、体重增加。②患者对移植手术、抗排斥药物和术后护理有所了解,能复述简单的要点。
　　4.护理措施
　　(1)营养失调　指导患者进食易吸收、高维生素、高碳水化合物、低钠、优质蛋白饮食。对于一般情况较差者,遵医嘱给予静脉输注营养液,改善患者的营养状况。
　　(2)生命体征的观察　一旦发现异常立即报告医师,必要时推迟手术。
　　(3)心理护理　对肾移植受者及家属讲解肾移植手术方式、治疗方案及可能出现的并发症等,使其保持良好的情绪和精神状态,减少对手术的恐惧和不安。
　　(4)透析护理　血液透析患者,根据病情,术前24 h增加透析1次,减少体内过多的毒素、减轻水钠潴留,提高手术耐受力。腹膜透析的患者,术前应将腹腔内透析液放尽。
　　(5)纠正贫血　根据患者病情,适当补充铁剂、维生素、促红细胞生成素改善贫血状况。要求患者血红蛋白最好能维持在70 g/L以上,以使其更容易耐受术后治疗。
　　(6)术前准备　完善术前相关检查,指导患者学会有效咳嗽、深呼吸、床上排泄,以防止术后尿潴留和肺部感染的发生。术前进行全身皮肤及毛发的清洁,修剪指(趾)甲。手术备皮(上起自肋弓,两侧至腋后线,下至大腿上1/3处,包括会阴部及大腿内侧的皮肤),必要时备血、行肠道准备。
　　(7)药物准备　术前备齐免疫抑制剂、抗菌药物、利尿及抢救用药等。给予免疫诱导治疗,预防排斥反应发生。
　　(8)环境准备　术前一日,使用消毒液擦拭病室内物体表面,用紫外线灯管照射消毒室内空气。手术当日,再次对室内物体表面、室内空气进行消毒。有条件的医院,可将术后患者安置在有空气层流设备的洁净病房或监护室。
　　5.护理评价　术后第2天,患者神志清,精神可,暂禁食水。急查电解质:钾7.95 mmol/L。应用呋塞米后1 h尿量40 mL。

思维引导

　　患者原发病是IgA肾病。通过评估,可以判断患者目前存在的主要护理问题是知识缺乏、营养失调。护士应全面评估患者的病史、身体状况、辅助检查,重点了解并关注该患者阳性体征,如肝功能、泌尿系彩超、64层胸部CT等。同时,应加强对患者的健康教育和术前讲解,安抚、消除患者的紧张和恐惧心理。随时收集有关患者反应和病情变化的资料,以便对护理计划进行修改和补充。

（二）术后处理

1. 护理评估

（1）术中情况　术中生命体征平稳,血压及中心静脉压(central venous pressure,CVP)尚可;血管吻合好、移植肾灌入好,尿量 500 mL,无输血,移植肾植入右髂窝。

（2）身体状况　切口疼痛;各管道有效固定且引流通畅,观察并准确记录各引流管中引流液的颜色、性状及量。意识清;切口敷料干燥,无渗血和渗液。

（3）心理-社会状况　评估移植后患者的心理状态,对移植肾的认同程度;了解患者及家属对肾移植术后治疗、康复、护理及保健知识的知晓和掌握程度。

思维引导

患者目前处于移植肾功能延迟时期,出现出入量不平衡现象,为预防出现酸碱失衡和电解质紊乱,动态监测电解质及血气分析,根据患者尿量变化,积极予以补液。术后免疫力低下,易受细菌、病毒、真菌等病原体的感染,为预防患者感染,给予抗感染药物应用。为预防患者术后移植物排斥反应的发生,给予大剂量甲强龙及抗排斥反应药物治疗。术后为防止患者静脉血栓形成,给予肢体活动指导。注意患者术后营养支持治疗。

---

2. 护理诊断/护理问题

（1）有体液失衡的危险　与术前透析过度或不足、摄入水分过多或不足等有关。

（2）潜在并发症　出血、感染、急性排斥反应、泌尿系统并发症等。

（3）焦虑　与担心移植肾丢失等有关。

3. 护理目标　①患者未发生体液失衡或发生后得到及时发现并纠正。②患者术后未发生并发症,或并发症得到及时发现与处理。③患者情绪稳定、焦虑减轻或缓解。

4. 护理措施

（1）有体液失衡的危险　遵循"量出为入"原则。补液期间应密切观察尿液的颜色、性状及量。对于难以估计不显性失水而无法判断出入量是否平衡者,体重是良好的判断指标。对于血压高、术前透析不充分、心功能较差者,补液量要酌情减少或减慢补液速度。对于有糖尿病病史者,补液时应遵医嘱使用胰岛素控制血糖。如患者出现口干、皮肤弹性减弱、眼眶凹陷、尿量减少等补液不足的表现,可根据中心静脉压、血压、心率进行补液试验,观察尿量是否回升。每日采集并及时送检患者血、尿等标本,以及时了解患者移植肾功能恢复情况,并监测有无水、电解质紊乱情况。

（2）保护性隔离　尽量减少移植病区人员流动,禁止探视或允许家属固定时间探视,做好患者、家属的教育工作,自觉遵守消毒隔离制度。禁止非移植病区人员随意出入,避免交叉感染。患者不得随意外出,若需外出检查、治疗等,必须戴口罩及帽子,注意保暖。

（3）生命体征观察

1）体温:体温是观察排斥反应及感染的重要指标之一。应密切监测,出现异常及时鉴别并处理。由于创面组织渗液的吸收,患者体温可有轻度升高,通常在 38.5 ℃以下,若出现不明原因的高热,应警惕是否发生感染或排斥反应并及时处理。

2）脉搏:脉搏可提示患者有无心律失常及心血管疾病,同时也可反映患者的心功能。脉搏的快慢与血压有一定的关系,若术后早期出现脉搏增快伴血压下降,应注意有无出血。

3）血压:血压是影响移植肾功能的关键因素之一。术后每小时监测血压,平稳后可根据患者情况适当延长监测间隔时间。术后收缩压应≥140 mmHg,以利于维持有效的移植肾血流灌注,促进肾功能恢复。血压过高时,应给予处理,防止切口渗血、出现心脑血管意外及移植肾破裂的风险。血压过低时,先排除出血后,可适当给予补液、输血、使用升压药。

4)呼吸:鼓励患者有效咳嗽、深呼吸,预防肺部感染。给予低流量吸氧,并保持血氧饱和度95%以上。

5)神志:严密观察患者神志变化,观察有无早期神志淡漠的休克表现。如患者出现烦躁、幻觉、兴奋难眠等精神症状,常与应用免疫抑制剂有关,做好患者的安全防护,必要时使用保护性约束,防止患者发生意外。

6)疼痛:采用疼痛数字量表评估患者疼痛程度,若评分≥4分以上,及时汇报医生给予处理,并记录结果,定期评估。

(4)移植肾区观察 主要通过触诊、听诊及超声检查判断移植肾的质地、大小及移植肾周积液、血流等情况,用于诊断有无排斥反应及肾周出血等并发症。观察切口敷料有无渗血、渗液,观察切口有无红、肿、热、痛及分泌物。

(5)引流管护理 术后应每天监测引流液的颜色、性状及量。妥善固定引流管,保持引流通畅,防止引流管折叠、脱落、受压和堵塞。定期更换引流袋,操作时注意无菌原则。搬动患者或断开引流管与引流袋接口时,应夹闭引流管,防止引流液反流而导致的逆行感染。当引流量较多时,要注意切口是否有出血、尿漏等,一旦明确原因,应立即给予处理。

(6)饮食护理 患者肠蠕动恢复后再进食,按流质—半流质—普通饮食的原则,给予高热量、高维生素、优质蛋白、低钠、易消化饮食。忌生冷、辛辣及刺激性食物。术后禁食补气、补肾类保健食品,如蜂王浆、党参等。

(7)体位及活动 全麻术后患者返回病房时取平卧位,清醒后可抬高床头30°。术后1~2d绝对卧床休息,在护士协助下进行床上翻身、四肢屈伸等活动。术后3d,在护士协助下,患者移坐在床边10~20min,无不适后可下地行走。改变体位时动作应轻柔,活动时应量力而行,同时注意观察患者有无不适。

(8)焦虑 肾移植患者术后容易因尿量少、血压高、肾功能恢复情况产生较大的情绪波动,尤其当肾功能恢复不理想时易产生焦虑、抑郁心理,甚至对治疗失去信心。告诉患者积极的心态有利于调动免疫系统,促进肾功能恢复,鼓励患者积极面对,树立战胜疾病的信心。

5.护理评价 术后患者出入量平衡,尿量可,继续密切关注患者血压、血钾、尿量变化。

思维引导

患者目前体重进行性下降,重度能量型营养不良。均衡饮食,适当下床活动,缓慢增加运动量,术后合理增重。长期卧床的患者,做好踝泵运动,预防血栓形成。患者意识不清时,加床档保护,发生抽搐时应用牙垫置于上下颌之间,防止唇咬伤。由于移植肾功能尚未恢复,患者要进行血液透析治疗,一旦患者出现心悸、呕吐、出冷汗、血压低时,应立即告知医师,对症处理。加强疾病指导,讲解移植肾功能延迟发病规律、预后、注意事项等,使患者正确认识移植肾功能延迟,避免因为肾功能延迟恢复,使患者产生焦虑、恐惧、悲观的心理。

(三)健康教育

1.心理指导 指导患者正确认识疾病,待肾功能恢复正常,半年后可回归工作岗位,避免强体力劳动;保持心情愉悦,适当参加社交活动,积极融入社会;患者因服用激素易激惹,家属应多关心、理解患者。

2.营养支持 根据患者营养状态,指导并鼓励进食低钠、优质蛋白、高碳水化合物、高维生素饮食。必要时遵医嘱通过肠内、肠外途径补充营养,提高手术耐受性。

3.服药指导 定时、定量服用免疫抑制剂是确保移植肾长期存活的基本条件。严格按医嘱服药,禁止擅自调药、停药、漏服、错服。因儿童肾移植患者的依从性较成人差,应嘱咐家长监督规律服药、定期复查。

4.饮食指导 注意合理饮食及营养搭配,遵循低盐、低脂、低糖、优质蛋白原则。加强饮食卫生,忌食生、冷、剩食及刺激性食物;避免食用未经高压灭菌的牛奶,未经煮沸的鸡蛋、肉类和海鲜;禁止服用增强免疫功能的滋补品,如人参、蜂王浆、鹿茸等;禁止食用葡萄、柚子,因其会影响免疫抑制剂血药浓度。

5.自我监测 每天定时监测体温、血压、体重,记录24 h出入量;掌握肾移植术后并发症预防方法,发现身体不适,及早就医。

6.生活指导 禁烟、禁酒、生活规律,坚持适当锻炼,控制体重;避免移植肾受到挤压、撞击;避免暴晒及各种染发剂、烫发剂的使用。

7.预防感染 术后由于长期服用免疫抑制剂,预防感染尤为重要。居室每天通风换气,定期打扫消毒,保持干湿度适宜;天气变化时预防感冒;预防交叉感染,术后3～6个月外出需戴口罩,减少到人员密集的公共场所,尤其是传染病流行季节;注意个人卫生,勤换洗衣裤,尤其女性患者,防止口腔、尿路感染。

8.生育保健 女性患者术后妊娠和生育均存在很大风险,须慎重考虑。

三、思考与讨论

移植物功能延迟是肾移植术后最常见的早期并发症,是移植肾早期急性肾损伤的一种表现,可引起移植术后少尿,增加移植物免疫原性及急性排斥反应发生的风险,是影响移植肾长期存活的危险因素。一旦发生移植肾功能延迟,提倡及早通过肾穿刺病理活检及其他辅助检查明确病因,在规律血液透析的基础上,针对不同的病因采用不同的治疗方法,积极采取综合措施防止和治疗其他并发症。治疗过程中,完善各项护理措施,使患者安全、稳定地度过这一时期,以提高移植肾功能的恢复率。

四、练习题

1.移植肾功能延迟患者的心理护理是什么?
2.如何预防移植肾功能延迟的发生?
3.移植肾功能延迟的护理有哪些?

五、推荐阅读

[1]李乐之,路潜.外科护理学[M].北京:人民卫生出版社,2017.
[2]中华医学会器官移植学分会.肾移植术后移植物功能延迟恢复诊疗技术规范(2019版)[J].器官移植,2019,10(5):521-525.
[3]孟晓云,孙珂珂.肾移植护理技术操作规范[J].实用器官移植电子杂志,2019,7(5):334-336.
[4]朱有华,曾力.肾移植[M].北京:人民卫生出版社,2017.

案例 13　膝关节骨性关节炎及膝关节置换术的护理

一、病历资料

（一）一般资料

患者,男性,72 岁,汉族,退休。

（二）主诉

双侧膝关节反复疼痛 2 年余,加重 5 d。

（三）现病史

患者 2 年前无明显诱因出现双侧膝关节疼痛,活动后加重,左侧重;无麻木,无放射痛,无腰部疼痛,休息可缓解。未行治疗,症状反复发作,6 个月前症状明显加重,于当地医院住院对症治疗,具体不详。5 d 前患者因膝关节疼痛无法行走,在当地医院就诊。发作时 X 线片示双膝骨性关节炎,骨质增生,关节间隙变窄。入院诊断:双膝关节疼痛原因待查。发病以来,神志清,精神差,睡眠差,食欲缺乏,大小便正常,体重无明显改变,体力下降。

（四）既往史

有高血压病史、否认糖尿病史,否认脑血管疾病史,无肝炎、结核、伤寒史,预防接种史不详,无手术、外伤、输血史,否认食物或药物过敏史。

（五）个人史及家族史

无疫区、疫情、疫水接触史,否认牧区、矿山、高氟区、低碘区居住史,否认化学性物质、放射性物质、有毒物质接触史,无粉尘接触史,无吸毒史,否认吸烟、饮酒史,无冶游史。父母已故,死因不详,否认家族性遗传病史,家族中无类似患者,兄弟姐妹 6 人,具体健康不详。

（六）辅助检查

1. 专科检查　双侧膝关节轻度膨大畸形,表面皮肤无明显破溃,膝关节内侧软组织压痛,无纵向叩击痛,膝关节活动度轻度受限,半月板研磨试验阳性,侧方应力试验阴性,抽屉试验阴性,拉赫曼试验阴性。

2. 实验室检查　血清白蛋白 32.2 g/L,血红蛋白 100 g/L,纤维蛋白原 6.56 g/L,C 反应蛋白 190.46 mg/L。

（七）诊疗过程

患者入院后完善相关检查,包括血常规、肝肾功能、凝血功能、血脂、血糖、传染病筛查、C 反应蛋白、红细胞沉降率、二便常规、胸部 DR 片,术前风险评估等。入院后第 5 天患者在全身麻醉下行"双侧全膝关节表面置换",手术过程顺利。术中使用止血带,术中失血 50 mL。术后双下肢全长 X 线检查:双膝人工置换关节在位,未见明确松脱及折断,周围软组织肿胀。给予抗炎、保护胃黏膜、预防血栓、镇痛、补充血容量等治疗。经积极治疗和护理,患者恢复良好,做好健康教育并办理出院,嘱患者定期门诊复诊。

二、护理经过

（一）术前护理

1. 护理评估

（1）病史

1）一般情况与目前病情：患者男性，72 岁，身高 172 cm，体重 78 kg；神志清，精神可，双侧膝关节疼痛，活动后加重，左侧重；无麻木，无放射痛，无腰部疼痛，休息可缓解，无感染；患者食欲缺乏；排尿、排便、睡眠均正常；自理能力无需依赖；跌倒风险评估为高危，压力性损伤无风险，静脉血栓栓塞症高危。

2）既往史：有高血压病史，无冠心病、糖尿病、脑血管意外等基础疾病；无过敏史、手术史及外伤史；未长期使用皮质醇类药物。

3）生活史与家族史：有吸烟史，日吸烟量 10 支；无饮酒史；有常居潮湿、寒冷环境等因素。

（2）身体状况

1）一般状态：①生命体征，T 36.5 ℃，P 82 次/min，R 19 次/min，BP 112/68 mmHg。②体位，患者自主体位。

2）膝关节：①双膝骨性关节炎，骨质增生，关节间隙变窄（图 2-1、图 2-2）。②专科查体结果为双侧膝关节轻度膨大畸形，表面皮肤无明显破溃，膝关节内侧软组织压痛，无纵向叩击痛，膝关节活动度轻度受限，研磨试验阳性，侧方应力试验阴性，抽屉试验阴性，拉赫曼试验阴性，足背动脉搏动良好，末梢血运及感觉正常。

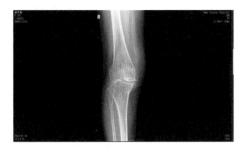 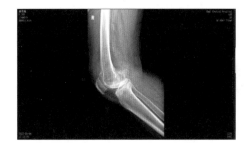

图 2-1　膝关节正位 X 线片　　　　　图 2-2　膝关节侧位 X 线片

（3）辅助检查

1）实验室检查：血清白蛋白 32.2 g/L，血红蛋白 100 g/L，纤维蛋白原 6.56 g/L，C 反应蛋白 190.46 mg/L。

2）心电图：窦性心律。

3）双下肢全长 X 线检查：双膝骨性关节炎，骨质增生，关节间隙变窄。

4）胸部 X 线检查：双肺正常，左侧第 4~6 肋骨腋段陈旧性骨折。

（4）心理-社会状况　患者及家属对疾病、治疗方案、手术风险、术前配合、术后康复和预后知识有一定了解，能够接受疾病和手术。患者家庭关系和睦，经济收入稳定，社会支持较好。

2. 护理诊断/护理问题

（1）营养不良　与低蛋白血症有关。

（2）焦虑　与担心疾病愈后有关。

（3）疼痛　与膝关节骨质增生、关节间隙变窄有关。

（4）知识缺乏　缺乏膝关节疾病相关知识。

思维引导

　　患者为老年男性,体型正常,既往有高血压病史,膝关节疼痛数年,长期口服镇痛药,通过临床实验室检查,发现患者有低蛋白血症。低蛋白血症是指蛋白质严重缺乏所导致的营养不良综合征,具体指血清总蛋白<60 g/L 或者血清白蛋白<35 g/L。血清白蛋白水平既是患者的营养指标,也是评估预后的重要指标。研究报道指出,对于术前就存在营养不良的患者,术后持续低蛋白血症会增加其他术后并发症的发生率,如免疫力低下、易继发切口感染、组织水肿等。患者 C 反应蛋白指标升高,术前食欲缺乏,白蛋白低于正常水平,而手术创伤引起的失血(术中出血、术后切口引流液和组织间隙、关节腔内的积血)则进一步加重血浆蛋白丢失,引发低蛋白血症。因此,要重点加强饮食指导及预防感染的措施。护士应全面评估患者的病史、身体状况、相关检查结果,重点关注患者的阳性体征,制订切实可行的护理计划。

　　3.护理目标　①患者术前营养不良得到改善。②患者3 d 后焦虑明显改善。③患者2 d 后疼痛明显改善,疼痛评分<3 分。④患者掌握疾病康复保健相关知识。

　　4.护理措施

　　(1)营养不良　①观察患者进食情况、双下肢肿胀程度、有无发生坠积性水肿,准确记录出入量。②多食富含蛋白质的食物,如肉类、蛋类、鱼类、乳制品等。③遵医嘱予静脉滴注人血白蛋白治疗,观察药物疗效及不良反应。

　　(2)焦虑

　　1)改善环境:为患者创造安静的休息环境,做治疗或护理时,动作轻柔,尽量减少不良环境刺激。

　　2)健康教育:进行健康教育,为患者提供疾病相关知识,及时解答患者疑惑。

　　3)指导患者运用放松技巧:如静坐、听音乐、渐进性放松等。帮助并指导患者及家属应用松弛疗法、按摩等。

　　4)心理护理:允许患者表达内心感受,给予心理支持,鼓励其战胜疾病的信心。

　　(3)疼痛

　　1)休息与活动:疼痛发作时就地休息,保持病房环境安静。分散注意力,协助患者舒适卧位。

　　2)疼痛观察:评估患者疼痛的部位、性质、程度、持续时间。

　　3)用药护理:遵医嘱给予止痛药,观察用药后的反应。

　　(4)知识缺乏　①向患者介绍病区环境、责任护士、主管医生。②向患者讲解疾病相关知识。

　　5.护理评价　经过治疗与护理,患者术前营养不良得到改善;入院 3 d 后焦虑明显改善,社会心理评分 2 分;经过止痛对症治疗后,疼痛症状明显改善,疼痛评分为 2 分;患者知晓疾病相关知识。

思维引导

　　患者术前最重要的治疗是纠正低蛋白血症,降低炎性指标,缓解疼痛及焦虑。避免并发症,保证患者安全。患者因长期口服止痛药,造成食欲缺乏,导致营养不良,术前给予患者富含优质蛋白质食物、静脉补充白蛋白,患者血清白蛋白、血红蛋白均升高。该患者膝关节疼痛时间较长,疾病相关知识较缺乏。对疾病的治疗及预后均显示一定程度的焦虑,术前经过安抚患者的情绪、耐心解释、分享成功案例等,患者情绪稳定,焦虑得到有效缓解,能够积极配合治疗。

（二）术后护理

1. 护理评估

（1）术中情况　患者在全身麻醉下行"双侧全膝关节表面置换术"，术前半小时应用头孢唑林钠2 g，术中应用氨甲环酸注射液1 g，手术时间3 h，术毕用手术室平车推返病房。

（2）身体状况　①生命体征，T 36.4 ℃，P 71 次/min，R 20 次/min，BP 135/73 mmHg，SpO_2 99%。患者复苏后返回病室，神志清，精神可，心理平静。②引流管及伤口情况，留置导尿，引出淡黄色尿液，双膝术区内置引流管，引出血性液体。切口敷料干燥、无渗血，双下肢血液循环好，感觉正常，活动中度受限。③疼痛数字评分法评分，静息性疼痛为0分，活动性疼痛为2分；血栓风险因素评估为3分。

（3）心理-社会状况　患者状况良好，对疾病预后知晓，护士通过讲解成功案例进行心理疏导。

思维引导

患者术后返回病房，责任护士与手术室人员交接，对患者进行全面评估。结合术前评估结果，了解手术中情况，监测患者生命体征、评估身体状况及心理，如患者术后各项检验指标异常，应及时与医生沟通，采取积极措施，关注检验结果，防止并发症的出现。其次患者对手术后疾病的相关知识知晓不全，责任护士需对患者术后肢体的活动、肌肉的锻炼、血栓的预防，有针对性地制订护理计划并随病情变化进行调整。

---

2. 护理诊断/护理问题

（1）疼痛　与膝关节置换术后创伤有关。

（2）营养失调：低于机体需要量　与低蛋白血症有关。

（3）躯体移动障碍　与膝关节置换术后功能康复有关。

（4）潜在并发症　栓塞。

3. 护理目标　①患者术后2 d疼痛明显改善，疼痛评分<3分。②患者术后2 d营养状况改善，营养满足机体需要量。③患者术后1 d躯体活动度良好。④患者住院期间不发生栓塞。

4. 护理措施

（1）疼痛

1）休息与活动：疼痛发作时就地休息，保持病房环境安静。分散注意力，协助患者舒适卧位。

2）疼痛观察：评估患者疼痛的部位、性质、程度、持续时间，观察患者有无面色苍白、大汗、恶心、呕吐等伴随症状。

3）用药护理：遵医嘱给予镇痛药，观察用药后的反应。

4）心理护理：允许患者表达内心感受，给予心理支持，鼓励其战胜疾病的信心。

（2）营养失调：低于机体需要量

1）病情观察：观察患者的进食情况、双下肢肿胀程度、有无发生坠积性水肿，准确记录出入量。观察切口有无渗出液及渗出液的性质。每4 h监测患者体温，如有发热，按发热护理常规动态监测体温；密切监测血清白蛋白及其他感染指标。

2）饮食护理：在基本饮食的基础上增加富含蛋白质的食物，如肉类、蛋类、鱼类、乳类、豆类等，可按2～3 g/（kg·d）供给蛋白质。若进食不足，可口服补充营养制剂。

3）药物护理：遵医嘱予静脉滴注人血白蛋白治疗，观察药物的疗效及不良反应。

4）健康教育：告知患者低蛋白血症发生的原因，饮食注意事项，指导患者进行自我病情观察，同时给予患者心理疏导和精神安慰，减轻患者的心理压力。

（3）躯体移动障碍

1）病情观察：注意观察患者的营养状态；每班评估患者功能训练依从性、膝关节活动度及有无疼痛不适，评估活动性疼痛的程度。

2）体位护理：平卧位时抬高患肢20°～30°，膝关节屈曲15°～30°，勿压迫切口，协助患者变换体位，每2 h进行1次。

3）疼痛护理：切口局部冰敷，3次/d，每次半小时。严格按计划进行康复训练，以活动后半小时疼痛恢复至活动前水平为宜。遵医嘱给予多模式个体化镇痛，并及时观察药物疗效及不良反应。

4）功能训练：①术前指导患者进行踝泵训练及股四头肌等长收缩训练等适应性训练。②术日至术后3～5 d，康复目标是尽量减轻水肿，尽可能屈伸膝关节，恢复功能独立。术后麻醉清醒后开始进行踝泵训练；术后第2天开始循序渐进地进行股四头肌、腘绳肌等长收缩训练及屈膝、屈髋训练等。可在肢体智能运动训练治疗仪上进行关节活动度的训练，开始伸屈范围在0°～30°，每日增加10°，出院时达到90°以上。术后第3天，如果身体条件允许，可患肢下垂床边或扶助行器下地站立，并进行行走练习，下床活动时间不宜过长，以免加重下肢水肿。③术后2～8周，康复目标是尽量减轻术后水肿，增强下肢肌力，迈上10 cm高的台阶。方法是继续踝泵训练、压腿伸膝训练；同时，进行直腿抬高、被动伸膝、俯卧位勾腿训练、屈膝训练（每周增加10°，直至超过90°）、双膝半蹲训练；有条件者进行固定自行车训练，从无负荷至轻负荷；当膝关节屈膝角度>83°后进行上台阶练习，台阶高度5 cm或10 cm。④术后9～16周，康复目标是主动或辅助屈膝时，关节活动度≥115°，起立时双腿负重对称和相等，上行楼梯台阶高15～20 cm，下行楼梯台阶高10～15 cm，生活自理，能穿袜和鞋子。得到医生许可方可进行跑、跳和多轴运动。

5）健康教育：告知患者及家属膝关节功能康复的重要性以及方法，指导患者循序渐进地进行功能康复训练。

（4）潜在并发症 栓塞。

1）评估栓塞的危险因素：患者行骨科下肢大手术，且活动减少，易产生血栓；关注患者的下肢血管B超结果，注意有无下肢静脉血栓。

2）休息与活动：鼓励并协助患者下床活动，防止下肢深静脉血栓形成。

3）遵医嘱用药：遵医嘱应用抗血小板聚集的药物，预防附壁血栓形成和栓塞。

4）栓塞的观察与处理：密切观察有无栓塞征象，一旦发生，立即报告医生，给予抗凝或溶栓等处理。

5. 护理评价 经过治疗与护理，术后患者切口敷料干燥、无渗血，双下肢血液循环好，感觉正常，活动中度受限。术后1～3 d疼痛数字评分法评分：静息性疼痛为0分、活动性疼痛为2分，血栓风险因素评估为3分。掌握膝关节功能康复方法，进行有效锻炼，关节活动度好。术后第3天白蛋白为26.6 g/L，术后第6天白蛋白为31.1 g/L，呈上升趋势。于术后第3天扶助行器下床行走，术后第6天各项指标趋于正常，术后第7天康复出院。患者出院时下肢肿胀消退。

思维引导

患者行膝关节置换术，更换了人工材质制成的膝关节假体，植入人体替代病损的膝关节结构，一般为钛合金构成股骨假体，胫骨假体以超高分子聚乙烯组成，围手术期需预防感染，术后需预防静脉血栓、切口感染，应告知患者术后注意事项，做好健康教育。其次，患者术前营养不良，术后要加强营养。患者应掌握正确的功能锻炼方法，防止假体磨损，造成假体使用寿命缩短。

（三）健康教育

1. 功能锻炼　同躯体移动障碍的功能训练措施。
2. 合理饮食　营养搭配；保持适当体重，避免假体承重过大。
3. 预防血栓　检查患者及家属是否掌握抗血栓袜穿着方法。告知患者防范深静脉血栓的注意事项（抗凝药使用、常见症状等）。
4. 预防感染　告知患者谨慎有创操作（如拔牙等），在医生指导下预防性使用抗生素。
5. 定期复诊　嘱患者定期门诊复诊，出现不适随时就诊。

三、思考与讨论

患者以"双侧膝关节反复疼痛2年余，加重5 d"为主诉，以"双膝关节疼痛原因待查"为诊断入院。本案例为膝关节骨性关节炎合并低蛋白血症，术前经止痛治疗、物理治疗效果不佳，根据患者膝关节数字X线摄影结果，为提高患者生活质量，综合评价后，在纠正患者低蛋白血症、炎性指标后，行"双侧全膝关节表面置换术"，手术后患者需配合早期、中期、长期的功能锻炼，目前，患者对膝关节置换术后的康复锻炼认识不足，依从性差，在一定程度上影响手术愈后的效果及患者出院后的生活质量，而延续护理是将医院护理服务延伸至患者家庭的一种护理模式，使患者在家中也可以接受持续的护理，对改善患者的生活质量具有积极的效果，因此，对膝关节置换术后的患者实施延续性护理服务尤为重要。

在围手术期护理中，遵循《中国髋、膝关节置换术加速康复——围术期管理策路专家共识》实施标准化护理，重视患者教育，让患者及家属充分参与，提高康复训练的依从性，提高预防并发症的能力。同时，重视疼痛管理，使患者功能训练不受影响。另一方面，患者跌倒风险高，给予针对性的宣教和指导，采取针对性预防措施，增强风险意识，防止患者在住院期间发生跌倒不良事件。

双膝关节置换术后，膝关节肿胀是常见的表现，术后需密切关注。当患肢出现肿胀时，护士应加强评判性思维，综合评估患肢肿胀的原因，分析患者的全身情况，及时查看患者检验结果，监测体温，对患者现存的问题进行评估后给予针对性的护理，以加速患者康复。

四、练习题

1. 什么是膝关节置换术？膝关节置换术的目的是什么？
2. 膝关节表面置换术的适应证和禁忌证是什么？
3. 膝关节置换术后如何进行阶段性功能锻炼？
4. 膝关节置换术后常见并发症会有哪些？如何预防并发症的发生？

五、推荐阅读

[1] 张璇.高龄高危患者同期双侧人工全膝关节置换术的手术护理效果[J].中国伤残医学，2022，30(6)：86-87.

[2] 周海英，张丽丽，陈金娇，等.多学科协作下加速康复外科在全膝关节置换术中的护理效果分析[J].中国实用护理杂志，2022，38(3)：192-197.

[3] 吴松梅，张艳，陈睿，等.国外髋膝关节置换术后当日出院的护理管理和启示[J].中华现代护理杂志，2022，28(8)：981-985.

案例 14　颅内动脉瘤的护理

一、病历资料

(一)一般资料

患者,男性,54 岁,汉族,农民。

(二)主诉

间断眩晕,头懵 5 个多月。

(三)现病史

5 个多月前体位变化后出现眩晕,头懵,伴黑矇,视物模糊,旋转,无头痛、恶心、呕吐,无晕厥、反应迟钝、意识障碍,无心慌、胸闷,后间断发作。腹壁反射正常,肌张力正常,肌力 V 级,肢体无瘫痪,双侧肱二、三头肌腱反射正常,双侧膝、跟腱反射正常,双侧巴宾斯基征(Babinski sign)阴性,双侧霍夫曼(Hoffmann)征阴性,克尼格征(Kernig sign)阴性。门诊以"①脑动脉瘤;②高血压;③慢性乙型肝炎病毒感染"收入院。自发病以来,食欲正常,睡眠正常,大小便正常,精神正常,体重无减轻。

(四)既往史

慢性乙型肝炎 20 年余,口服"恩替卡韦"。高血压 1 月余,最高 158/90 mmHg,口服"缬沙坦"控制可。窦性心律不齐 1 个月,无手术、外伤、输血史,牛黄过敏,无食物过敏史。

(五)个人史及家族史

生于原籍,久居本地,无疫区、疫情、疫水接触史,无牧区、矿山、高氟区、低碘区居住史,无化学性物质、放射性物质、有毒物质接触史,无吸毒史,吸烟史 30 年,10 支/d。无饮酒史,否认冶游史。父亲患"乙型肝炎,肝硬化",已去世,母亲自然去世,3 兄 2 弟、2 姐、1 子 1 女,其中大哥患"肺癌"去世,其余健康状况良好,无与患者类似疾病。

(六)辅助检查

1. 头 CT　左侧大脑中动脉走行区 M1、M2 交界处圆形略高密度影;双侧额顶叶缺血灶。
2. 头 MRI 及 MRA　左侧大脑中动脉 M1 段末端分叉处囊状动脉瘤;双侧额顶叶缺血灶。

(七)诊疗过程

入院完善相关检查,传染病乙型肝炎病毒表面抗原(化学发光)440.476 IU/mL 阳性,乙型肝炎病毒 e 抗体(化学发光)1.7 Pei U/mL 阳性,乙型肝炎病毒核心抗体(化学发光)93.625 Pei U/mL 阳性。CT:左侧大脑中动脉 M1 段远端分叉处动脉瘤;右侧锁骨下动脉起始处混合斑块,左侧颈总动脉分叉处管壁软斑、点状钙斑,左侧颈内动脉虹吸部钙斑,管腔未见明显狭窄;右侧椎动脉全程较对侧纤细,颅内段为著;左侧大脑前动脉 A1 段及双侧大脑前动脉 A2 以远显影稍细,齿状突距离左右侧块欠对称;考虑左侧顶部头皮下脂肪瘤;双上肺及右下肺小结节,考虑炎性可能;双肺上叶肺大疱或局限性肺气肿;双肺少许炎症。US:肝实质弥漫性回声改变,前列腺体积增大合并结石。US:左室舒张功能下降。患者有明确手术指征,排除手术禁忌后,行左侧翼点入路大脑中动脉瘤夹闭术+左顶枕部皮脂腺囊肿切除术。术后血常规:血小板计数 68×10⁹/L,血小板压积 0.07%;术后给予抗炎,解痉和补充电解质等药物应用,切口定期换药。患者一般情况可,切口愈合良好,患者家属要求出院,交代院外注意事项后,予以办理出院手续。

二、护理经过

(一)术前护理

1. 护理评估

(1)病史

1)一般情况与目前病情:患者男性,54 岁,身高 173 cm,体重 78 kg,5 个多月前体位变化后出现眩晕,头懵,伴黑矇,视物模糊,旋转,后间断发作,无头痛、恶心、呕吐、晕厥、反应迟钝、意识障碍,无心慌、胸闷,静脉血栓栓塞症低危。

2)既往史:高血压 1 月余,最高 158/90 mmHg,口服"缬沙坦",控制可。窦性心律不齐 1 个月,无糖尿病病史,无结核、疟疾传染病史,无手术、外伤、输血史,牛黄过敏,无食物过敏史。无手术史和外伤史。

3)生活史与家族史:慢性乙肝 20 年余,口服"恩替卡韦";饮食方式无暴饮暴食、油腻饮食等;患者无高血压、脑血管疾病家族史。

(2)身体状况

1)一般状态:生命体征,T 36.4 ℃,P 76 次/min,R 20 次/min,BP 140/94 mmHg。

2)专科检查:神志清,精神可,语言表达清楚;食欲、排尿、排便、睡眠均正常;双侧瞳孔等大等圆,直径约 2.5 mm,光敏,视力视野可;腹壁反射正常,肌张力正常,肌力 V 级,肢体无瘫痪,双侧肱二、三头肌腱反射正常,双侧膝、跟腱反射正常,双侧巴宾斯基征阴性,双侧霍夫曼征阴性,克尼格征阴性。

(3)辅助检查

1)血常规:白细胞计数 $2.73×10^9$/L,血小板计数 $86×10^9$/L,中性粒细胞绝对值 $1.184×10^9$/L。

2)尿常规自动分析:尿胆原(+)。

3)肝功能:总胆汁酸 25.30 μmol/L。

4)其他:血糖、电解质、血脂、肾功能未见明显异常。

(4)心理-社会状况　目前针对病情,患者及家属有焦虑、恐惧不安等情绪;患者及家属对手术治疗有思想准备,对手术治疗方法、目的和预后充分了解;患者家庭的经济承受能力尚可。

思维引导

患者为中年男性,体型偏胖,既往有高血压病史,血压控制尚可,有吸烟史。动脉瘤破裂出血症状多突然发生,并认可有劳累、情绪激动、用力排便等诱因,也可无诱因在睡眠中发生。再结合辅助检查的结果,了解患者存在颅内动脉瘤和高血压。通过评估,可以判断患者目前存在的主要护理问题是动脉瘤破裂出血,可采用卧床休息、控制颅内压、控制血压等措施。通过与患者交谈,进一步评估患者心理状态,因患者是第一次确诊,目前比较缺乏疾病相关知识,担心疾病预后,导致患者比较焦虑,也应重点关注患者心理问题。护士应全面评估患者的病史、身体状况、辅助检查,重点了解并关注该患者阳性体征。每次与患者接触都是评估的机会,护士应随时收集有关患者反应和病情变化的资料,以便对护理计划进行修改和补充。

2. 护理诊断/护理问题

(1)焦虑　与担心手术效果、缺乏疾病康复保健知识有关。

(2)潜在并发症　颅内出血。

3. 护理目标　①入院 2 d 后能说出疾病康复保健相关的知识;能叙述脑出血的表现,一旦发生得以发现和控制,焦虑明显改善,能够积极配合治疗。②患者术前未发生颅内出血。

4.护理措施

(1)焦虑　安慰患者,嘱患者不宜过度紧张,保持情绪稳定,向患者介绍相关的疾病知识,提供真实、准确的医疗程序信息,交谈时语言温和轻松,消除患者焦虑、恐惧的心理。

(2)潜在并发症　颅内出血。

1)饮食护理:给予清淡、低盐、富含纤维素、营养丰富饮食,防止便秘。

2)体位:患者在出血后或有动脉瘤破裂危险时绝对卧床休息。

3)症状护理:①严密观察意识、瞳孔、生命体征的变化,观察患者精神、情绪状态,询问患者有无头痛、眼球痛、恶心、呕吐等表现,及时发现出血和再出血体征。②密切观察有无癫痫发作,采取措施控制并预防癫痫发作。③避免不良刺激,避免用力咳嗽或情绪过分激动。④注意患者大便排泄情况,必要时给予缓泻剂,防止因便秘造成患者出血或再出血。⑤遵医嘱控制性降血压时,监测用药效果,注意观察患者有无头晕、意识改变等脑缺血症状,出现时及时通知医师处理。

5.护理评价　入院第4天患者能说出疾病康复保健相关的知识,焦虑明显改善;能叙述颅内动脉瘤再出血的表现;患者目前未发生再出血。

思维引导

患者经过卧床休息、降血压、控制颅内压等治疗,症状得到明显改善。因该患者是首次发现并诊断颅内动脉瘤,疾病相关知识较缺乏,对疾病的治疗及预后均显示一定程度的焦虑,较多地询问医务人员关于疾病的情况,护士需要理解并安抚患者的情绪,耐心做好解释和健康教育。此外,为患者制订和实施护理措施前,需要提前和患者及家属沟通好,取得他们的理解和配合,才能让患者及家属更多参与到疾病护理中。

(二)术后护理

1.护理评估

(1)术中情况　患者入院第4天,完善相关检查后,在全麻下行"左侧翼点入路大脑中动脉瘤夹闭术+左顶枕部皮脂腺囊肿切除术",术毕在医生及家属陪同下乘平车于13:30返回病房,去枕平卧6 h。

(2)身体状况

1)生命体征:T 36.3 ℃;P 66 次/min,窦性心律,律齐;R 16 次/min;BP 136/90 mmHg;患者神志清,精神可,心理平静。

2)术后遵医嘱给予抗炎、解痉、补充电解质和降颅压等药物应用,密切观察患者生命体征,观察皮下引流管通畅程度及引流液量、颜色、性状等;患者手术切口无活动性渗血;无进行性颅内压增高及脑疝症状,无脑缺血及脑血管痉挛的表现;静脉血栓栓塞症风险为低危,有压力性损伤、导管滑脱等风险。

思维引导

患者从手术室返回病房,从与手术室人员交接开始,对患者进行全身评估。结合术前评估结果,了解手术中情况,有侧重点地评估患者生命体征、身体状况及心理,如患者术后因血栓形成或血栓栓塞易出现脑梗死,重点关注患者意识、肢体功能、语言功能;此外,患者既往有高血压病史,血压控制不佳,还需重点关注患者血压情况。

（3）心理-社会状况　了解患者术后心理感受,对疾病预后的了解情况,安抚患者因手术产生的紧张、焦虑等心理。

2.护理诊断/护理问题

（1）有出血风险　与血管弹性差、术中肝素过量、凝血机制障碍、术后活动频繁有关。

（2）有脑缺血及脑血管痉挛的危险　与手术刺激脑血管有关。

（3）有导管滑脱的危险　与术后长期留置管道有关。

（4）自理缺陷　与术后卧床、体力下降有关。

（5）潜在并发症　切口感染。

（6）疼痛　与手术造成的组织损伤有关。

3.护理目标　①患者住院期间未发生出血。②患者住院期间未发生脑缺血及脑血管痉挛。③患者拔管前未发生导管滑脱,患者及家属知晓导管滑脱时的应急处理。④患者术后5 d能够恢复到原来的生活自理水平,自理能力评分达到正常人水平。⑤患者术后未发生切口感染,切口愈合良好。⑥患者术后3 d能够运用有效方法消除或减轻疼痛,疼痛评分<3分。

4.护理措施

（1）有出血风险　①患者精神紧张、情绪激动、用力大小便、颅内压波动、凝血机制差、癫痫发作等是导致动脉瘤再次破裂的因素,观察患者有无头痛、恶心、呕吐等颅内压增高症状,避免一切导致出血的诱发因素,防止出血或再出血发生。②严密观察意识、瞳孔、生命体征变化,尤其是血压的变化。观察临床症状的改变,如视觉、听觉、运动等功能有无逐渐下降趋势,如有应及时报告医师处理。遵医嘱正确使用药物控制血压及镇静。治疗中常规应用脱水剂者,注意水、电解质平衡和肾功能。③引流管护理及引流液的观察。术后患者常放置皮下引流管,必要时放置脑室引流管或腰大池引流管,过度引流可出现低颅压性头痛,引流液的颜色由暗红色逐渐变淡,量逐渐减少,如引流液颜色突然加深,鲜红色多提示有新的出血,应紧急处理。拔管后注意切口渗血、渗液,一旦发现头部切口渗湿,应及时报告医师并遵医嘱进行相应处理。

（2）有脑缺血及脑血管痉挛的危险　①密切观察病情变化,如出现头痛、失语、偏瘫等表现,应及时报告医师处理。②遵医嘱应用钙通道阻滞剂改善微循环,给药期间观察不良反应,如胸闷、血压下降、心率减慢。③麻醉未清醒前去枕平卧,头偏向健侧,以防呕吐物吸入呼吸道。清醒后血压平稳者,可抬高床头15°~20°,以利于颅内静脉回流。

（3）有导管滑脱的危险　①对有精神症状的患者,兴奋、狂躁时应尽量避免环境不良刺激,保持病室安静,做治疗及护理的时间尽量集中安排,专人看护,同时加强巡视,并指导陪护人员注意安全,防止患者自伤及伤人,降低患者自行拔管的风险。②管道标识清楚醒目,字迹清晰。③患者床上活动、下床或变化体位时妥善固定导管,防止管道受压、打折、扭曲。

（4）自理缺陷　①与患者及家属共同制订目标,在患者活动耐力范围内鼓励患者从事部分生活自理活动,并积极给予鼓励。②卧床期间协助患者洗漱、进食、大小便、个人卫生等生活护理,常用物品放置在患者容易拿取的位置。③及时与患者及家属沟通,讲解疾病相关知识,及时纠正患者的不良认知。

（5）潜在并发症　切口感染。①观察患者生命体征变化,保持切口敷料清洁干燥。②遵医嘱合理应用抗生素。③麻醉清醒后4~6 h,无呕吐且吞咽功能良好者可予少量流食,逐渐过渡到普食。饮食以清淡、富含营养、富含纤维素的食物为主。意识障碍、吞咽困难的患者给予鼻饲饮食,补充营养。

（6）疼痛　①评估患者疼痛的性质、程度、发作规律、伴随症状等,向患者及家属讲解疼痛的原因,控制可能影响疼痛的环境因素,如室内温度、噪声等,保证患者得到充足的休息。②及时采取控制疼痛的措施,如药物及心理护理等,向患者讲解术后镇痛泵的使用方法,有效缓解患者的疼痛。

5.护理评价　术后患者一般情况可,神志清,生命体征平稳,未发生并发症,无出血,10 d余后出院。

思维引导

患者术后遵医嘱给予24 h心电监护,结合术后评估,复查头颅CT、血常规、肝肾功能。重点观察患者神志和肢体活动情况,及时巡视患者切口敷料等情况。同时,因患者术后住院时间较短,提前为患者实施出院准备的护理措施,强调服药依从性的重要性,监测患者服药物依从性。

(三)健康教育

1. 生活方式　①告知颅内动脉瘤破裂的相关知识,避免诱发因素,如控制血压在稳定状态,避免血压大幅度波动造成动脉瘤破裂;保持大便通畅,避免情绪激动和剧烈运动。②多鼓励患者康复锻炼,保持乐观情绪和平和的心态。无功能障碍和轻度障碍的患者,可以从事一些力所能及的工作。

2. 饮食指导　饮食宜清淡、低盐、富含纤维素,预防便秘。

3. 疾病监测　①发现动脉瘤破裂出血的表现,如头痛、呕吐、意识障碍、偏瘫时,及时诊治。②教会患者测量血压,便于血压的观察和控制。③定期复诊:嘱患者每3~6个月复查1次。

4. 用药指导　嘱患者坚持服用控制血压、抗癫痫、抗血管痉挛的药物,不可擅自改药、停药,以免病情波动。

三、思考与讨论

患者以"间断眩晕,头懵5个多月"为主诉,以"①脑动脉瘤;②高血压;③慢性乙型肝炎病毒感染"为诊断入院。入院后对患者进行全面评估,详细了解患者一般情况、病情、辅助检查及病情观察要点等,有针对性制订护理计划和护理措施。住院期间给予患者控制颅内压、降血压、改善循环治疗,行"左侧翼点入路大脑中动脉瘤夹闭术+左顶枕部皮脂腺囊肿切除术",根据患者病情及治疗措施变化,随时做好护理评估,调整护理计划和措施,实施个体化优质护理。医护人员应对该患者及家属做好健康教育,使其掌握疾病护理相关知识,及时观察病情,如神志、心率、血压、肢体运动等,避免并发症发生。

四、练习题

1. 术后病情观察要点有哪些?

2. 术后可能会发生哪些并发症?如何进行预防和护理?

五、推荐阅读

[1]李乐之,路潜.外科护理学[M].7版.北京:人民卫生出版社,2021.

[2]江基尧,高国一.现代颅脑损伤学[M].上海:上海科学技术出版社,2021.

[3]王欣,葛萍,韩艳.康复护理专科护士培训手册[M].北京:科学技术文献出版社,2019.

[4]陈娜,李仁华,王锷,等.开颅动脉瘤夹闭术患者的术后心血管不良事件及预后:一项回顾性队列研究[J].南方医科大学学报,2022,42(7):1095-1099.

[5]王卫光.流程化护理在改善颅内动脉瘤围术期患者功能恢复及生活质量中的应用价值[J].国际护理学杂志,2022,41(3):533-536.

知识拓展

案例 15　子宫颈癌的护理

────一、病历资料 ▶▶▶

（一）一般资料

患者,女性,46 岁,汉族,自由职业。

（二）主诉

发现人乳头状瘤病毒感染 2 年,活检发现宫颈管癌变 1 周。

（三）现病史

2 年前因阴道炎至医院检查发现人乳头瘤病毒感染(HPV)16 感染,给予阴道用药及口服中药(具体不详)治疗,偶有轻微腹痛,无发热,无尿急、尿频,无腹泻及肛门坠胀感等;2 个月前无明显诱因出现月经紊乱,周期 15 ~ 20 d,量中度,色鲜红,行诊断性刮宫病理检查示(宫腔)鳞状细胞癌,子宫内膜增生紊乱伴分泌反应,建议查宫颈。液基薄层细胞学检查(TCT):鳞状细胞内高度病变,高危型 HPV16(+)。宫颈活检病理检查:(宫颈)原位鳞状细胞癌,小灶浸润,建议免疫组化协诊;现偶有轻微腹痛,尿频,无阴道出血、发热,无腹泻及肛门坠胀感等,门诊以"①宫颈癌;②人乳头瘤病毒感染 16 阳性"收住院。患病以来,食欲正常,睡眠正常,大便正常,体重无减轻。

（四）既往史

孕 4 产 2,既往体健,无高血压、心脏疾病病史,无糖尿病、脑血管疾病病史,无肝炎、结核、疟疾传染病史,无手术、外伤、输血史,无食物、药物过敏史。

（五）个人史及家族史

无吸烟、饮酒史;月经 $12\frac{5-7}{28}$,周期不规则,月经量中等,颜色正常。无血块、无痛经;孕 4 产 2,夫妻关系和睦,爱人体健。父亲体健,母亲患乳腺癌,2 姐、2 女健康状况良好,无与患者类似疾病,无家族性遗传病史。

（六）辅助检查

1.实验室检查　血红蛋白 101.0 g/L;非小细胞肺癌抗原 21 - 1 3.64 ng/mL,铁蛋白 3.58 ng/mL;余肿瘤标志物、肝肾功能、凝血功能、甲状腺功能未见异常。

2.妇科检查　外阴:发育正常,已婚未产式;阴道:畅,容二指,可见淡黄色分泌物;宫颈:活检术后改变,前唇可见直径约 2.5 cm 肿物,呈菜花状,接触性出血阳性,质地硬;宫体:平位,大小增大如孕 1 月余,活动度可,压痛无;附件:未触及异常;三合诊:双侧骶主韧带弹性可。

3.其他辅助检查　MRI:宫颈占位性病变,考虑宫颈癌Ⅱa2期,请结合临床及病理协诊。双侧腹股沟区及髂血管走行区多发淋巴结,部分稍肿大、子宫肌瘤、宫颈囊肿。CT:左肺上叶钙化灶,肝内钙化灶,右肾结石,右肾囊肿,颈部增强未见明显异常。

4.阴道彩超　子宫体大小约62 mm×60 mm×51 mm,子宫内可及多个低回声,边界清,内回声不均匀,较清晰者大小及位置分别为:22 mm×15 mm(后壁下段壁间,邻浆膜);9 mm×7 mm(前壁中段,壁间);9 mm×8 mm(后壁上段,壁间),余肌层回声均匀。

5.病理结果　病理结果回示(宫颈9点、12点活检)鳞状细胞癌,中分化,(颈管组织活检)慢性炎,极少数破碎的鳞状上皮呈重度异型增生,建议免疫组化协诊。

(七)诊疗过程

患者入院后完善相关检查,在全麻下行"腹腔镜下广泛子宫切除术+双侧输卵管卵巢切除术+盆腔淋巴结清扫术+腹主动脉旁淋巴结清扫术",术后经积极治疗和护理,患者恢复良好,做好健康宣教并办理出院,嘱患者定期返院治疗。

二、护理经过

(一)术前护理

1.护理评估

(1)病史

1)一般情况与目前病情:患者女性,46岁,身高165 cm,体重60 kg,神志清,精神可,语言表达清楚;食欲、睡眠均正常,大小便正常;皮肤完整;2个月前无明显诱因出现月经紊乱;自理能力无需依赖;跌倒风险评估无风险,压力性损伤无风险,静脉血栓栓塞症无风险。

2)既往史:患者无冠心病、高血压、糖尿病、脑血管意外、静脉血栓栓塞等基础疾病病史;无过敏史、手术史、流产史、输血史和外伤史。

3)生活史与家族史:无吸烟、嗜酒史;父亲体健,母亲患乳腺癌。

(2)身体状况

1)一般状态:T 36.7 ℃,P 78次/min,R 18次/min,BP 116/65 mmHg。

2)妇科检查:外阴发育正常,已婚未产式,宫颈活检术后改变,前唇可见直径约2.5 cm肿物,呈菜花状,接触性出血阳性,质地硬,子宫大小增大如孕1月余,活动度可,无压痛。

(3)心理-社会状况　因患者对宫颈癌知识认识缺乏,早期发现时感到震惊,确诊后产生恐惧,害怕疼痛、死亡等。

思维引导

患者为中年女性,2年前因阴道炎至医院检查发现HPV 16感染,2个月前无明显诱因出现月经紊乱,行诊刮术病理检查示(宫腔)鳞状细胞癌。病情评估中应重点关注患者年龄、基本情况、婚育史,倾听主诉,年轻患者可自诉月经期和经量异常,老年患者常主诉绝经后不规则阴道流血。通过病情评估可知患者属于宫颈癌早期,目前存在的主要护理问题是患者难以接受病情,常常会激发进一步确诊和多次就医行为,与其他恶性肿瘤患者一样,经历否认期、愤怒期、妥协期、忧郁期、接受期等心理反应阶段。通过与患者交谈,进一步评估患者心理状况,患者目前因为手术治疗表现出恐惧、紧张。对该疾病知识认知缺乏,担心术后预后及生存期。

2.护理诊断/护理问题　恐惧:与确诊疾病需手术治疗有关。

3.护理目标　患者住院期间,能接受与本疾病有关的各种诊断、检查和治疗方案。

4.护理措施　恐惧。①协助患者接受治疗方案,向患者进行宫颈癌健康知识教育,介绍诊疗过程、可能出现的不适以及应对策略。②为患者提供安全、隐蔽的环境。③鼓励患者摄入足够的营养,纠正不良饮食习惯,兼顾患者喜好,确保术前营养充足。④认真做好术前护理及准备工作,与患者和家属一起,了解各项术前操作的目的、时间、可能的感受,取得主动配合,消除患者的恐惧。

5.护理评价　入院第2天,患者已熟悉医院环境、自己的责任护士及主管医师,了解手术相关知识,焦虑恐惧心理有所改善,愿意积极配合治疗。

思维引导

患者入院后,责任护士积极向患者及其陪护人员进行健康宣教,使其熟悉医院环境。患者因年龄虽然无生育需求,但作为女性,仍然担心手术对自身形象的影响,而且担心手术风险,心理压力较大,护士需要理解并安抚患者,讲解手术相关知识,增强其信心。

(二)术后护理

1.护理评估

(1)术中情况　在全麻下行"腹腔镜下广泛子宫切除术+双侧输卵管及卵巢切除术+盆腔淋巴结清扫术+腹主动脉旁淋巴结清扫术";手术顺利,术中总入量 2 500 mL,总出量 280 mL。术后给予头孢呋辛、奥硝唑及葡萄糖、维生素、氨基酸补液支持及止吐护胃治疗。

(2)身体状况

1)一般状态:T 36.4 ℃,P 74 次/min,R 16 次/min,BP 110/77 mmHg,SpO$_2$ 99%。

2)切口及引流管情况:腹部切口敷料干燥,无渗血和渗液;阴道无出血;腹腔引流管及留置导尿管固定规范,引流通畅。

3)其他:患者自理能力为轻度依赖,跌倒、坠床为低度风险,静脉血栓栓塞症风险为低危。

(3)心理-社会状况　患者神志清,精神可,心理平静,未诉疼痛、恶心等不适。

思维引导

患者从手术室返回病房,术后应特别注意观察生命体征、腹部切口腹腔引流管引流情况及自觉症状。从与手术室人员交接开始,对患者进行全身评估。结合术前评估结果,了解手术中情况,有重点地评估患者的生命体征、身体状况、心理及管路问题。术后患者自理能力为轻度依赖,需重点关注患者的活动度及有无下肢静脉血栓形成。身体状况则需重点评估患者腹部切口情况,敷料有无渗血、渗液及卷边;观察患者阴道有无出血,出血量及颜色;腹腔引流管及留置导尿管,有无反折及脱出,引流液及尿液的颜色和量有无异常。术后患者切口疼痛,应及时关注疼痛程度,给予止疼对症处理,嘱患者卧床休息,活动四肢预防血栓形成,加强营养促进切口愈合。

2.护理诊断/护理问题

(1)排尿障碍　与宫颈癌根治术后影响膀胱正常张力有关。

(2)疼痛　与手术创伤及术后出现腹胀有关。

(3)潜在并发症　感染。

(4)潜在并发症　下肢静脉血栓形成。

3.护理目标　①住院期间适应留置导尿管,保持尿管通畅,预防感染;出院后学会自主导尿,促进膀胱功能恢复。②术后学会正确使用镇痛泵,尽早下床活动,2~3 d肠道排气。③住院期间不发生感染。④住院期间不发生静脉血栓。

4.护理措施

(1)排尿障碍　①术后观察尿管是否通畅,遵医嘱术后7~14 d拔除尿管。②拔除尿管前3 d,间断夹闭尿管,每2 h开放1次,间断开放排尿,锻炼膀胱功能。③拔除尿管后4~6 h测残余尿量,若超过100 mL则需重新留置导尿管,<100 mL说明膀胱功能已恢复。

(2)疼痛　①患者术后切口疼痛,密切询问疼痛的部位、程度,及时告知医师对症处理。②患者术后2~3 d容易出现腹胀,指导患者早期床上活动翻身,促进肠功能恢复。③指导患者禁食奶制品、豆制品及含糖量高的食物,鼓励患者进食高营养、易消化的流质饮食,避免肠胀气。

(3)潜在并发症　感染。①保持腹腔引流管、留置导尿管通畅,预防管道扭曲、堵塞。②观察引流液以及尿液的性质、量,并做好记录,如有异常,及时告知医师,必要时监测尿常规。③遵医嘱做好会阴擦洗,2次/d,每天更换引流袋。④保持切口敷料干燥,如有渗液、渗血、污染,要及时更换。⑤观察患者体温变化,术后3 d内每天测量体温4次,如有异常,及时报告医师,遵医嘱予物理降温或药物应用。

(4)潜在并发症　下肢静脉血栓形成。

1)鼓励患者进行早期功能锻炼,促进血液循环:卧床期间协助患者变换体位,指导患者术后适当抬高下肢,做下肢的主动和被动运动,如踝泵运动,鼓励和协助患者尽早下地活动,并进行腓肠肌的功能锻炼,以促进血液循环。

2)严密观察患者病情,及时发现异常:术后应注意观察患者有无咳嗽、咳血痰、胸痛、呼吸困难等症状,如有以上症状应警惕肺栓塞的发生。责任护士要认真听取患者主诉,密切观察患者下肢皮肤的颜色及温度,并告知患者术后一旦出现下肢酸、胀、疼痛等异常感觉,立即告知责任护士。

5.护理评价　患者腹部切口无渗血、渗液,敷料清洁干燥;腹腔引流管及留置导尿管固定良好,引流通畅;阴道无出血。术后患者体温平稳,未发生感染和下肢静脉血栓。

思维引导

术后要鼓励患者和家属共同参与护理计划的制订和实施,卧床期间进行床上肢体活动,尽可能早下床活动,注意循序渐进增加活动量,促进术后生活自理。

(三)健康教育

1.饮食指导　注意饮食,加强营养,避免劳累、受凉感冒。

2.随访指导　向患者讲解出院后随访的重要性,一般认为出院后1个月首次随访,治疗后2年内每3个月复查1次,3~5年内,每半年复查1次,第6年开始,每年复查1次。

3.心理指导　帮助患者调整心态,鼓励参加社会交往活动或恢复正常工作。

4.生育指导　性生活的恢复需要依据术后复查结果而定。

三、思考与讨论

一般认为,子宫颈癌有较长的癌前病变阶段,早期患者一般无自觉症状,多由体检发现。随着病程进展出现典型的临床表现,如接触性出血、月经紊乱或出血时间长,阴道排液,气味异常。子宫颈癌患者在发生浸润前几乎可以全部治愈。因此,提高子宫颈癌科学知识普及、早预防、早发现、早治疗是提高患者生存率的关键。

四、练习题

1. 子宫颈癌的临床表现有哪些?
2. 子宫颈癌的预防有哪些?

五、推荐阅读

[1]安力彬,陆虹.妇产科护理学[M].6 版.北京:人民卫生出版社,2017.
[2]谢幸,孔北华,段涛.妇产科学[M].9 版.北京:人民卫生出版社,2018.

案例 16　卵巢恶性肿瘤的护理

一、病历资料

(一)一般资料

患者,女性,48 岁,汉族,自由职业。

(二)主诉

左乳腺癌保乳术后 4 年,发现胸腔积液、腹水、腹胀 2 d。

(三)现病史

患者于 2018 年行"左乳腺癌保乳手术+前哨淋巴结探查+筋膜组织瓣成形术",术后恢复好。术后以"表柔比星和环磷酰胺序贯紫杉醇脂质体"方案化疗 8 次,放疗 25 次,口服"托瑞米芬"内分泌治疗至今。2 d 前于当地医院行胸腹部 CT 复查,回示左侧胸腔积液,腹水。为求进一步诊治来我院,入院查体,T 36.5 ℃,P 82 次/min,R 18 次/min,BP 127/69 mmHg。以"左乳腺癌术后"收入乳腺外科,入院后积极完善相关检查。综合检查结果,请妇科会诊后转至妇科病区。自发病以来,精神好,食欲缺乏,睡眠欠佳,大、小便正常,体重无减轻。

(四)既往史

既往体健,无高血压、心脏疾病病史,无糖尿病、脑血管疾病病史,无肝炎、结核、疟疾传染病史,无外伤、输血史,无食物、药物过敏史。

(五)个人史及家族史

无吸烟、饮酒史;月经 $15\dfrac{5-7}{28}$,周期不规则,月经量少,颜色正常。无血块、无痛经;孕 2 产 1,无早产、手术产、死产,无节育、绝育。夫妻关系和睦,爱人体健。父亲体健,母亲患乳腺癌,1 弟、1 妹、1 子健康状况良好,无与患者类似疾病,无家族性遗传病史。

(六)辅助检查

1. 实验室检查　肿瘤相关抗原 125 1 423.00 U/mL,肿瘤相关抗原 15-3 55.30 U/mL,非小细胞肺癌抗原 21-1 4.16 ng/mL;人附睾蛋白 4 325.00 pmol/L;血管内皮生长因子 147.50 pg/mL;红细胞计数 $3.41×10^{12}$/L,血红蛋白 105.0 g/L;钙 2.02 mmol/L,白蛋白 32.7 g/L,胆碱酯酶 4.20 KU/L,镁 1.10 mmol/L;纤维蛋白原 4.80 g/L,D-二聚体 1.91 mg/L。

2. 专科检查　外阴发育正常,已婚已产式。阴道畅,可容两指,黏膜光滑,少量白色分泌物。宫颈肥大,质地中,居中,可见多发宫颈腺囊肿。子宫前位,子宫前方可触及一大小约 12 cm 质硬包块,活动度欠佳,与子宫分界不清,有压痛。双侧附件区增厚,两侧可触及压痛。三合诊:直肠黏膜光滑,未触及明显异常,退指指套无血染。

3. 胸腹部增强 CT　胸部 CT:右肺中叶、左肺舌段及两肺下叶轻微炎症,较前稍增多;双侧胸腔少量积液,较前新发;腹水,较前新发;膈下腹膜结节,转移待排除。腹部 CT:双侧附件区占位,考虑卵巢癌,建议结合病理;子宫强化不均,建议结合超声;大网膜、腹膜转移考虑;膈肌增厚,转移考虑;脂肪肝,肝内钙化灶;胆囊炎;腹盆腔大量积液。

4. 阴道彩超　双侧附件区低回声结节(卵巢癌可能);盆壁低回声结节(考虑转移灶);盆腔积液;子宫内膜增厚并回声不均匀。

5. 病理结果　腹水病理结果回示发现肿瘤细胞,见图 3-1。腹水沉渣包埋:查见异型细胞,需免疫组化协诊,见图 3-2。

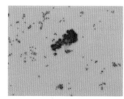

图 3-1　腹水病理结果

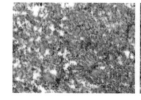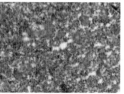

图 3-2　腹水沉渣包埋

(七)诊疗过程

患者入院后完善相关检查,包括血常规、肝肾功能、凝血功能、血脂、血糖、传染病筛查、尿常规、胸部 CT、彩超等。入院后第 5 天患者在全麻下行"经腹腔腹式镜子宫全切术+双侧输卵管及卵巢切除术+肠粘连松解术+多处活检术",术后辅以"紫杉醇+顺铂(腹腔热灌注)"化疗,经积极治疗和护理,患者恢复良好,做好健康宣教并办理出院,嘱患者定期返院治疗。

二、护理经过

(一)术前护理

1. 护理评估

(1)病史

1)一般情况与目前病情:神志清,精神可,语言表达清楚;排尿、排便正常;食欲缺乏、睡眠欠佳;自理能力无需依赖,无跌倒风险,压力性损伤无风险,无静脉血栓栓塞症风险。

2)既往史:无高血压、糖尿病、脑血管意外等基础疾病;做过左乳癌保乳手术;无过敏史。

3)生活史与家族史:无吸烟、饮用咖啡、嗜酒史;无高胆固醇饮食;母亲曾患乳腺癌。

(2)身体状况

1)一般状态:T 36.7 ℃,P 78 次/min,R 18 次/min,BP 116/65 mmHg。

2)心肺:双肺呼吸音清,无干、湿啰音,无胸膜摩擦音,语音共振正常。心前区无隆起,心尖搏动正常,心浊音界正常,心前区无异常搏动,心率72 次/min,律齐,心脉率一致,各瓣膜听诊区未闻及杂音,无心包摩擦音。

(3)辅助检查

1)阴道彩超:子宫体大小约 48 mm×50 mm×43 mm,肌层回声均匀。内膜厚约 11 mm,回声强弱不均,彩色多普勒血流显像(CDFI)示内可及点状血流信号。右侧附件区可见范围约 25 mm×13 mm 低回声结节,形态不规则,CDFI 示内可及条状血流信号。左侧附件区可见范围约 25 mm×13 mm 低回声结节,形态不规则,CDFI 示内可及条状血流信号。盆壁可见多发低回声结节附着,其中一结节大小约 19 mm×6 mm,CDFI 示内可及点状血流信号。直肠子宫陷凹可见深 59 mm 不规则液性暗区。

2)其他检查:实验室检查、胸腹部增强 CT、腹部 CT 等辅助检查无特殊变化。

(4)心理-社会状况　因患者之前做过乳腺癌根治术,加之放化疗对其食欲及外在形象的影响,现又考虑卵巢癌,工作中需重点关注患者的心理状况。

2.护理诊断/护理问题

(1)睡眠型态紊乱　与疾病有关。

(2)营养失调:低于机体需要量　与癌症、腹水、放化疗反应引起的食欲减退有关。

(3)焦虑/恐惧　与罹患双癌症、疾病对生命的威胁有关。

3.护理目标　①患者睡眠型态明显改善。②患者能说出影响营养摄取的原因,并列举应对措施。③患者能描述自身的焦虑/恐惧,并能利用相关方法进行缓解。

思维引导

患者为中年女性,2 d 前行胸腹部 CT 复查,回示:左侧胸腔积液,腹水,且食欲及睡眠均欠佳;再结合肿瘤标志物检查结果、胸腹部增强 CT、阴道彩超及腹水病理结果,考虑患者为卵巢癌。通过病情评估,可以判断患者目前存在的主要护理问题是睡眠型态紊乱及营养失调。通过与患者交谈,进一步评估患者心理状况,因患者与其母亲均患过乳腺癌,现又确诊卵巢癌,其心理压力较大,一定程度上存在焦虑、恐惧的心理问题。护士应抓住与患者沟通的机会,及时动态评估其病情及心理状况,适时调整护理计划与措施。

4.护理措施

(1)睡眠型态紊乱　①提供舒适的病房环境,维持病房环境的温度在 22~24 ℃,湿度在 35%~75%。②医护人员在日常工作中要做到走路轻、说话轻、操作轻,保证病房环境的安静。③积极为患者进行腹腔穿刺,引流出腹腔液体,减轻其腹胀感。④必要时遵医嘱用药。

(2)营养失调　①避免刺激性食物,以色、香、味俱全的清淡饮食为主。②少量多餐,缓慢咀嚼。③必要时遵医嘱应用护胃、止吐药物。④做好口腔护理,增强患者食欲。⑤定期监测体重,关注血红蛋白、白蛋白等营养指标。

(3)焦虑/恐惧　①积极主动向患者介绍病房环境、陪护及探视制度,介绍患者的主管医师及责任护士。②提供安静舒适的环境,避免各种不良因素刺激。③主动关心患者,多与患者进行沟通,及时了解患者的心理需求及诉求。④向患者讲解手术的必要性及安全性,鼓励其多与同病室患者进行交谈,减轻其焦虑/恐惧心理。

5.护理评价　入院第 2 天,患者已熟悉医院环境、自己的责任护士及主管医师,了解手术相关知识,焦虑/恐惧心理及睡眠型态有所改善;未发生营养失调。

思维引导

患者入院后,责任护士积极向患者及其陪护人员进行健康宣教,使其熟悉医院环境,焦虑症状有所减轻。患者在行腹腔穿刺后,腹胀症状较前减轻。因患者之前患过乳腺癌,做过乳癌手术,现又发现患有卵巢癌,心理压力较大,担心生命时长,护士需要理解并安抚患者,讲解手术相关知识,增强其信心。

（二）术后护理

1. 护理评估

（1）术中情况　手术名称：经腹腔腹式镜子宫全切术+双侧输卵管及卵巢切除术+肠粘连松解术+多处活检术。麻醉方式：全身麻醉（含喉罩）。术中出血：约 20 mL；术中无意外及特殊处理等情况。

（2）身体状况

1）一般状态：术后返回病房，遵医嘱给予持续心电监护，持续鼻导管吸氧 2 L/min，T 36.4 ℃，P 60 次/min，R 16 次/min，BP 120/77 mmHg，SpO_2 99%；患者神志清，精神可，心理平静，未诉胸闷、恶心。

2）切口及管道情况：右颈内静脉输液港针固定良好；腹部敷料清洁干燥，无渗液、渗血；左、右两侧腹腔引流管各 2 根，固定牢固，引流出少量血性液体；留置导尿管通畅，引流出淡黄色尿液。

3）阴道无出血。

4）各项风险评估：患者自诉轻度疼痛，能耐受；患者自理能力为轻度依赖，跌倒、坠床为低度风险，静脉血栓栓塞症风险为低危。

（3）心理-社会状况　了解患者术后心理感受，对疾病预后的了解情况，安抚患者因手术产生的紧张、焦虑等心理。

思维引导

患者从手术室返回病房，从与手术室人员交接开始，对患者进行全身评估。结合术前评估结果，了解手术中情况，有重点地评估患者的生命体征、身体状况、心理及管路问题。因患者术前纤维蛋白原测定 4.80 g/L，D-二聚体 1.91 mg/L，术后患者自理能力为轻度依赖，需重点关注患者的活动度及有无下肢静脉血栓形成。身体状况则需重点评估患者腹部切口情况，敷料有无渗血、渗液及卷边；观察患者阴道有无出血，出血量及颜色；腹腔引流管及留置导尿管，有无反折及脱出，引流液及尿液的颜色和量有无异常。术后给予患者"紫杉醇+顺铂（腹腔热灌注）"化疗，应关注患者的体位变化及药物不良反应。

---

2. 护理诊断/护理问题

（1）自我形象紊乱　与手术切除生殖器官影响夫妻生活、化疗后脱发有关。

（2）疼痛　与手术创伤及术后发生腹胀有关。

（3）潜在并发症　感染。

（4）潜在并发症　下肢静脉血栓形成。

3. 护理目标　①患者能正确对待自身形象的改变。②患者术后发生疼痛能及时得到改善。③患者术后未发生感染。④患者术后未发生下肢静脉血栓。

4. 护理措施

（1）自我形象紊乱　①利用同伴教育，鼓励患者树立战胜疾病的信心，迎接新生活。②告知患者化疗后脱发是可逆的，指导脱发患者配戴假发，并教会患者保护假发的方法，即脱下假发，用温水清洗灰尘，梳子顺梳、晾干备用。③主动与患者丈夫或亲人取得联系，要求他们多给予患者体贴、关心、理解与支持。

（2）疼痛　①指导患者腹痛时采取自觉舒适体位，如侧卧位、半卧位、躯体弯曲位或端坐卧位。②密切观察患者腹痛的性质、部位，如有异常，及时报告医师。腹痛患者未明确诊断前，原则上不使用镇痛药，以免掩盖病情，延误治疗。③指导患者禁食奶制品、豆制品及含糖量高的食物，鼓励患者进食高营养、易消化的流质饮食,避免肠胀气。④鼓励患者尽早下床活动,促进肠蠕动。⑤教会患者转移疼痛注意力的方法,如听音乐、按摩及与他人交谈等方法。

(3)潜在并发症　感染。①保持腹腔引流管、留置导尿管通畅,预防管道扭曲、堵塞。②观察引流液、尿液的性质、量,并做好记录,如有异常,及时告知医师,必要时监测尿常规。③会阴擦洗,2 次/d,每天更换引流袋。④保持切口敷料干燥,如有渗液、渗血、污染,要及时更换。⑤观察患者体温变化,术后 3 d 内每天测量体温 4 次,如有异常,及时报告医师,遵医嘱予物理降温或药物应用。⑥化疗后要定期监测患者血常规、肝肾功能,防止出现骨髓抑制及肾毒性。⑦保持室内空气清新,每天定时开窗通风,通风时间每次至少 30 min。必要时,对房间进行空气消毒。

(4)潜在并发症　下肢静脉血栓形成。

1)早期功能锻炼:卧床期间协助患者变换体位,指导患者术后适当抬高下肢,做下肢的主动和被动运动,如踝泵运动,鼓励和协助患者尽早下地活动,并进行腓肠肌的功能锻炼,以促进血液循环。

2)建立下肢深静脉血栓预警:患者 48 岁,属于高危因素,术前纤维蛋白原测定 4.80 g/L,D-二聚体 1.91 mg/L,指标较高,术后给予患者双下肢气压治疗,遵医嘱应用抗凝药物,用药期间同时关注患者有无出血倾向,术后应动态监测 D-二聚体或血小板的变化,及时发现异常并给予处理。

3)严密观察病情:术后应注意观察患者有无咳嗽、咳血痰、胸痛、呼吸困难等症状,如有以上症状应警惕肺栓塞的发生。责任护士要认真听取患者主诉,密切观察患者下肢皮肤的颜色及温度,并告知患者术后一旦出现下肢酸胀、疼痛等异常感觉,立即告知责任护士。

5. 护理评价　术后患者腹部切口无渗血、渗液,敷料清洁干燥;腹腔引流管及留置导尿管固定良好,引流通畅;阴道无出血。术后第 4 天已排气,术后第 6 天排除化疗禁忌,给予患者"紫杉醇+顺铂(腹腔热灌注)"化疗,化疗过程中患者未诉不适,术后患者体温平稳,未发生肺栓塞及下肢静脉血栓。现已出院。

思维引导

因患者术后辅以"紫杉醇+顺铂(腹腔热灌注)"化疗,指导患者进行体位更换,及时监测患者尿量及肝肾功能。同时还应关注灌注管,尤其是穿刺口的护理,如有渗液、红肿及时通知医师进行更换及处理;另一方面,还应关注患者有无腹痛及腹胀。

(三)健康教育

1. 饮食指导　注意饮食,加强营养,避免劳累受凉感冒。

2. 检查指导　出院 3 d 后复查血常规,7 d 后复查肝肾功能、凝血功能等,如有异常及时处理。

3. 保持清洁　保持外阴清洁;禁止同房、盆浴 3 个月。

4. 用药指导　院外继续规律药物治疗,不要擅自增减药量,自我监测药物的不良反应。3 d 后切口敷料换药拆线。

5. 定期复诊　嘱患者 16 d 后视身体情况返院治疗,出现不适随时就诊。

三、思考与讨论

患者以"左乳腺癌保乳术后 4 年,发现胸腔积液、腹水、腹胀 2 d"为主诉,以"左乳腺癌术后"为诊断入院。入院后对患者进行全面评估,详细了解患者一般情况、病情、辅助检查及病情观察要点等,有针对性制订护理计划和护理措施。住院期间给予患者手术治疗,辅以化疗,根据患者病情及治疗措施变化,随时做好护理评估,调整护理计划和措施,实施个体化优质护理。

四、练习题

1. 卵巢癌发生的高危因素有哪些？

2. 腹腔热灌注术后患者的护理要点有哪些？

3. 肺栓塞的三联征指什么？

五、推荐阅读

[1]安力彬,陆虹.妇产科护理学[M].6版.北京:人民卫生出版社,2017.

[2]程志珍,艾旭雯,姜娜,等.心胸外科手术术后疼痛护理的研究进展[J].实用临床医学,2022, 23(1):135-138.

[3]王胜花,杨婷.卵巢癌减灭术患者术后下肢静脉血栓的预防及护理[J].中华现代护理杂志, 2014,20(14):1637-1638.

[4]钟刚,许嵩,班自芹.妇科手术后静脉血栓性疾病27例临床分析[J].实用妇产科杂志,2010, 26(9):680-682.

案例 17　子宫内膜癌的护理

一、病历资料

(一)一般资料

患者,女性,61岁,汉族,退休人员。

(二)主诉

阴道异常排液3月余。

(三)现病史

3月余前无明显诱因出现阴道排液,量少,初为透明清亮状,2月余前同房后出血,量少,1周前再次出现同房后出血,量少,色鲜红。其间无腹痛、腹胀,无尿频、尿急等不适。4 d前于当地医院就诊,行宫腔镜病理检查:子宫内膜样腺癌伴灶状鳞化,建议免疫组化协诊。今为求进一步诊治,门诊以"子宫内膜样癌"收入院。自发病以来,食欲正常,睡眠正常,大、小便正常,精神正常,体重无减轻。

(四)既往史

30多年前因胎位不正行剖宫产术,无高血压、心脏疾病病史,无糖尿病、脑血管疾病病史,无肝炎、结核、疟疾传染病史,无手术、输血史,无食物、药物过敏史。

(五)个人史及家族史

无疫区、疫情、疫水接触史,无牧区、矿山、高氟区、低碘区居住史,无化学性物质、放射性物质、有毒物质接触史,无吸毒史,无吸烟、饮酒史,否认冶游史。已婚,25岁结婚,爱人体健,夫妻关系和睦,孕2产1,为剖宫产,现绝经12年。父亲因肺癌去世,1兄因脑梗死去世,母亲、2妹、1女健康状况良好,无与患者类似疾病,无家族性遗传病史。

(六)辅助检查

1.实验室检查　血红蛋白 113.0 g/L;甘油三酯 3.26 mmol/L,载脂蛋白 B 1.11 g/L,高密度脂蛋白 0.89 mmol/L;肿瘤相关抗原 19-9 46.90 U/mL,非小细胞肺癌抗原 21-1 3.48 ng/mL,铁蛋白 166 ng/mL,β 绒毛膜促性腺激素 0.98 mIU/mL,绝经前罗马指数 12.99%。

2.妇科检查　外阴发育正常,已婚已产式;阴道畅,可容两指,黏膜光滑,少量淡黄色分泌物。宫颈光滑,质地中,大小正常。子宫正常大小,前位,质软,无压痛。双侧附件区未触及明显异常。

3.盆腔磁共振成像检查　子宫肌层信号欠均匀。宫腔内可见斑片状稍长 T_2 信号,弥散加权成像(DWI)高 b 值弥散受限呈高信号,局部结合带显示欠连续。宫颈形态可。双侧附件区未见异常信号。宫腔内异常信号,考虑子宫内膜癌(Ⅰa 期)。双侧腹股沟区、双侧髂血管旁可见多发小淋巴结显影。静脉注入对比剂后增强扫描:宫腔内异常信号可见轻度均匀强化,延迟期呈相对低信号。余盆腔脏器未见明显异常强化。

4.阴道超声检查　子宫内膜增厚并回声不均;宫颈腺囊肿。

5.疑难病理会诊　子宫内膜样癌伴鳞化。

(七)诊疗过程

患者入院积极完善相关检查,包括血常规、肝肾功能、凝血功能、血脂、肿瘤标志物、彩超及磁共振成像等,在全麻下行"腹腔镜下子宫及双侧附件切除术+盆腔淋巴结清扫术+腹主动脉旁淋巴结清扫术+盆腔粘连松解术",术后给予患者抗感染、补液、护胃、抗凝及维持内环境稳定等综合治疗,患者恢复良好,做好健康教育并办理出院,嘱患者定期门诊复诊。

二、护理经过

(一)术前护理

1.护理评估

(1)病史

1)一般情况与目前病情:患者女性,61 岁,身高 150 cm,体重 60 kg,神志清,精神可,语言表达清楚;食欲、睡眠均正常,大、小便正常;皮肤完整;现绝经 12 年;自理能力无需依赖;跌倒风险评估无风险,压力性损伤无风险,静脉血栓栓塞症无风险。

2)既往史:无高血压、糖尿病、冠心病、脑血管意外等基础疾病病史;无过敏史。

3)生活史与家族史:无吸烟、饮酒史;近亲家属中无乳腺癌、子宫内膜癌等肿瘤病史。

(2)身体状况

1)一般状态:T 36.3 ℃,P 80 次/min,R 20 次/min,BP 120/76 mmHg。

2)妇科检查:外阴发育正常,已婚已产式;阴道畅,可容两指,黏膜光滑,少量淡黄色分泌物。宫颈光滑,质地中,大小正常。子宫正常大小,前位,质软,无压痛。双侧附件区未触及明显异常。

(3)辅助检查　辅助检查无特殊变化。

(4)心理-社会状况　患者因出现症状需接受检查时,对检查过程及检查结果充满焦虑和恐惧;确诊后因手术费用、预后等因素,常出现焦虑、烦躁等情绪,及时评估患者的家庭支持情况,动态评估患者心理调适状况。

2.护理诊断/护理问题

(1)焦虑　与应对疾病确诊与治疗有关。

(2)睡眠型态紊乱　与环境变化(住院)有关。

(3)知识缺乏　缺乏术前常规、术后锻炼及活动知识。

思维引导

患者为老年女性,3月余前无明显诱因出现阴道排液,量少,初为透明清亮状,2月余前同房后出血,量少,1周前再次出现同房后出血,量少,色鲜红。结合实验室检查结果、磁共振成像、阴道超声及疑难病理会诊结果,考虑患者为子宫内膜癌。通过与患者交谈,患者对检查过程不适,对检查结果充满不确定感,导致患者出现焦虑、恐惧等负性情绪,应重点关注患者的心理问题。且患者比较缺乏疾病相关知识,担心疾病预后,围手术期护士应及时、动态、全面地评估患者的病情资料及应激反应,积极地为患者提供指导与帮助。

3.护理目标　①患者焦虑得到改善。②患者能应对影响睡眠因素,保证夜间睡眠时间。③患者掌握术后锻炼、呼吸控制要点及技巧。

4.护理措施

(1)焦虑　①主动向患者讲解诊断性检查、治疗过程、可能出现的不适、影响预后的因素,鼓励患者及家属参与讨论,提出疑虑,耐心解答,针对具体情况给予指导。②许多女性视子宫为保持女性特征的重要器官,若切除,患者可能会产生失落感,护士应注重为患者提供倾诉表达的机会,及时给予心理疏导。③检查时注意保护患者隐私,尽量减少暴露部位,避免多余人员。④做好家属的工作,为患者提供良好的社会支持。

(2)睡眠型态紊乱　①向患者介绍病区环境,主动告知患者的责任护士与主管医师,积极帮助患者适应住院环境。②病室保持适宜的温湿度,夜间尽量保持安静,减少不必要的治疗。③教会患者应用放松等技巧促进睡眠。④必要时遵医嘱使用镇静剂,保证夜间连续睡眠。

(3)知识缺乏　缺乏术前常规、术后锻炼及活动知识。①讲解疾病相关知识,介绍手术名称及过程。②讲解术后呼吸控制要点,并让患者进行呼吸和咳嗽训练。③向患者详细讲解术前准备的相关内容,如交叉配血试验、备皮、脐部清洁、阴道冲洗、灌肠、手术禁食时间、手术所需物品及手术时间。

5.护理评价　入院第3天,患者能说出治疗、护理的配合要点,及时表达引起焦虑的因素,积极应对,焦虑症状明显改善,夜间睡眠质量可;了解疾病部分相关知识,学会了呼吸功能锻炼和咳嗽训练的方法。

思维引导

患者因同房后出血前来就诊并确诊,对患者来说为应激源,可引起患者的应激反应。患者对疾病的相关知识较缺乏,对疾病的治疗及预后有较强的不确定感;且患者年龄较大,认知功能及心理调适能力下降。经加强与患者及家属的沟通,患者焦虑和恐惧心理得到缓解。将健康教育贯穿到日常护理中,用通俗易懂的语言向患者讲解疾病相关知识,解答患者的疑问,使患者及家属能主动参与疾病治疗护理。

(二)术后护理

1.护理评估

(1)术中情况　患者在全麻下行"腹腔镜下子宫及双侧附件切除术+盆腔淋巴结清扫术+腹主动脉旁淋巴结清扫术+盆腔粘连松解术",了解术中出血、补液等情况;术后给予患者抗感染、护胃、抗凝等治疗。

（2）身体状况

1）一般状态：患者神志清，T 36.3 ℃，P 78 次/min，R 18 次/min，BP 138/68 mmHg，SpO_2 100%。

2）切口及引流管情况：评估患者腹部敷料干燥，无渗血和渗液；腹腔引流管妥善固定，遵医嘱夹闭；阴道无出血。

3）其他：评估患者疼痛程度为轻度，自理能力为重度依赖，跌倒坠床风险为低度，静脉血栓栓塞症风险为中危。

（3）心理-社会状况 了解患者术后的心理感受，评估患者对疾病预后的了解情况，采取针对性的措施，安抚患者的紧张、焦虑等心理。

2. 护理诊断/护理问题

（1）疼痛 与手术创伤有关。

（2）身体意象紊乱 与手术切除子宫、卵巢有关。

（3）营养失调：低于机体需要量 与肿瘤、创伤致机体高分解代谢状态及术后禁食有关。

（4）潜在并发症 感染。

（5）潜在并发症 下肢静脉血栓。

思维引导

患者术后返回病房观察室，与手术室人员进行交接，立即对患者进行全身评估，包括生命体征、切口敷料、管道及阴道出血情况。结合术前评估结果并了解术中情况，有重点地评估患者，患者手术创伤大且切除子宫、卵巢，术后可能出现疼痛、身体意象紊乱、营养失调；患者自理能力为重度依赖，静脉血栓栓塞症风险为中危，需关注患者的活动度及预防下肢静脉血栓形成。身体状况则需重点评估患者腹部敷料有无渗血和渗液；阴道有无出血，出血量及颜色；遵医嘱及时开放腹腔引流管，并观察引流是否通畅及引流液的颜色、性状、量。

3. 护理目标 ①患者能应用减轻疼痛的方法，疼痛缓解。②患者能正确看待丧失子宫及附件。③患者营养状况得以维持或改善。④患者未发生感染。⑤患者未发生下肢静脉血栓。

4. 护理措施

（1）疼痛 ①保持病室安静，减少家属探视；护理操作时应动作轻柔，减少刺激。②病情稳定者术后第 1 天可采取半卧位，有助于腹部肌肉松弛，降低腹部切口张力；同时，有利于腹腔引流，减少渗出液对膈肌及脏器的刺激。③患者术后出现肩背痛，系二氧化碳气体刺激所致，可早期活动，促进二氧化碳气体的吸收。④患者术后 2～3 d 容易出现腹胀，禁食奶制品、豆制品及含糖量高的食物，避免肠胀气，可早期活动，促进肠功能恢复。⑤鼓励患者采用深呼吸或与家人聊天等方式来转移注意力，缓解疼痛。⑥患者术后带有自控镇痛泵，遵医嘱或根据患者的痛感调节泵速，注意观察止痛效果。⑦教会患者正确咳嗽的方法，注意用手保护腹部切口，减轻疼痛。

（2）身体意象紊乱 ①女性通常视子宫及卵巢为保持女性特征的重要器官，护士需要应用专业知识，为患者提供相关信息；结合患者年龄，患者无生育需求，且已绝经，手术切除是最主要的治疗方法。②利用同伴教育，分享感受，帮助患者度过心理调适期。③鼓励患者亲属给予关心、理解与支持，增强患者自尊感和被爱感。

（3）营养失调：低于机体需要量 ①遵医嘱给予患者静脉营养支持治疗。②鼓励患者早日进食，宜进食高蛋白、高热量、高维生素饮食，且保证营养均衡，避免辛辣刺激食物。

（4）潜在并发症 感染。①术后遵医嘱合理应用抗生素，每日开窗通风，时间>30 min。②保持腹部切口敷料干燥，如有渗液、渗血、污染，及时更换。③保持腹腔引流管通畅，避免扭曲、堵塞，观察引流液性质、量,如有异常,及时告知医师。④留置导尿管期间行会阴擦洗,2 次/d,保持会阴部的清洁、干燥。⑤术后测量并记录体温,4 次/d,直至连续 3 d 体温正常后,改为测量体温 1 次/d。

(5)潜在并发症　下肢静脉血栓。①下肢静脉血栓重在预防,术后评估患者静脉血栓栓塞症风险为中危,做好宣教,向患者讲解静脉血栓形成的常见症状、危险性及预防措施。②因术前清洁灌肠及术中体液丢失,术后应及时补充水分及电解质,防止体液丢失过多,血液浓缩,下肢静脉血栓风险增加。③患者术后自理能力为重度依赖,帮助患者按摩双下肢,协助患者在床上进行被动运动,并鼓励患者早期下床活动,渐进性增加活动量。④遵医嘱应用下肢气压治疗仪。⑤遵医嘱给予抗凝药物应用,观察患者注射部位有无皮下出血。⑥观察与处理,疼痛是最早的症状,多数患者出现下肢肿胀,一旦出现异常感觉,绝对卧床休息,抬高患肢并制动,禁止热敷、按摩患肢,并调整抗凝药物的用量。

5.护理评价　患者术后第 3 天去除自控镇痛泵,诉疼痛可耐受。能正确看待丧失子宫及附件。术后未发生感染,术后第 3 天复查四肢血管彩超,未发生下肢静脉血栓。

思维引导

　　患者术后遵医嘱给予心电监护,结合术后评估,重点观察患者腹部切口敷料及引流液情况、阴道有无出血。同时还应观察患者的活动状况,及时识别异常情况,预防下肢静脉血栓的发生;重视患者对疼痛的主诉,采取有效应对措施。加强患者出院宣教,定期门诊复查。

(三)健康教育

1.饮食指导　合理膳食,宜摄入低脂、低胆固醇饮食,进食优质蛋白,多食蔬菜、水果和粗纤维食物,营养均衡。

2.生活方式　①建议体力活动的程度,量力而行。②鼓励适当的性生活,为患者提供健康咨询,包括局部使用润滑剂,增进性生活舒适度。

3.定期复诊　嘱患者定期门诊复诊,在治疗结束后的 2～3 年内,应每 3～6 个月复查 1 次,3 年后每半年 1 次,5 年后每年 1 次。

三、思考与讨论

　　患者以"阴道异常排液 3 月余"为主诉,以"子宫内膜样癌"为诊断入院。入院后对患者进行全面评估,详细了解患者一般情况、病情、辅助检查及病情观察要点等,有针对性制订护理计划和护理措施。住院期间给予手术治疗,术后给予患者抗感染、抗凝、补液、镇痛治疗,根据患者病情及治疗措施变化,随时做好护理评估,调整护理计划和措施,实施个体化护理。

四、练习题

1.子宫内膜癌的临床表现有哪些?

2.子宫内膜癌患者术后可能的护理诊断及相关护理措施是什么?

3.子宫内膜癌患者的出院随访包含哪些内容?

五、推荐阅读

[1]安力彬,陆虹.妇产科护理学[M].6 版.北京:人民卫生出版社,2017.

[2]谢幸,孔北华,段涛.妇产科学[M].9 版.北京:人民卫生出版社,2018.

[3]中国抗癌协会妇科肿瘤专业委员会.子宫内膜癌诊断与治疗指南(2021 年版)[J].中国癌症杂志,2021,31(6):501-512.

案例 18 异位妊娠的护理

一、病历资料

（一）一般资料

患者,女性,33 岁,汉族,务农。

（二）主诉

下腹痛伴阴道少量出血 3 d。

（三）现病史

患者自诉月经不规律,2022 年 3 月 7 日月经来潮,正常,于 2022 年 6 月 16 日阴道淋漓出血持续 7 d,量较平时经量少,无腹痛等,自以为月经来潮。3 d 前剧烈活动后出现下腹痛伴阴道少量出血,遂就诊外院,测尿人绒毛膜促性腺激素(+),彩超提示左侧卵巢外上方可见大小约 25 mm×21 mm 不均质低回声包块,边界欠清,CDFI:可见血流信号。今为求进一步诊治,门诊以"异位妊娠"收入院。自发病以来,食欲正常,睡眠正常,大、小便正常,精神正常,体重无减轻。

（四）既往史

既往体健,无高血压、心脏疾病病史,无糖尿病、脑血管疾病病史,无肝炎、结核、疟疾传染病史。2012 年因异位妊娠行"右侧输卵管切除术",2021 年行"输卵管造影术",提示输卵管通畅,无食物、药物过敏史。

（五）个人史及家族史

无吸烟、饮酒史;平素月经规律,14 $\frac{4-6}{28}$,末次月经 2022 年 3 月 7 日。月经周期规则,月经量中等,颜色正常。无血块、无痛经;孕 2 产 0。夫妻关系和睦,爱人体健。父亲已故,母亲健康状况良好,无与患者类似疾病,无家族性遗传病史。

（六）辅助检查

1. 实验室检查 尿人绒毛膜促性腺激素(HCG)阳性;血 HCG 288.77 mIU/mL。

2. 专科检查 外阴发育正常,已婚未产式;阴道畅,容二指,少量分泌物;宫颈光滑,常大,宫颈口可见少量血迹;宫体前位,大小正常,质软,活动度活动,摇举痛(+);附件压痛明显,左侧为著。

3. 阴道彩超 左侧附件区可及大小约 25 mm×18 mm 不均质回声,边界欠清,内回声不均,CDFI:周边可见点状血流信号(图 3-3)。

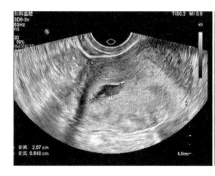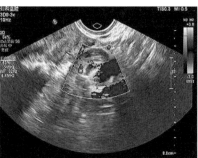

图 3-3 阴道彩超

(七)诊疗过程

患者入院后积极完善相关检查,包括血常规、肝肾功能、凝血功能、血糖、传染病筛查、血型、交叉配血结果、尿 HCG、血 β-HCG、心电图、阴道彩超等。嘱患者暂禁食水、严格卧床,完善术前准备及留置胃管。待结果回示后,于当天在全麻下行"腹腔镜下左侧输卵管妊娠开窗取胚术+肠粘连松解术+宫腔镜检查术+刮宫术",手术过程顺利,术后给予心电监护及抗炎、补液、护胃、止吐等对症治疗。切口愈合良好,一般情况可,做好健康教育并在术后第 3 天办理出院,嘱患者定期门诊复诊。

二、护理经过 ▶▶▶

(一)术前护理

1. 护理评估

(1)病史

1)一般情况与目前病情:患者女性,33 岁,身高 160 cm,体重 68 kg,体重指数(BMI)26.56 kg/m², 体型偏胖;神志清,精神可,语言表达清楚;食欲、排尿、排便、睡眠均正常;3 d 前剧烈活动后出现下腹痛伴阴道少量出血,疼痛评分为轻度疼痛,出血量少于月经量,色鲜红;自理能力无需依赖;无跌倒风险,压力性损伤无风险,无静脉血栓栓塞症风险。

2)既往史:患者无高血压、糖尿病、脑血管意外等基础疾病;因异位妊娠做过右侧输卵管切除术,1 年前做过输卵管造影术;无过敏史。

3)生活史与家族史:无吸烟、嗜酒史;无暴饮暴食、油腻饮食等;无高血压、冠心病等家族遗传倾向。

(2)身体状况

1)一般状态:T 36.7 ℃,P 82 次/min,R 19 次/min,BP 100/60 mmHg;无神志模糊、面色苍白、大汗淋漓及表情痛苦等。

2)心肺:双肺呼吸音清,无干、湿啰音,无胸膜摩擦音,语音共振正常。心前区无隆起,心尖搏动正常,心浊音界正常,心前区无异常搏动,心率 80 次/min,律齐,心脉率一致,各瓣膜听诊区未闻及杂音,无心包摩擦音。

(3)辅助检查　辅助检查无特殊变化。

(4)心理-社会状况　患者务农,33 岁,孕 2 产 0,之前有过异位妊娠病史,存在恐惧心理。患者家庭关系和睦。

> **思维引导**
>
> 患者 BMI 26.56 kg/m²,体型偏胖。患者 3 d 前剧烈活动后出现下腹痛伴阴道少量出血,尿 HCG 阳性;血 HCG 288.77 mIU/mL,再结合妇科专科检查及阴道 B 型超声检查的阳性结果,了解患者为异位妊娠。通过评估,可以判断患者目前存在的主要护理问题是腹痛及阴道出血。通过与患者交谈,进一步评估患者心理状态,因患者 33 岁、体型偏胖、异位妊娠病史、孕 2 产 0,患者存在恐惧心理问题。护士应动态、全面评估患者的病史、身体状况、辅助检查,重点了解并关注患者的阳性体征,如腹痛、血压、血 HCG、阴道 B 型超声等,及时调整护理计划与护理措施。

2. 护理诊断/护理问题

(1)疼痛　与疾病有关。

(2)恐惧　与疾病对生命的威胁及担心手术治疗对今后生育的影响有关。

（3）潜在并发症 失血性休克。

3.护理目标 ①患者疼痛明显改善。②患者能正确面对妊娠失败的事实,恐惧心理减轻。③患者未发生失血性休克。

4.护理措施

（1）疼痛

1）休息与活动:嘱患者卧床休息,减少活动量。

2）疼痛观察:评估患者疼痛的部位、性质、程度、持续时间,观察患者有无面色苍白、大汗、恶心、呕吐等伴随症状。疼痛发作时测血压、心率,为判断病情提供依据。

3）完善术前准备,必要时行急诊手术。

（2）恐惧 ①主动向患者及家属介绍病区环境,为患者提供安全、舒适的坏境。②医务人员应保持良好的服务态度,建立和谐友善的护患关系,减轻患者的紧张情绪。③主动了解患者需求,积极提供帮助。④积极向患者讲解手术相关知识,减轻其恐惧心理,使其配合手术。

（3）潜在并发症 失血性休克。密切观察患者的生命体征,并重视患者的主诉,尤其注意患者阴道出血量与腹腔内出血量不成比例,当阴道出血量不多时,不要误以为腹腔内出血量亦很少。护士应告诉患者病情发展的一些指征,如出血增多、腹痛加剧、肛门坠胀感明显等,以便当患者病情发展时,医患均能及时发现,给予相应处理。

5.护理评价 入院当天,患者腹痛症状无明显改善,仍为轻度疼痛;患者了解手术相关知识,恐惧心理有所改善;患者未发生失血性休克。

思维引导

患者术前主要是阴道出血及腹痛,嘱患者严格卧床及暂禁食水,积极完善各项检查及术前准备后,行急诊手术,避免相关并发症的发生,保证患者的安全。

（二）术后护理

1.护理评估

（1）术中情况 全麻下行"腹腔镜下左侧输卵管妊娠开窗取胚术+肠粘连松解术+宫腔镜检查术+刮宫术";术中出血约 5 mL;手术时长为 44 min;术中输液量 900 mL,尿量 150 mL,术中无输血;术中无意外及特殊处理等情况。

（2）身体状况

1）生命体征及意识:遵医嘱给予心电监护,鼻导管吸氧 2 L/min,T 36.0 ℃,P 60 次/min,R 16 次/min,BP 120/77 mmHg,SpO_2 99%;患者神志清,精神可,心理平静,未诉恶心等不适。

2）呼吸功能:监测患者血氧饱和度,SpO_2 波动范围:97%~100%,患者未诉胸闷。

3）切口及管道情况:腹部敷料清洁干燥,无渗液、渗血;左侧腹腔引流管一根开放,引流出少量血性液体;留置导尿管通畅,引流出淡黄色尿液。

4）阴道无出血。

5）各项风险评估:患者未诉疼痛,自理能力为轻度依赖,无跌倒、坠床风险,静脉血栓栓塞症风险为低危。

（3）心理-社会状况 了解患者术后心理感受,对疾病预后的了解情况,安抚患者因手术产生的紧张、焦虑等心理。

思维引导

患者从手术室返回病房,从与手术室人员交接开始,对患者进行全身评估,包括生命体征、各种管道、切口敷料及全身皮肤等。详细了解患者术中情况,包括手术时间、输液输血量、术中有无特殊情况等,结合患者术前评估结果,有侧重点地评估患者生命体征、身体状况及病情,如患者术后可能出现静脉血栓栓塞等,有针对性制订护理计划并随病情变化进行调整。

2. 护理诊断/护理问题

(1)疼痛 与手术创伤有关。

(2)有导管脱落的风险 与导管固定、患者活动、翻身活动有关。

(3)潜在并发症 下肢静脉血栓形成。

3. 护理目标 ①患者术后未发生疼痛或发生疼痛能及时缓解。②患者术后管道未发生脱落。③患者术后未发生下肢静脉血栓。

4. 护理措施

(1)疼痛

1)体位:术后12 h患者生命体征平稳后,给予半坐卧位,减轻切口张力,减轻腹部疼痛。

2)转移注意力:与患者交谈或鼓励患者听音乐、与病房人员聊天,转移患者注意力,减轻疼痛。

3)饮食:肛门排气后,鼓励患者进食高蛋白、高营养、易消化食物,促进切口愈合。

4)镇静止痛:必要时遵医嘱使用镇静止痛药物。

(2)有导管脱落的风险 ①术后要合理固定腹腔引流管、留置胃管及留置导尿管,床尾悬挂防导管滑脱标识。②加强对患者及陪护的宣教,讲解导管滑脱的危害,提高其重视度。③加强巡视。

(3)潜在并发症 下肢静脉血栓形成。①加强宣教,强调早日下床活动的重要性。②在患者病情允许的情况下,鼓励家属为患者按摩双下肢,预防静脉血栓。③必要时遵医嘱应用抗凝药物。

5. 护理评价 术后患者腹部切口无渗血、渗液,敷料清洁干燥;腹腔引流管及留置导尿管固定良好,引流通畅;阴道无出血。术后第2天已排气,拔除引流管及尿管,现已出院。

思维引导

患者身高160 cm,体重68 kg,BMI 26.56 kg/m²,体型偏胖,术后应关注患者的活动度,指导患者尽早下床活动,关注患者凝血功能、双下肢的皮温、小腿围、患者主诉及双下肢彩超,防止静脉血栓发生。

(三)健康教育

1. 饮食指导 注意饮食,加强营养,避免劳累受凉感冒。

2. 检查指导 每7 d复查血HCG,直至降至正常后2次。

3. 保持清洁 保持外阴干燥清洁,禁性生活、禁盆浴1个月。

4. 用药指导 院外继续规律药物治疗,不要擅自增减药量,自我监测药物的不良反应。

5. 定期复诊 嘱患者1个月后来院门诊复诊,出现不适随时就诊。

三、思考与讨论

患者以"下腹痛伴阴道少量出血3 d"为主诉,以"异位妊娠"为诊断入院。入院后对患者进行全面评估,详细了解患者一般情况、病情、辅助检查及病情观察要点等,有针对性制订护理计划和护理措施。住院期间给予患者手术治疗,根据患者病情及治疗措施变化,随时做好护理评估,调整护理计划和措施,实施个体化优质护理。

四、练习题

1. 异位妊娠的临床表现有哪些?
2. 异位妊娠的辅助检查有哪些?
3. 异位妊娠患者术后出院注意事项有哪些?

五、推荐阅读

[1]尤黎明,吴瑛.内科护理学[M].6版.北京:人民卫生出版社,2017.
[2]安力彬,陆虹.妇产科护理学[M].6版.北京:人民卫生出版社,2017.

案例19　子宫破裂的护理

一、病历资料

(一)一般资料

患者,女性,35岁,汉族,工人。

(二)主诉

停经7月余,恶心伴腹痛6 h余。

(三)现病史

平素月经规律,$12\frac{3}{28-30}$,末次月经2021年5月7日,预产期2022年2月14日。停经30 d余自测尿HCG阳性,停经50 d余至当地医院查彩超示宫内早孕,存活。孕早期无腹痛、阴道出血流液史;无射线、化学物质接触史。孕早期早孕反应明显,恶心、呕吐较严重。孕5月余自觉胎动,活跃至今,孕期规律产检,查NT彩超、唐氏筛查、口服葡萄糖耐量试验(OGTT)均未见明显异常,查四维彩超提示胎儿单脐动脉(右侧缺失型);考虑植入性胎盘。孕晚期无头晕、头痛,视物模糊,心慌胸闷,四肢水肿等不适。孕30周至当地医院给予促胎肺成熟等治疗。入院前7 d于门诊复查彩超:胎盘评分7分;完全性前置胎盘。6 h前出现恶心呕吐,伴右下腹持续性胀痛,后转移至脐周持续性胀痛,呕吐后疼痛较前减轻。现患者恶心伴腹痛,偶有宫缩,无阴道流血、流液等不适。为进一步诊治来我院,入院查体,T 36.5 ℃,P 102次/min,R 20次/min,BP 93/67 mmHg。以"腹胀查因;孕32^{+4}周;完全性前置胎盘伴植入;孕2产1"为诊断收入院。自停经以来,食欲正常,睡眠正常,大、小便正常,精神正常,体重增加17 kg。

(四)既往史

2010年于当地医院足月臀位剖娩一男活婴,体重3 550 g。无高血压、心脏疾病病史,无糖尿病、脑血管疾病病史,无肝炎、结核、疟疾传染病史,无外伤、输血史,无食物、药物过敏史。

(五)个人史及家族史

无疫区、疫情、疫水接触史,无牧区、矿山、高氟区、低碘区居住史,无化学性物质、放射性物质、有毒物质接触史,无吸毒史,无吸烟、饮酒史,否认冶游史。22 岁结婚,爱人体健,夫妻关系和睦,有 1 女。

(六)辅助检查

1. 实验室检查　D-二聚体 0.57 mg/L,血清总蛋白 53.7 g/L,血清白蛋白 31.7 g/L,血红蛋白 102.3 g/L,白细胞计数 $9.11×10^9$/L,红细胞计数 $3.08×10^{12}$/L,血小板 $141×10^9$/L,凝血酶原时间 10.6 s,活化部分凝血活酶时间 210.5 s,纤维蛋白原 2.92 g/L,纤维蛋白降解产物 2.57 mg/L。

2. 胎儿彩超　双肾积水;宫内孕,单活胎,臀位;完全性前置胎盘;胎盘内无回声(血窦?)(双顶径 84 mm,头围 310 mm,股骨长 65 mm,胎心 122 次/min,S/D 2.3,胎盘位置为子宫前壁,厚 50 mm,下缘完全覆盖宫颈内口,胎盘内可见多处无回声区,较大处范围约 52 mm×30 mm,羊水指数 165 mm)。

3. 肝、胆、胰、脾彩超　肝周可及深约 41 mm 的不规则液性暗区,脾周可及深部约 22 mm 的不规则液性暗区。

(七)诊疗过程

患者入院后完善相关检查,立即给予持续心电监护,持续鼻导管氧气吸入 2 L/min,开放静脉通路,暂禁食水,电子胎心监护,补液,促进胎儿肺部成熟等,与患者及其家属积极沟通,在全麻下行"凶险性前置胎盘剖宫产术+子宫整形术",术中诊断:子宫破裂;完全性前置胎盘;穿透性胎盘植入;孕 32^{+4} 周;孕 2 产 1;瘢痕子宫;贫血;产后出血;早产。经积极治疗和护理,患者恢复良好,做好健康教育并办理出院,嘱患者门诊复查。

二、护理经过

(一)术前护理

1. 护理评估

(1)病史

1)一般情况与目前病情:患者女性,35 岁,身高 170 cm,体重 80 kg。神志清,精神可,语言表达清楚;食欲、排尿、排便、睡眠均正常;皮肤完整;持续性胀痛,后转移至脐周持续性胀痛,呕吐后疼痛较前减轻,疼痛评分为中度疼痛;自理能力轻度依赖;跌倒风险评估为轻度,压力性损伤无风险,静脉血栓栓塞症为低危。

2)既往史:既往有剖宫产史,无糖尿病、脑血管意外等基础疾病;无过敏史。

3)生活史与家族史:无饮酒史,无吸烟史;无外伤史;无高血压家族史。

(2)身体状况

1)一般状态:T 36.5 ℃,P 102 次/min,R 20 次/min,BP 93/67 mmHg。

2)产科相关:患者 6 h 前恶心呕吐,伴右下腹持续性胀痛,后转移至脐周持续性胀痛,呕吐后疼痛较前减轻。现偶有宫缩,无阴道流血、流液等不适。胎心监护变异可。

(3)辅助检查　辅助检查无特殊变化。

(4)心理-社会状况　患者及家属对疾病、治疗方案、手术风险、术前配合、术后康复和预后知识不了解。存在焦虑、恐惧心理。患者家庭关系和睦,经济收入稳定。

2. 护理诊断/护理问题

(1)疼痛　与强直性子宫收缩、病理性缩复环或子宫破裂血液刺激腹膜有关。

(2)活动无耐力　与患者大量出血有关。

(3)焦虑　与担心胎儿、缺乏疾病康复保健知识有关。

(4)潜在并发症　休克。

思维引导

患者为中年女性,既往有剖宫产史,入院时,恶心、呕吐伴腹痛,窦性心动过速、血压降低,结合辅助检查的阳性结果,血红蛋白降低,床旁彩超提示肝脾周围有不规则液性暗区。通过评估,可以判断患者目前存在的主要护理问题是腹痛。通过与患者交谈,进一步评估患者心理状态,目前比较缺乏疾病相关知识,担心疾病预后,导致患者比较焦虑,也应重点关注患者心理问题。护士应全面评估患者的病史、身体状况、辅助检查,重点了解并关注该患者阳性体征,如腹痛、血常规、彩超等。每次与患者接触都是评估的机会,护士应随时收集有关患者反应和病情变化的资料,以便对护理计划进行修改和补充。

3. 护理目标　①患者能叙述宫缩疼痛的位置及性质,有利于立即发现病情变化。②患者低血容量得到纠正和控制。③患者焦虑得到明显改善。④患者未发生休克。

4. 护理措施

(1)疼痛

1)给氧:鼻导管持续氧气吸入,氧流量2 L/min,保证患者血氧饱和度在95%以上。

2)疼痛观察:评估患者宫缩疼痛的部位、性质、程度、持续时间,观察患者有无面色苍白、大汗、恶心、呕吐等伴随症状。

3)电子胎心监护:在做好术前准备工作的同时,积极给予电子胎心监护,观察胎儿在宫腔内的情况。

4)心理护理:允许患者表达内心感受,给予心理支持,鼓励其树立战胜疾病的信心。向患者介绍病区环境、责任护士、主管医生等,向患者解释说明疾病相关知识,消除患者紧张心理。

(2)活动无耐力

1)评估活动受限程度:评估患者由于阴道出血带来的活动受限程度,目前活动和休息方式。

2)制订活动计划:为避免患者因阴道大量出血导致的乏力,保证患者充足的休息,避免不必要的活动。

3)观察不良反应:监测患者有无呼吸困难、脉搏增快等反应。

(3)焦虑

1)减少刺激:为患者创造安静的休息环境,做治疗或护理时,动作轻柔,尽量减少不良环境刺激。

2)健康指导:进行健康教育,为患者提供疾病相关知识,及时解答患者疑惑。

3)指导患者运用放松技巧:如静坐、听音乐、渐进性放松等。帮助并指导患者及家属应用松弛疗法、按摩等。

思维引导

积极给予患者补液、吸氧等对症治疗,积极行术前准备。因患者病情发展迅速,疾病相关知识较缺乏,对疾病的治疗及预后均显示一定程度的焦虑,较多地询问医务人员关于疾病的情况,护士需要理解并安抚患者的情绪,耐心做好解释和健康教育。此外,为患者制订和实施护理措施前,需要提前和患者及家属沟通好,取得他们的理解和配合,才能让患者及家属更多参与到疾病护理中。

(4)潜在并发症　休克。①补充电解质及碱性药物,纠正酸中毒;积极进行抗休克处理。②给予患者建立静脉通路,进行输血、补液等对症措施。③快速做好术前准备。④严密观察患者生命体征、出入水量。

5.护理评价   患者入院第1天,遵医嘱积极行术前准备,患者及家属能说出疾病康复保健相关的知识,焦虑较前改善。

(二)术后护理

1.护理评估

(1)术中情况   患者在全麻下行"凶险性前置胎盘剖宫产术+子宫整形术",术中诊断:子宫破裂;完全性前置胎盘;穿透性胎盘植入;孕32+4周;孕2产1;瘢痕子宫;贫血;产后出血;早产。

(2)身体状况   T 36.8 ℃,P 95 次/min,R 21 次/min,BP 128/87 mmHg,SpO$_2$ 99%。神志清,精神可,心理平静,右上肢外周静脉留置针固定良好,穿刺部位无红肿,腹部切口敷料清洁干燥无渗出,宫缩具体,阴道出血少于月经量,色暗红,尿管通畅,尿色淡黄,留置腹腔引流管,引流通畅。患者自理能力为重度依赖,跌倒、坠床为轻度风险,静脉血栓栓塞症风险为中危。

(3)心理-社会状况   安抚患者因手术产生的紧张、焦虑等心理。

思维引导

患者从手术室返回病房,从与手术室人员交接开始,对患者进行全身评估。结合术前评估结果,了解手术中情况,有侧重点地评估患者生命体征、腹部切口敷料有无渗血、阴道出血情况、是否携带引流管、导尿管的颜色、性质、量及心理问题,如患者术后因子宫收缩欠佳,出现阴道出血多于月经量的情况,密切观察心率、血压情况等。

2.护理诊断/护理问题

(1)有感染的风险   与宫腔内损伤、大量出血有关。

(2)焦虑   与担心胎儿、缺乏疾病康复保健知识有关。

(3)有皮肤完整性受损的风险   与患者自主活动能力下降有关。

3.护理目标   ①患者无感染症状,白细胞计数和中性粒细胞分类正常。②患者情绪得到调整,哀伤程度减轻,焦虑得到明显改善。③患者术后皮肤完好。

4.护理措施

(1)有感染的危险   ①术后遵医嘱合理、定时应用抗生素。②协助患者家属及时更换护理垫,及时清洗外阴,保持会阴部的清洁、干燥,遵医嘱给予会阴擦洗。③严密观察与感染有关的早期征象,监测体温,监测检验结果。④给予高蛋白、高热量的营养支持。⑤循序渐进地增加活动量,提高机体免疫力。

(2)焦虑   ①耐心安慰患者,向患者及家属讲解子宫破裂再次妊娠的影响及注意事项。②进行健康教育,为患者提供产后恢复相关知识,及时解答患者疑惑。③为患者及家属提供舒适的环境,给予生活上的护理和更多的支持,鼓励其进食,以更好地恢复体力。④为患者提供产褥期休养计划,并做好避孕指导。

(3)有皮肤完整性受损的风险   ①患者未下床活动时,指导患者床上翻身活动,避免同一部位长时间的受压。②指导患者合理饮食,尽早恢复自主活动能力,循序渐进地增加活动。

5.护理评价   术后患者在医师及家属陪同下,平车返回病房,神志清,精神可,心电监护示窦性心律、律齐,右上肢外周留置针固定良好,穿刺部位无红肿,液体输入顺利,宫缩具体,阴道出血少于月经量,色暗红,持续留置导尿管,导尿管通畅,尿色淡黄,留置引流管,引流通畅,查看皮肤完整,无压红。

思维引导

患者术后遵医嘱给予持续心电监护,结合术后评估,重点观察患者心率和血压的变化。为患者制订个体化的活动计划,指导患者适度活动,及时进行回奶,饮食以清淡饮食为主,避免大便干结,及时更换护理垫,清洗会阴部,保持会阴部的清洁、干燥,预防感染。

(三)健康教育

1. 合理膳食　饮食均衡,以清淡为主,避免辛辣刺激、寒凉的食物。
2. 切口护理　做好术后切口的护理,防止切口感染。按时到医院复诊,观察切口恢复的情况。
3. 心理护理　心理平衡。
4. 生育指导　做好预防措施,告知患者及家属注意避孕,避免短时间内怀孕,等子宫恢复后在医院做好相关检查再备孕。

三、思考与讨论

患者以"停经7月余,恶心伴腹痛6 h余"为主诉,以"腹痛查因;孕32^{+4}周;完全性前置胎盘伴植入;孕2产1"为诊断入院。入院后对患者进行全面评估,详细了解患者一般情况、病情、辅助检查及病情观察要点等,有针对性制订护理计划和护理措施。住院期间给予患者补液、吸氧、申请输血,积极行术前准备,根据患者病情及治疗措施变化,随时做好护理评估,调整护理计划和措施,实施个体化优质护理。因患者缺乏疾病相关知识,医护人员应对该患者及家属做好健康教育,使其掌握疾病护理相关知识,及时观察病情,如神志、心率、血压等,避免类似情况发生。

四、练习题

1. 子宫破裂的处理原则有哪些?
2. 子宫破裂患者的健康教育有哪些?

五、推荐阅读

[1] 安力彬,陆虹. 妇产科护理学[M]. 6版. 北京:人民卫生出版社,2017.
[2] 谢幸,孔北华,段涛. 妇产科学[M]. 9版. 北京:人民卫生出版社,2018.

案例 20　产后出血的护理

一、病历资料

(一)一般资料

患者,女性,32岁,汉族,公司职员。

(二)主诉

停经9月余,自觉胎动频繁1 d。

（三）现病史

患者平素月经规律，$13\frac{6-7}{28-30}$，末次月经2021年9月20日，预产期2022年6月27日，停经30 d余查尿妊娠试验阳性，停经40 d余于本院查彩超提示宫内早孕。孕早期无毒物、药物、放射线接触史，恶心、呕吐等早孕反应严重，门诊给予"维生素B₆"口服治疗后症状缓解，停经4月余自觉胎动，活跃至今。孕期规律产检，NT彩超、唐氏筛查、四维彩超、OGTT未见明显异常，1 d前自觉胎动频繁，伴胸闷，活动后好转。现无腹痛及阴道流血、流液等不适，今为求进一步诊治，门诊以"①胎儿宫内窘迫？②孕40⁺¹周；③孕2产0"收入院。自发病以来，食欲正常，睡眠正常，大、小便正常，精神正常，体重增加22 kg。

（四）既往史

无高血压、心脏疾病病史，无糖尿病、脑血管疾病病史，无肝炎、结核、疟疾传染病史，无手术、外伤、输血史，无食物、药物过敏史。

（五）个人史及家族史

生于本地，久居本地，无疫区、疫情、疫水接触史，无牧区、矿山、高氟区、低碘区居住史，无化学性物质、放射性物质、有毒物质接触史，无吸毒史，无吸烟、饮酒史，否认冶游史。27岁结婚，爱人体健，夫妻关系和睦。家族史：父母及3哥健康状况良好，无与患者类似疾病，无家族性遗传病史。

（六）月经生育史

平素月经规律，$13\frac{6-7}{28\sim30}$，末次月经2021年9月20日。月经周期规则，月经量中等，颜色正常。无血块、无痛经。孕2产0，于2021年因"孕14周、胚胎停育"在当地医院行人工流产术。

（七）辅助检查

1. **体格检查**　T 36.9 ℃，P 82次/min，R 19次/min，BP 127/82 mmHg。宫高31 cm；腹围104 cm；胎心140次/min，无宫缩，未见红，未破膜；内诊：宫颈质中，居中，宫颈管未消退，宫口未开，S⁻³。

2. **实验室检查**　血凝试验：纤维蛋白原测定4.81 g/L，D-二聚体0.41 mg/L；血常规、肝肾功能、电解质、尿常规、传染病未见明显异常。

3. **胎儿彩超**　宫内妊娠，晚孕，单胎，存活。双顶径90 mm，头围324 mm，腹围355 mm，股骨长69 mm，羊水指数84 mm，胎心率147次/min，脐动脉S/D 1.98，胎盘位于后壁。

（八）诊疗过程

入院查体后针对病情制订诊疗计划，完善各项必要检查检验，如：血常规、肝肾功能、凝血功能等，待诊断明确后进一步治疗。严密观测患者有无宫缩、见红、破膜、双下肢水肿等症状并给予胎心监护观察胎心、胎动变化，如有异常及时处理。

二、护理经过

（一）产前护理

1. 护理评估

（1）病史

1）一般情况与目前病情：患者女性，32岁，孕2产0，身高165 cm，体重72.2 kg，孕期体重增加22 kg。自理能力无需依赖；跌倒风险评估为低度，压力性损伤无风险，深静脉血栓轻度风险。

2）既往史：产妇否认合并慢性全身性疾病如出血性疾病等；无妊娠期合并症；无妊娠合并凝血功能障碍性疾病；无多胎妊娠、巨大胎儿、羊水过多等病史，无子宫肌纤维发育不良病史，无子宫肌壁损伤病史，无过敏史。

3）生活史与家族史：无吸烟、饮酒史；无高血压、冠心病等家族遗传倾向。

（2）身体状况　①一般状态，T 36.6 ℃，P 86 次/min，R 18 次/min，BP 127/76 mmHg，自由体位。患者现神志清，精神可，语言表达清楚；食欲、排尿、排便、睡眠均正常；无宫缩，未见红，未破膜，未诉不适；胎心监护反应型。②患者腹软，无压痛及反跳痛，腹部膨隆，宫高 31 cm，腹围 104 cm，双下肢无水肿，四肢活动可。③产力及产道条件评估尚可，胎儿头位，双顶径 90 mm。

（3）辅助检查

1）胎儿彩超：宫内妊娠，晚孕，单胎，存活（双顶径 90 mm，头围 325 mm，腹围 357 mm，股骨长 69 mm，羊水指数 103 mm，胎心率 131 次/min，脐动脉 S/D 2.1）。

2）实验室检查：凝血功能中纤维蛋白原测定 4.81 g/L，D-二聚体 0.41 mg/L。

3）其余检查：未见明显异常。

（4）心理-社会状况　产妇现精神稍紧张，对分娩略显恐惧，尤其对阴道分娩缺乏足够信心；对产时配合、产后新生儿及自身护理知识缺乏，存在焦虑心理。患者家庭关系和睦，经济收入稳定。

思维引导

　　回顾产前检查病历，核对预产期、孕周，了解本次妊娠的经过；评估既往妊娠史：该患者于 1 年前因"孕 14 周、胚胎停育"流产一次，此次妊娠，孕期产检结果正常，胎儿发育正常，妊娠期未合并其他疾病；目前尚未规律宫缩；无阴道流血、流液；已完善血常规、血型、凝血功能、肝肾功能、感染性疾病筛查、B 族溶血性链球菌筛查、心电图等检查，其中凝血功能中纤维蛋白原测定 4.81 g/L，D-二聚体 0.41 mg/L，其余检查未见明显异常。给予规范的全身查体和产科查体，行骨盆内测量同时了解骨盆情况。另外询问孕妇近期胎动情况；测量宫高及腹围；触诊胎产式、胎方位、胎先露，综合估计胎儿体重；评估胎儿情况。

2.护理诊断/护理问题

（1）知识缺乏　缺乏有关分娩方面的知识。

（2）焦虑　与担心分娩不适有关。

3.护理目标　①孕妇及家属掌握与分娩相关的知识。②孕妇焦虑情绪缓解。

4.护理措施

（1）知识缺乏　①向孕妇系统讲解有关分娩准备方面的知识。可利用上课、看录像、发健康教育处方等形式进行。②讲解有关减轻分娩不适的应对技巧。可用示范、反示范、角色扮演等形式进行。③鼓励孕妇提问，并对错误概念加以澄清。

（2）焦虑　①鼓励孕妇说出心中的焦虑，给予针对性的心理支持。②协助其配偶参与分娩准备过程，使妊娠、分娩成为更有意义的家庭经验。

5.护理评价　患者入院第 2 天后孕妇能叙述分娩准备的具体内容。患者掌握部分产时配合技巧、产后新生儿及自身护理知识，并能示范用呼吸控制的技巧来应对分娩时的不适，愉快体验分娩过程。

思维引导

患者经过分娩宣传教育视频及宣传页了解到焦虑、紧张情绪对分娩的不良影响,同时掌握呼吸控制法,能够有效运用心理防御机制及应对技巧缓解产前焦虑,同时由于对疾病相关知识较缺乏,对疾病的治疗及预后均显示一定程度的焦虑,较多地询问医务人员关于疾病的情况,护士需要理解并安抚患者的情绪,耐心做好解释和健康教育。此外,为患者制订和实施护理措施前,需要提前和患者及家属沟通好,取得他们的理解和配合,才能让患者及家属更多参与到疾病护理中。

(二)产后护理

1.护理评估

(1)术中情况　患者出现规律宫缩,查体后,阴道少量流血、流液,未破膜。内诊:宫口开大2 cm后送入产房待产。患者于10时产程开始,19时25分行人工破膜,19时25分宫口开全,20时19分以头位自娩一男活婴,羊水量约200 mL,Ⅲ度黄绿色,立即辐射台保暖,清理呼吸道,阿普卡(Apgar)评分1 min 10分,5 min 10分,身长51 cm,头围33 cm,体重3 500 g。胎儿娩出后给予缩宫素静脉滴注,20时25分胎盘胎膜娩出,胎盘、胎膜完整。产后查看子宫收缩具体情况,查看宫颈无裂伤,会阴Ⅱ度裂伤,阴道壁4点处裂伤较深,向阴道后穹窿方向裂伤约8 cm,给予可吸收线间断缝合。给予对症治疗后,阴道仍间断少量出血,给予纱布填塞加压止血,于待产床上观察半小时,阴道仍有少量出血,探查软产道,阴道壁裂伤处有活动性渗血,给予阴道壁血肿切开缝合,缝合后肛查未见明显异常。产时出血200 mL。

(2)身体状况

1)一般状况:产后神志清,精神可,生命体征平稳,T 36.7 ℃,P 99 次/min,R 22 次/min,BP 118/70 mmHg。新生儿体温36.1 ℃,呼吸顺畅,出现觅乳征象。

2)阴道出血量:观察阴道出血量,产后24 h出血量约700 mL。

3)血常规及血红蛋白变化:产后第2天血常规结果示白细胞计数14.34×10⁹/L,血红蛋白71.0 g/L,血小板计数175×10⁹/L,中性粒细胞百分数78.1%;C反应蛋白定量,降钙素原0.130 ng/mL,C反应蛋白99.42 mg/L;血凝试验,D-二聚体1.67 mg/L,纤维蛋白降解产物5.82 μg/mL。

4)乳房及子宫收缩情况:双乳软,未泌乳,腹软,无压痛及反跳痛,宫底脐下一横指,宫缩具体,阴道恶露正常,会阴稍红肿,小便正常。

5)其他:评估疼痛程度,评估自理能力,跌倒、坠床及静脉血栓栓塞症等风险。

思维引导

患者分娩时会阴裂伤并给予血肿切开缝合,产时出血200 mL,产后出血700 mL,产后主要检验项目是血常规,结果回示红细胞计数及血红蛋白降低,C反应蛋白及白细胞计数升高;继续给予心电监护,留置导尿管,给予补液、输血、预防性抗生素、促进子宫收缩等对症治疗,继续母婴同室、母乳喂养、按需哺乳,纯母乳喂养新生儿。关注血常规变化及阴道出血、子宫收缩情况,同时关注产妇及家属的心理变化。根据患者产后风险评估有针对性制订护理计划并随病情变化进行调整。

（3）心理-社会状况　发生产后出血后,产妇和家属常常表现出惊慌、焦虑、恐惧,产妇更是担心自己的生命安危,迫切希望能得到医护人员的全力救治,密切观察产妇的表现和倾听其主诉。

2. 护理诊断/护理问题

（1）潜在并发症　出血性休克。

（2）有感染的危险　与失血后抵抗力降低及手术操作有关。

（3）恐惧　与大量失血担心自身安危有关。

3. 护理目标　①产妇的血容量恢复,血压、脉搏、尿量正常。②产妇体温正常,恶露、切口无异常,白细胞计数和中性粒细胞分类正常,无感染症状。③产妇情绪稳定,积极配合治疗和护理。

4. 护理措施

（1）潜在并发症　出血性休克。

1）严密观察:80%的产后出血发生在产后2 h。产妇应留在产房接受严密观察,监测生命体征的变化,观察产妇子宫收缩、阴道出血及会阴损伤的情况。

2）督促产妇及时排空膀胱,以免影响子宫收缩,必要时实施无菌导尿术。协助产妇排空膀胱后采取以下方法。①按摩子宫:腹壁按摩宫底是最常用的促进宫缩的方法,助产者一手的拇指在前,其余四指在后,置于宫底部,均匀而有节律地按摩子宫(图3-4)。腹部-阴道双手按摩子宫法(图3-5)是一手戴无菌手套伸入阴道,握拳置于阴道前穹隆,顶住子宫壁,另一手在腹部按压子宫后壁,使宫体前屈,两手相对紧压并均匀有节律按摩子宫或按压子宫。②应用宫缩剂:缩宫素是预防和治疗产后出血的一线药物。使用缩宫素10 U加入0.9%氯化钠溶液500 mL中静脉滴注;应用马来酸麦角新碱0.2 mg肌内注射或静脉推注;前列腺素类药物,当缩宫素及麦角新碱无效或麦角新碱禁用时加用,主要包括卡前列素氨丁三醇、米索前列醇和卡前列甲酯等,首选肌内注射。③宫腔填塞:包括宫腔纱条填塞(图3-6)和宫腔球囊填塞,适用于经按摩及宫缩剂等处理仍无效者。宫腔填塞后应密切观察出血量、宫底高度及患者生命体征,动态监测血常规及凝血功能。填塞后24～48 h取出,取出前应用宫缩剂,同时注意预防感染。

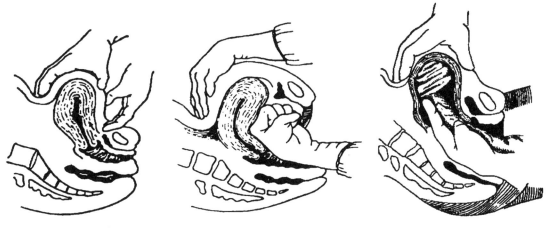

图3-4　腹壁按摩宫底　　　　图3-5　腹部-阴道双手按摩子宫　　　　图3-6　宫腔纱条填塞

3）软产道裂伤所致出血:按解剖层次缝合裂伤,彻底止血。缝合第一针应超过裂口顶端0.5 cm;软产道血肿应切开血肿、清除积血、彻底止血、缝合。

4）实施早接触、早吸吮、早开奶,以刺激子宫收缩,减少产后出血。

5）对有大出血征象的产妇,应立即建立静脉通道,做好失血性休克的急救准备。

（2）有感染的危险　①术后遵医嘱合理、定时应用抗生素。②协助患者家属及时更换护理垫,及时清洗外阴,保持会阴部的清洁、干燥,遵医嘱给予会阴擦洗。③严密观察与感染有关的早期征象,监测体温及检验结果。④给予高蛋白、高热量、富含铁元素的营养支持。⑤循序渐进地增加活动量,提高机体免疫力。

（3）恐惧　①耐心向产妇及家属讲解产后出血的影响、护理及观察要点。②进行健康教育,为患者提供产后康复相关知识,及时解答患者疑惑。③为产妇提供安静舒适的环境,给予生活上的护理和更多的支持,鼓励其进食蔬菜、动物肝脏及血制品等富含铁的食物。④为产妇提供计划生育指导。

5.护理评价　产妇生命体征稳定,尿量、血红蛋白正常,全身状况改善。产妇体温、白细胞计数正常,恶露、切口无异常,无感染征象。产妇焦虑、疲劳感减轻,情绪稳定。产后 5 d 出院。

思维引导

　　产后给予持续心电监护、记录24 h 出入水量、持续留置导尿管、促宫缩、预防感染等对症处理,严密监测生命体征、阴道出血及子宫收缩情况。同时监测血常规,及时补液或输血。

（三）健康教育

1.加强产前保健　产前积极治疗基础疾病,充分认识产后出血的高危因素,高危孕妇尤其是凶险性前置胎盘、胎盘植入者应于分娩前转诊到有输血和抢救条件的医院分娩。

2.做好安慰与解释工作　积极做好产妇及家属的安慰、解释工作,避免精神紧张。大量失血后,产妇抵抗力低下,体质虚弱,医护人员应更加主动关心并为其提供帮助,使其增加安全感。

3.饮食　产妇饮食应营养丰富、易消化,鼓励产妇多进食含铁、蛋白质、维生素的食物。

4.及时就诊　出院时,告知继续观察子宫复旧及恶露的变化情况,发现异常,及时就诊。

5.卫生　做好产褥期卫生指导及产后避孕指导,告知产妇产褥期禁止盆浴及性生活。

6.产后复查指导　告知产后复查的时间、目的和意义,使产妇能按时接受检查。部分产妇分娩24 h 后,于产褥期内发生子宫大量出血,称为晚期产后出血(late postpartum hemorrhage),以产后 1～2 周内发生最常见,也有迟至产后 6 周左右发病者,应给予高度警惕,以免导致严重后果。

三、思考与讨论

　　患者以"停经 9 月余,自觉胎动频繁 1 d"为主诉,以"①胎儿宫内窘迫? ②孕 40^{+1} 周;③孕 2 产 0"为诊断入院。入院后对患者进行全面评估,详细了解患者一般情况、病情、辅助检查及病情观察要点等,有针对性制订护理计划和护理措施。住院期间给予患者心理护理,补液、输液,给予心电监护,留置导尿管,给予预防性抗生素、促进子宫收缩等对症治疗,根据患者病情及治疗措施变化,随时做好护理评估,调整护理计划和措施,实施个体化优质护理。医护人员应对该患者及家属做好健康教育,使其掌握疾病护理相关知识,及时观察出血情况预防产后出血。

四、练习题

1.产后出血的临床表现有哪些?
2.产后出血处理原则包括哪些?
3.如何开展产后出血的健康教育?

五、推荐阅读

[1]中华医学会妇产科学分会产科学组,中华医学会围产医学分会.正常分娩指南[J].中华围产医

学杂志,2020,23(6):361-370.

[2]中国妇幼保健协会助产士分会,中国妇幼保健协会促进自然分娩专业委员会.正常分娩临床实践指南[J].中华围产医学杂志,2020,23(6):371-375.

[3]中华医学会妇产科学分会产科学组.产后出血预防与处理指南(2014)[J].中华妇产科杂志,2014,49(9):641-646.

[4]安力彬,陆虹.妇产科护理学.[M].7版.北京:人民卫生出版社,2022.

案例 21　慢性高血压并发子痫前期的护理

一、病历资料

(一)一般资料

患者,女性,40岁,汉族,工人。

(二)主诉

停经7月余,发现血压高4个月,胎动减少2 d。

(三)现病史

平素月经规律,$11\frac{3}{26—28}$;末次月经2022年1月20日,预产期2022年10月27日。停经5月余自觉胎动活跃至今;孕期不规律产检,未行NT、OGTT试验,未查甲状腺功能,自诉无创产前基因检测技术及四维彩超未见明显异常。自诉孕14周在当地医院产检测量血压200/150 mmHg,尿蛋白阴性,给予盐酸拉贝洛尔片100 mg口服,间隔12 h,血压波动在160/120 mmHg。入院15 d前出现双下肢水肿,上眼睑水肿,未在意,未治疗,2 d前自觉胎动减少,1 d前出现剑突下不适,持续疼痛,食欲减退,就诊于当地医院,测血压230/160 mmHg,行彩超提示:晚孕,单活胎,头位;胎儿脐绕颈1周;胎儿脐动脉舒张期血流反向。遂来我院就诊,门诊以"①慢性高血压并发子痫前期;②胎儿宫内窘迫;③孕29^{+3}周;④胎儿生长受限;⑤孕6次产3次流2次"收入院。自发病以来,食欲减退,睡眠正常,大小便正常,精神正常,体重增加5 kg。

(四)既往史

既往体健,2005年在当地医院顺娩1女活婴,体重3.0 kg;2007年在当地医院顺娩1男活婴,体重4.0 kg;2009年在当地医院顺娩1女活婴,体重3.0 kg;2010年及2011年因计划外妊娠行药物流产后清宫。否认高血压、心脏疾病病史,无糖尿病、脑血管疾病病史,无肝炎、结核、疟疾传染病史,无外伤、输血史,无食物、药物过敏史。

(五)个人史及家族史

父母、2弟、1子及2女均健康状况良好,无与患者类似疾病,无家族性遗传病史。

(六)辅助检查

1. 实验室检查　白细胞计数23.47×10^9/L,红细胞计数3.71×10^{12}/L,血小板计数90×10^9/L,钠133.6 mmol/L,镁1.67 mmol/L,尿蛋白(+++);天冬氨酸转氨酶47 U/L,碱性磷酸酶167 U/L;乳酸脱氢酶708 U/L;凝血酶原时间8 s;D-二聚体0.96 mg/L;纤维蛋白降解产物7.80 mg/L。

2. 胎儿彩超　宫内孕,单活胎;脐动脉舒张期血流反向;胎儿测值小于所诉孕周(双顶径

73 mm,腹围 224 mm,股骨长 47 mm,胎心率 142 次/min,脐动脉收缩期流速 41 cm/s,舒张期血流反向。胎盘位置为子宫前壁,厚 27 mm)。

3. 心脏彩超　左室壁均匀性增厚;左室增大二尖瓣少量反流;左室舒张功能下降。

(七)诊疗过程

患者入院后完善相关检查,给予电子胎心监护、监测血压、解痉、降血压等治疗措施,行"合并症患者的剖宫产术"。经积极治疗和护理,患者恢复良好,做好健康教育并办理出院,嘱患者定期门诊复诊。

二、护理经过

(一)术前护理

1. 护理评估

(1)病史

1)一般情况与目前病情:患者,女性,40 岁,身高 163 cm,体重 75 kg,神志清,精神可,语言表达清楚;食欲差、排尿、排便、睡眠均正常;入院前 15 d 出现双下肢水肿,上眼睑水肿,未在意,未治疗,2 d 前自觉胎动减少,1 d 前无明显诱因出现剑突下不适,持续疼痛,疼痛评分为中度疼痛;自理能力轻度依赖;跌倒风险评估为低度,压力性损伤无风险,静脉血栓栓塞症轻度风险。

2)既往史:既往无高血压病史;无糖尿病、脑血管意外等基础疾病;无过敏史;无饮酒史;无吸烟史;无外伤史;2005 年在当地医院顺娩 1 女活婴,体重 3.0 kg;2007 年在当地医院顺娩 1 男活婴,体重 4.0 kg;2009 年在当地医院顺娩 1 女活婴,体重 3.0 kg;2010 年及 2011 年因计划外妊娠行药物流产后清宫。

3)生活史与家族史:无过敏史,无饮酒史,无吸烟史,无外伤史,无高血压家族史。

(2)身体状况

1)一般状态:T 36.5 ℃,P 85 次/min,R 20 次/min,BP 212/132 mmHg。

2)产科相关:患者目前胎动可,胎心监护可。

(3)辅助检查　辅助检查无特殊变化。

(4)心理-社会状况　患者及家属对疾病、治疗方案、手术风险、术前配合、术后康复和预后知识不了解。存在焦虑/恐惧心理。患者家庭关系和睦,经济收入稳定。

思维引导

患者为中年女性,体型偏胖,既往有剖宫产病史,入院时血压偏高,伴有上腹部不适、水肿,通过评估,可以判断患者目前存在的主要护理问题是有受伤,一旦血压升高,发生抽搐,随时有受伤的风险及发生胎盘早剥的风险等。通过与患者交谈,进一步评估患者心理状态,因患者是第一次确诊,目前比较缺乏疾病相关知识,担心疾病预后,导致患者比较焦虑,也应重点关注患者心理问题。护士应全面评估患者的病史、身体状况、辅助检查,重点了解并关注该患者阳性体征,如胸痛、血压、脑利尿钠肽、心脏彩超、电子胎心监护、胎动等。每次与患者接触都是评估的机会,护士应随时收集有关患者反应和病情变化的资料,以便对护理计划进行修改和补充。

2. 护理诊断/护理问题

(1)有受伤的风险　与发生抽搐有关。

（2）焦虑 与担心胎儿、缺乏疾病康复保健知识有关。

（3）体液过多 与下腔静脉受增大子宫压迫使血液回流受阻有关。

（4）潜在并发症 胎盘早剥、下肢静脉血栓形成。

3. 护理目标 ①患者未受伤，未发生抽搐。②患者焦虑得到明显改善。③患者水肿减轻。④患者未发生胎盘早剥、静脉血栓。

4. 护理措施

（1）有受伤的风险 ①保证休息，保持病房环境安静，避免声光刺激。②给予持续心电监护，密切观察患者生命体征，询问是否有头痛、视物模糊等症状。③在休息和睡眠时，以左侧卧位为宜，可减轻子宫对腹主动脉、下腔静脉的压迫，使回心血量增加，改善子宫胎盘的血供。左侧卧位 24 h 可使舒张压降低 10 mmHg。

（2）焦虑 ①加强与患者的沟通，了解其心理需求。关心患者，用关心、安慰的语言鼓励患者，使其建立战胜疾病的信心。②向患者及其家属讲解疾病的预后及转归，减轻焦虑。③进行健康教育，为患者及家属提供疾病相关知识，及时解答患者疑惑。④指导患者运用放松技巧，如静坐、听音乐、渐进性放松等。帮助并指导患者及家属应用松弛疗法、按摩等。

（3）体液过多 ①记录患者 24 h 出入水量，观察患者水肿情况，必要时监测患者的体重、腹围、腿围等。②指导患者清淡饮食为主，进食高热量、高维生素、高蛋白、含铁丰富的食物等。

（4）潜在并发症 胎盘早剥、下肢静脉血栓形成。①积极治疗原发病，遵医嘱正确、及时地应用解痉、降压、利尿等药物。②治疗及护理措施相对集中，动作轻柔，以尽量减少对患者的干扰。③密切观察患者的生命体征，关注患者的主诉，如头痛、头晕、视物模糊等。④防止患者受伤，24 h 专人陪护，床边加护栏，必要时床边备好抢救用品，配合医师积极做好术前准备，及时终止妊娠。⑤早期床上主动、被动活动。⑥观察双下肢远端皮肤的颜色、色泽、感觉和动静脉搏动强度等。

5. 护理评价 患者入院第 1 天，遵医嘱积极行术前准备，患者及家属能说出疾病康复保健相关的知识，焦虑较前改善。

思维引导

患者经过应用降血压、解痉等药物，血压无明显改变。因该患者是首次发现并诊断慢性高血压并发子痫前期，疾病相关知识较缺乏，对疾病的治疗及预后均显示一定程度的焦虑，较多地询问医务人员关于疾病的情况，护士需要理解并安抚患者的情绪，耐心做好解释和健康教育。此外，为患者制订和实施护理措施前，需要提前和患者及家属沟通好，取得他们的理解和配合，才能让患者及家属更多参与到疾病护理中。

（二）术后护理

1. 护理评估

（1）术中情况 患者在腰麻下行"合并症患者的剖宫产术"，术中无特殊。

（2）身体状况

1）一般状态：T 36.8 ℃；P 61 次/min，律齐；R 16 次/min；BP 165/116 mmHg；SpO$_2$ 98%。神志清，精神可，心理平静，未诉头痛、头晕、视力模糊、胸闷等症状。

2）切口及引流管情况：右上肢穿刺处无渗血，腹部切口敷料清洁、干燥、无渗出，宫缩具体，阴道出血少于月经量，色暗红，留置导尿管通畅，尿色淡黄。

3）其他：遵医嘱给予心电监护，硝普钠类药物以 9 mL/h 的速度泵入顺利。患者自理能力为中度依赖,跌倒、坠床为轻度风险,静脉血栓栓塞症风险为中危。

（3）心理-社会状况　术后安抚患者因手术产生的紧张、焦虑等心理。

思维引导

患者从手术室返回病房,从与手术室人员交接开始,对患者进行全身评估。结合术前评估结果,了解手术中情况,有侧重点地评估患者生命体征、身体状况及心理,患者术前血压高,控制不佳,应重点关注患者血压情况。因患者术后可能会出现血压升高、不稳定情况,患者会有抽搐、受伤的危险。身体状况则需重点评估患者腹部切口敷料有无渗血、松弛、移位,观察穿刺肢体末梢循环情况等,术后穿刺处可能有出血风险。

2.护理诊断/护理问题

（1）有出血风险　与子宫收缩、阴道出血有关。

（2）有感染的风险　与术后免疫力下降有关。

（3）潜在并发症　左心衰竭、肾功能衰竭。

（4）皮肤完整性受损　与长时间卧床、皮肤水肿有关。

3.护理目标　①患者住院时间未发生出血。②患者未发生感染。③患者未发生左心衰竭、肾功能衰竭。④患者皮肤完好。

4.护理措施

（1）有出血风险　①严密观察腹部切口敷料情况。②因术后给予抗凝治疗,以预防血栓形成,所以定期监测血小板、凝血功能等。严密观察有无出血倾向,如切口渗血、牙龈出血、鼻出血、血尿、血便、呕血等。③做好患者的休息与饮食指导,保持大、小便通畅。④保证充足睡眠,避免情绪激动、剧烈咳嗽等。

（2）有感染的风险　①降低个体对感染的易感性,为患者提供足够的营养,避免滥用抗生素等。②严格观察与感染有关的早期征象,密切关注患者检验结果。③保持患者床单位的整洁,保证切口敷料的清洁干燥,浸湿后及时更换。

（3）潜在并发症　左心衰竭、肾功能衰竭。①密切观察患者尿量,准确记录24 h出入水量,必要时进行心、肾功能的检查。②遵医嘱定时监测血常规、电解质、心肌酶等检验指标。发现异常及时对症处理。③密切观察患者的神志等情况,有无恶心、呕吐等不适,发现异常及时报告主治医师。

（4）皮肤完整性受损　①记录患者24 h出入水量,观察患者水肿情况,必要时监测患者的体重、腹围、腿围等。②指导患者清淡饮食为主,进食高热量、高维生素、高蛋白、含铁丰富的食物等。③嘱患者卧床休息。④保持患者床单位的整洁,指导患者如何正确合理地翻身,为其更换宽松衣物,保持皮肤清洁,密切观察患者皮肤情况。

5.护理评价　术后患者腹部切口敷料清洁、干燥无渗出,子宫收缩具体,阴道出血少于月经量,色暗红,应用降压、利尿等药物后,血压控制良好,病情转归良好。

思维引导

患者术后遵医嘱给予24 h心电监护,结合术后评估,重点观察患者血压的变化。及时巡视患者腹部切口敷料、子宫收缩、水肿等情况。同时,因患者术后住院时间较短,提前为患者实施出院准备的护理措施,强调患者口服降压药物依从性的重要性,监测患者口服降压药物依从性。

（三）健康教育

1. 饮食指导　合理膳食。宜摄入低热量、低脂、低胆固醇、低盐饮食,多食蔬菜、水果和粗纤维食物,避免暴饮暴食,注意少量多餐。

2. 生活方式　①指导患者在产褥期禁止同房,并于恢复性生活后采取合适的避孕措施。②产后保证充足的休息,保持心情愉悦,避免情绪激动等。

3. 休息与活动　适量运动。

4. 用药指导　指导患者出院后遵医嘱服药,建议家中常备血压计,每天定时监测血压等。

5. 定期复诊　嘱患者定期门诊复诊,出现头痛、头晕、视物模糊等不适随时就诊。

三、思考与讨论

患者以"停经 7 月余,发现血压高 4 个月,胎动减少 2 d"为主诉,以"①慢性高血压并发子痫前期;②胎儿宫内窘迫;③孕 29^{+3}周;④胎儿生长受限;⑤孕 6 次产 3 次流 2 次"为诊断入院。入院后对患者进行全面评估,详细了解患者一般情况、病情、辅助检查及病情观察要点等,有针对性制订护理计划和护理措施。住院期间给予患者解痉、降压、利尿等治疗,根据患者病情及治疗措施变化,随时做好护理评估,调整护理计划和措施,实施个体化优质护理。因患者缺乏疾病相关知识,医护人员应对该患者及家属做好健康教育,使其掌握疾病护理相关知识,及时观察病情,如神志、心率、血压等,使病情进一步恢复。

四、练习题

1. 妊娠期高血压疾病的分类?

2. 子痫患者的护理有哪些要点?

五、推荐阅读

[1]安力彬,陆虹.妇产科护理学[M].6 版.北京:人民卫生出版社,2017.

[2]谢幸,孔北华,段涛.妇产科学[M].9 版.北京:人民卫生出版社,2018.

第四章　儿科护理学

案例 22　新生儿缺氧缺血性脑病的护理

一、病历资料

(一)一般资料

患儿,男性,3 d,汉族。

(二)代主诉

窒息复苏后反应差、昏迷 3 d。

(三)现病史

患儿系第 1 胎,第 1 产,胎龄 38^{+5}周,3 d 前因其母"宫缩发动"于当地医院顺产娩出,产时困难,出生时羊水Ⅲ度污染,脐绕颈 1 周,胎盘未见异常,出生体重 2 800 g,Apgar 评分:1 min、5 min 均为 4 分(呼吸扣 2 分,肌张力、皮肤、反射、心率各扣 1 分),给予保暖、清理呼吸道、气管插管、正压通气等复苏,急诊以"新生儿窒息、代谢性酸中毒、新生儿缺氧缺血性脑病? 头皮血肿"为诊断收至新生儿科住院治疗。给予机械通气、无创通气、纳洛酮针、胞磷胆碱钠针、维生素 C 针、拉氧头孢针、甘露醇注射液等抗感染、降颅内压、营养心肌、营养脑细胞对症支持治疗,患儿反应差、昏迷。1 d 前患儿间断抽搐 3 次,表现为眨眼,持续时间较短,不伴四肢抽搐、发绀等。当地医院建议转至我院进一步治疗。3 h 前为患儿吸痰时抽出约 3 mL 鲜红色血性分泌物。由我院重症转运 120 护送至我院,以"①新生儿缺氧缺血性脑病;②新生儿出生窒息(重度);③新生儿肺出血"收入院,患儿昏迷状态,未开奶,体温不稳定,最高 39.0 ℃,大、小便无明显异常。

(四)既往史

患儿乙肝疫苗未接种,卡介苗未接种。听力筛查、足跟血遗传代谢病筛查未做。

(五)个人史及家族史

患儿系第 1 胎,第 1 产,胎龄 38^{+5}周。出生时体重 2 800 g。分娩方式:顺产。分娩时用药:无。羊水吸入:无。羊水污染:Ⅲ度污染。Apgar 评分:1 min 4 分,5 min 4 分。胎盘无异常,脐带绕颈 1 周。给予负压吸引、气管插管、正压通气。胎便于生后 24 h 内已排。父母均体健,非近亲婚配,父母均无业,否认家族遗传病史。

(六)辅助检查

1.血气分析　pH 值 7.12,PaCO$_2$ 20.00 mmHg,PaO$_2$ 102.00 mmHg,钠 144.0 mmol/L,钾 3.4 mmol/L,葡萄糖 6.0 mmol/L,乳酸 14.8 mmol/L,红细胞压积 56.0%,剩余碱-20.6 mmol/L,氧

饱和度95.0%,血红蛋白185.0 g/L。

2. 血常规 白细胞计数25.64×10^9/L,血红蛋白183 g/L,血小板计数197×10^9/L,中性粒细胞百分数56.8%,淋巴细胞百分数34.0%。

3. 炎症指标 降钙素原0.55 ng/mL,C反应蛋白0.50 mg/L。

4. 心肌酶 肌酸激酶365 U/L,肌酸激酶同工酶231 U/L,乳酸脱氢酶517 U/L,羟丁酸脱氢酶410 U/L。

5. 肝功能 丙氨酸转氨酶5 U/L,天冬氨酸转氨酶46 U/L,总蛋白58.4 g/L,白蛋白36.7 g/L。

6. 电解质 钾3.30 mmol/L,钠136 mmol/L,氯99.0 mmol/L,钙2.30 mmol/L。

(七)诊疗过程

患儿入院后完善相关检查,给予机械通气、抗感染、改善循环、镇静、静脉营养、床旁隔离等治疗,经过积极治疗和护理,患儿恢复良好,做好健康教育并办理出院,嘱患儿定期复诊。

二、护理经过

(一)护理评估

1. 入院评估

(1)健康史

1)一般情况与目前病情:患儿,男性,3 d,系第1胎,第1产,胎龄38^{+5}周,昏迷,循环差,四肢凉,毛细血管再充盈时间6 s,气管插管接呼吸机辅助呼吸,双侧瞳孔大小约3 mm,对光反射消失,自主呼吸弱,间断抽泣样呼吸,肌张力低。

2)既往史:3 d前因其母"宫缩发动"于当地医院顺产娩出,产时困难,出生时羊水Ⅲ度污染,脐绕颈1周,Apgar评分,1 min 4分,5 min 4分。给予气管插管、正压通气等,患儿反应差、昏迷。1 d前患儿间断抽搐3次,表现为眨眼,持续时间较短,不伴四肢抽搐、发绀等。3 h前给予患儿吸痰时抽出约3 mL鲜红色血性分泌物。无过敏史;无手术史和外伤史。

3)生活史:儿童跌倒风险评估量表评分9分,压力性损伤风险评估为重度风险。

(2)身体状况

1)一般状态:T 39.6 ℃,P 186 次/min,R 74 次/min,BP 51/37 mmHg,体重3.25 kg,身长48 cm,昏迷,气管插管状态,面色红润,皮肤稍黄染,双足底紫红,双下肢、双手、双足水肿,皮肤弹性正常。黄疸颜色为轻中度黄染。

2)头部:前囟2.5 cm×2.5 cm,稍膨隆,张力不高,无波动;颅缝分离约0.6 cm;头颅血肿,左侧颞顶部可触及一约7.0 cm×5.0 cm肿物,有波动感。

3)胸部:胸廓正常,自主呼吸弱,间断抽泣样呼吸。肺部:双肺送气音对称、可闻及痰鸣音,无胸膜摩擦音。心脏:心音低钝,律齐,各瓣膜听诊区未闻及杂音,无心包摩擦音。

4)脊柱四肢:肌张力低,前臂弹回>3 s。围巾征:肘过中线。腘角>90°。

5)神经系统:觅食反射未引出,吸吮反射未引出,吞咽反射未做,握持反射未引出,拥抱反射未引出,踏步反射未做,膝反射未做。

(3)辅助检查 白细胞计数高,心肌酶高,血钾偏低。

(4)心理-社会状况 患儿为重度窒息患儿,病情较重,可合并多种并发症,且遗留后遗症风险较大,部分情况需手术治疗,风险大。同时不排除合并畸形、遗传代谢性疾病、染色体基因病可能。住院期间花费高,部分患儿预后可能较差。患儿家属存在明显的焦虑情绪,但家属表示知情理解且积极配合治疗。

思维引导

　　患儿,男性,3 d,营养状态尚可,3 d 前顺产娩出时产时困难,羊水Ⅲ度污染,生后 Apgar 评分:1 min 4 分,5 min 4 分,反应差、昏迷状态,1 d 前出现间断抽搐,气管插管状态,面色红润,皮肤稍黄染,双足底紫红,双下肢、双手、双足水肿,皮肤弹性正常。前囟 2.5 cm×2.5 cm,稍膨隆,张力不高,无波动,颅缝分离约 0.6 cm,左侧颞顶部可触及一约 7.0 cm×5.0 cm 肿物,有波动感。双侧瞳孔大小约 3 mm,对光反射消失,自主呼吸弱,双肺送气音对称、双肺呼吸音粗,可闻及痰鸣音,心率 172 次/min,心音低钝,腹软,肝肋下 4.0 cm,剑突下 1.0 cm,脾肋下未触及。肠鸣音:减弱。四肢肌张力低,原始反射未引出,符合重度新生儿缺氧缺血性脑病表现。患儿处于昏迷状态,缺氧缺血损害中枢导致低效性呼吸型态,应遵医嘱给予患儿呼吸机辅助呼吸,维持良好的通气换气功能,维持氧合稳定。患儿有颅内压升高的风险,应遵医嘱给予患儿降颅内压等治疗。患儿肌张力降低,有间断抽搐,拥抱反射、吸吮反射未引出,应遵医嘱给予控制惊厥和保护神经药物应用。怀疑有功能障碍应将肢体固定于功能位,给予动作训练和感知刺激的干预措施,促进脑功能恢复。通过进一步与患儿家属沟通发现,患儿家属对疾病相关知识及预后缺乏了解,存在明显焦虑情绪。患儿家属的心理问题也应该引起护理人员的关注。

　　2.病情变化　患儿缺氧病史明确,心肌酶值偏高,给予营养心肌对症治疗;患儿有水肿,肝脏大,入院查 BNP 明显升高,考虑心力衰竭,治疗上继续给予强心、利尿、适当限液对症治疗。危急值血钠 116 mmol/L,给予补充 3% 氯化钠溶液,并密切监测该指标变化。患儿入院后查血常规白细胞、炎症指标升高,体温不稳定,已给予氨苄西林联合头孢哌酮舒巴坦钠抗感染治疗。患儿痰多、黏稠,给予雾化吸入、吸痰对症处理。患儿肝功能提示转氨酶略高,总胆红素及间接胆红素升高,新生儿高胆红素血症可诊断,给予蓝光照射对症处理。患儿反应差,昏迷状态,肠鸣音可,暂予禁食。现患儿因病住院暂时母婴分离,嘱孕母保持泌乳通畅,开奶后送母乳喂养。给予静脉营养液补充足够的液体及热量,满足患儿生长发育。

(二)护理诊断/护理问题

　　1.低效性呼吸型态　与缺氧缺血致呼吸中枢损害有关。
　　2.潜在并发症　颅内压升高、呼吸衰竭。
　　3.有废用性综合征的危险　与缺氧缺血导致的后遗症有关。
　　4.体温过高　与体温调节功能差、窒息、感染有关。
　　5.焦虑(家属)　与病情严重、预后不良有关。

(三)护理目标

　　①患儿出院时能维持正常的气体交换功能。②患儿住院期间并发症被及时发现并得到处理。③后遗症被及时发现并得到处理。④患儿 3 d 后能维持正常的体温。⑤患儿家属 3 d 后能说出疾病康复保健相关的知识,焦虑明显改善。

(四)护理措施

　　1.给氧　及时清除呼吸道分泌物,保持呼吸道通畅。选择合适的给氧方式,根据患儿缺氧情况,可给予鼻导管吸氧或头罩吸氧,如缺氧严重,可考虑气管插管及机械辅助通气。
　　2.监护　严密监护患儿的呼吸、血压、心率、血氧饱和度等,注意观察患儿的神志、瞳孔、前囟张力、肌张力及抽搐等症状,观察药物反应。

3. 亚低温治疗的护理

（1）降温　亚低温治疗时采用循环水冷却法进行选择性头部降温，起始水温保持在 10～15 ℃，直至体温降至 35.5 ℃时开启体部保暖，头部采用覆盖铝箔的塑料板反射热量。脑温下降至 34 ℃时间应控制在 30～90 min，否则将影响效果。

（2）维持　亚低温治疗是使头颅温度维持在 34～35 ℃，由于头部的降温，体温亦会相应地下降，易引起新生儿硬肿病等并发症，因此在亚低温治疗的同时必须注意保暖，可给予远红外或热水袋保暖。远红外保暖时，肤温控制设定在 35.0～35.5 ℃，肤温探头放置腹部。热水袋保暖时，使热水袋的水温维持在 50 ℃左右，冷却后及时更换，防止发生烫伤。在保暖的同时要保证亚低温的温度要求。患儿给予持续的肛温监测，以了解患儿体温波动情况，维持体温在 35.5 ℃左右。

（3）复温　亚低温治疗结束后必须给予复温。复温时间>5 h，保证体温上升速度≤0.5 ℃/h，避免快速复温引起的低血压，因此复温的过程中仍须监测肛温。体温恢复正常后，须每 4 h 测体温 1 次。

（4）监测　在进行亚低温治疗的过程中，给予持续的动态心电监护、肛温监测、SpO_2 监测、呼吸监测及每小时测量血压，同时观察患儿的面色、反应、末梢循环情况，总结 24 h 的出入液量，并做好详细记录。在护理过程中应注意心率的变化，如出现心率过缓或心律失常，及时与医师联系确定是否停止亚低温治疗。

4. 早期康复干预　对疑有功能障碍者，将其肢体固定于功能位。早期给予患儿动作训练和感知刺激的干预措施，促进脑功能的恢复。开奶后观察有无喂养不耐受、吸吮吞咽功能落后等表现，给予一定的康复训练。向患儿家长耐心细致地解释病情，以取得理解；恢复期指导家长掌握康复干预的措施，以得到家长最佳的配合并坚持定期随访。

（五）护理评价

入院第 3 天，患儿体温恢复正常；入院第 18 天，患儿完全脱离呼吸支持，血气分析及气体交换功能恢复正常；意识清醒，反应可，肌张力恢复正常；患儿家属能说出新生儿缺氧缺血性脑病疾病相关知识及康复干预措施，焦虑情绪明显改善。

思维引导

患儿经过一系列呼吸支持、抗感染、降颅压、营养心肌、强心利尿、营养神经等对症措施的治疗后，气体交换功能及神经系统表现明显改善。因该患儿家属疾病相关知识较缺乏，对疾病的治疗及预后均显示较大程度的焦虑，所以需要理解并安抚患儿家属的情绪，耐心做好解释和健康教育。为患儿制订和实施护理措施前，需要提前和患儿家属沟通好，取得他们的理解和配合。

（六）健康教育

1. 保持呼吸道通畅　及时清除呼吸道分泌物。

2. 病情监测　观察患儿的呼吸、心率、面色。

3. 喂养指导　采取正确的喂奶姿势，使头部略抬高，不致使奶液返流溢入气管。奶嘴孔不宜过大，以倒置奶液间断流出为宜，奶瓶的倾斜度以奶头内充满奶汁为宜。喂完后应将患儿竖抱起，轻拍其背部，待打嗝后放回床上，并向右侧卧。喂奶时严密观察患儿的面色，若出现颜面、唇周发绀，暂停喂养，待其休息片刻后再喂。

4. 康复指导　关注患儿运动、智能发育，注意有无肌张力和姿势的异常，早期发现脑瘫、智力低下等后遗症并进行干预，以便早期给予动作训练和感知刺激，促进脑功能恢复。

5. 用药指导　指导患儿出院后继续遵医嘱服药。

6. 定期复诊　嘱患儿出院定期复诊,出现不适随时就诊。

7. 预防感染　预防传染病,按时预防接种,应根据季节气候变化及时增减衣服,避免到公共场所,以免发生交叉感染。

三、思考与讨论

患儿以"窒息复苏后反应差、昏迷 3 d"为代主诉,以"①新生儿缺氧缺血性脑病;②新生儿出生窒息重度;③新生儿肺出血"为诊断入院。入院后对患儿进行全面评估,详细了解患儿一般情况、病情、辅助检查及病情观察要点等,有针对性制订护理计划和护理措施。住院期间给予患儿机械通气、抗感染、改善循环、镇静、静脉营养、营养神经、亚低温等治疗,根据患儿病情及治疗措施变化,随时做好护理评估,调整护理计划和措施,实施个体化优质护理。因患儿家属缺乏疾病相关知识,存在明显的焦虑情绪,医护人员应对该患儿家属做好健康教育,使其掌握疾病相关知识,积极配合治疗。

四、练习题

1. 新生儿缺氧缺血性脑病的临床表现有哪些?

2. 新生儿缺氧缺血性脑病亚低温治疗的护理要点有哪些?

五、推荐阅读

[1]张玉侠.实用新生儿护理学[M].北京:人民卫生出版社,2015.

[2]崔焱.儿科护理学[M].5 版.北京:人民卫生出版社,2012.

[3]王晔,王颖雯,程国强,等.亚低温治疗中重度新生儿缺氧缺血性脑病系统评价/Meta 分析[J].中国循证儿科杂志,2022,17(2):81-89.

案例 23　支气管肺炎的护理

一、病历资料

(一)一般资料

患儿,男性,1 岁,汉族。

(二)代主诉

间断咳嗽 4 d,加重 1 d。

(三)现病史

患儿 4 d 前无明显诱因出现咳嗽,偶咳,无痰,无气促、呼吸困难、发绀,未予特殊治疗。1 d 前咳嗽较前加重,呈阵发性,3~4 声/阵,有痰不易咳出,伴呼吸急促,夜间较明显,无呼吸困难、发绀、呕吐等,至当地诊所就诊,给予"头孢、小儿定喘口服液、雾化吸入、外用膏药"等治疗,仍间断咳嗽且出现发热,热峰37.7 ℃,遂至外院就诊,查血常规:白细胞计数 12.39×10^9/L,血红蛋白 132 g/L,血小板计数 332×10^9/L,中性粒细胞百分数62.1%,淋巴细胞百分数29.4%,降钙素原 0.349 ng/mL,胸片提示肺炎(未见报告),建议住院治疗。为求进一步治疗,遂来我院,急诊以"肺部感染"为初步诊断收入院。发病以来,意识清,精神欠佳,食欲缺乏,睡眠正常,平素大便干结,2 ~ 3 次/d,小便正常,体重无减轻。

(四)既往史

既往体健,无先天性心脏病史,预防接种史随社会计划免疫接种,无手术、外伤、输血史,无食物、药物过敏史。

(五)个人史及家族史

患儿系第 3 胎第 3 产,孕 36^{+5} 周剖宫产,无产伤及窒息史,出生体重 2.37 kg。人工喂养,5 月龄添加辅食,2 月龄会抬头、3 月龄会翻身、9 月龄会爬、10 月龄会独立站、11 月龄会走,1 岁会喊"爸爸、妈妈",现可说词语。父母、1 姐(9 岁)、1 哥(3 岁)健康状况良好,无与患儿类似疾病,无家族性遗传病史。

(六)辅助检查

1.血常规　血红蛋白 123.0 g/L,中性粒细胞绝对值 8.27×10^9/L,单核细胞绝对值 0.71×10^9/L,淋巴细胞绝对值 3.91×10^9/L,血小板计数 408×10^9/L,白细胞计数 11.85×10^9/L。

2.心肌酶　肌酸激酶同工酶 28.1 U/L。

3.炎症指标　白介素-6 11.53 pg/mL,降钙素原 0.084 ng/mL。

4.病毒全套　肺炎支原体弱阳性(±)。

5.胸部 CT　右肺上叶轻度炎症。

(七)诊疗过程

完善各项必要检查,如血常规、炎症指标、肝肾功能、凝血功能、胸部 CT 等检查,并给予抗感染、雾化等治疗。经积极治疗和护理,患儿恢复良好,做好健康教育并办理出院,嘱患儿定期门诊复诊。

二、护理经过

(一)护理评估

1.入院评估

(1)健康史

1)一般情况与目前病情:T 37.20 ℃,P 165 次/min,R 35 次/min,BP 102/63 mmHg,身高 85 cm,体重 10.5 kg。

2)既往史:既往体健,无先天性心脏病史,预防接种史随社会计划免疫接种,无手术、外伤、输血史,无食物、药物过敏史。

3)家族史:父母、1 姐(9 岁)、1 哥(3 岁)健康状况良好,无与患者类似疾病,无家族性遗传病史。

(2)体格检查结果　咽腔充血,扁桃体Ⅱ度肿大,心前区无隆起,心尖搏动正常,心前区无异常搏动,心率 165 次/min,律齐,心脉率一致,各瓣膜听诊区未闻及杂音,无心包摩擦音,双肺呼吸音粗,右肺呼吸音低,无干、湿啰音,腹部及神经系统查体未见明显阳性体征。

(3)辅助检查

1)血液检查:白细胞计数 11.85×10^9/L,中性粒细胞绝对值 8.27×10^9/L,肌酸激酶同工酶 28.1 U/L,白介素-6 11.53 pg/mL,降钙素原 0.084 ng/mL,肺炎支原体弱阳性(±)。

2)胸部 CT:右肺上叶轻度炎症。

(4)心理-社会状况　患儿既往无住院的经历,家庭经济情况一般。患儿因为发热、缺氧等不适及环境陌生产生焦虑和恐惧,有哭闹、易激惹等表现。评估患儿家长是否因患儿住院时间长、知识缺乏等产生焦虑不安、抱怨的情绪。

思维引导

患儿,男性,1岁,发病前有上呼吸道感染史,而后出现咳嗽加重,呈阵发性,3~4声/阵,有痰不易咳出,伴呼吸急促,夜间较明显,至当地诊所给予药物应用后仍间断咳嗽且出现发热,符合支气管肺炎的临床表现。2岁以内的婴幼儿容易患支气管肺炎,这主要与其呼吸系统解剖生理特点有关,如气管、支气管管腔狭窄,纤毛运动差,肺弹力纤维发育差,肺泡数目少,易被黏液所阻塞等有关。通过评估,患儿目前主要的护理问题为气体交换受损及体温升高,应尽快改善呼吸功能,控制感染。另外,护士除了观察咳嗽、呼吸等呼吸系统表现外,还应注意观察心率、精神、食欲减退等循环、神经、消化系统的症状,做好病情观察及记录。

2. 病情变化　患儿入院后间断发热,热峰38.6 ℃,遵医嘱给予退热药物(布洛芬)口服后体温可降至正常。患儿反复发热3 d后体温趋于稳定,未再发热。

思维引导

患儿发热期间,要根据发热的不同时期给予个性化的护理措施。发现患儿发热时,应评估患儿精神状况及四肢末梢是否温暖,手脚冰凉时应增加盖被,给予保暖;四肢末梢温暖时,可适当减少盖被,有利于机体散热。当体温≥38.5 ℃时,应遵医嘱给予布洛芬、对乙酰氨基酚等退热药物应用,并根据患儿的体重给予合适的剂量。注意同种退热药物之间的使用应间隔至少4~6 h,每24 h内使用不得超过4次。应用退热药物后应适当补充水分,避免退热期因出汗过多导致脱水及血压下降。另外,发热容易导致患儿食欲减退,消化能力减弱,饮食上应给予患儿清淡易消化饮食。

(二)护理诊断/护理问题

1. 气体交换受损　与肺部炎症有关。
2. 清理呼吸道无效　与呼吸道分泌物过多、黏稠,患儿体弱、无力排痰有关。
3. 体温过高　与肺部感染有关。
4. 营养失调:低于机体的需要量　与摄入不足、消耗增加有关。
5. 潜在并发症　心力衰竭、中毒性脑病、中毒性肠麻痹等。

(三)护理目标

①患儿5 d后气促、咳嗽症状逐渐改善并消失,呼吸平稳。②患儿7 d后能顺利有效地咳出痰液,呼吸道通畅。③患儿3 d后体温恢复正常。④患儿住院期间能得到充足的营养。⑤患儿住院期间不发生并发症或发生时得到及时发现和处理。

(四)护理措施

1. 气体交换受损

(1)休息　保持病房内空气清新,温湿度适宜,避免患儿剧烈活动,以免加重咳嗽。注意被褥要轻暖,穿衣不要过多,以免引起不安和出汗;内衣应宽松舒适,以免影响呼吸;勤更换尿布,保持患儿皮肤清洁,提高患儿的舒适度,以利于休息。治疗护理应集中进行,尽量使患儿安静,以减少机体的耗氧量。

(2)抗生素治疗　遵医嘱给予抗生素治疗,控制炎症,促进气体交换。

2. 清理呼吸道无效　及时清除患儿口鼻分泌物;经常变换体位,以减少肺部淤血,促进炎症吸收。指导患儿进行有效的咳嗽,排痰前可先进行雾化吸入使痰液变稀薄利于咳出,并协助患儿转换体位,帮助清除呼吸道分泌物。如不能自行咳出,可用吸痰器吸出痰液,但吸痰不能过频,时间不可过长,否则可刺激黏液产生过多,同时要观察吸痰过程中是否有口唇发绀等症状。在护理过程中观察患儿咳嗽的频次及程度,监测生命体征及血氧饱和度,判断是否有缺氧症状,以便及时处理。

3.体温过高　患儿发热期间应卧床休息,保持室内安静、温度适中、通风良好。衣被不可过厚,以免影响机体散热。保持皮肤清洁,及时更换被汗液浸湿的衣被。每 2 h 测量体温一次,以便了解体温变化,并准确记录。退热处置 1 h 后复测体温,并随时注意有无新的症状或体征出现,以防发生惊厥或体温骤降,出汗较多时及时补充水分,并测量患儿血压,必要时给予静脉补液。体温>38.5 ℃时给予药物降温,常用的降温药物有布洛芬及对乙酰氨基酚,应根据医嘱给药。体温≤38.5 ℃,且四肢末梢温暖的情况下,可使用物理降温,如温水擦浴、冰块冷敷等。

4.营养失调:低于机体的需要量　给予患儿足量的维生素和蛋白质,少量多餐,并给予清淡易消化食物,适当进食粗纤维食物,并顺时针按摩腹部,促进肠蠕动,有利于患儿大便的排出。鼓励患儿多饮水,使呼吸道黏膜湿润,以利于痰液的排出,同时防止发热导致的脱水。

5.潜在并发症　心力衰竭、中毒性脑病、中毒性肠麻痹等。①注意观察患儿神志、面色、呼吸、心音、心率等变化。患儿出现烦躁不安、面色苍白、呼吸频率>60 次/min、心率>180 次/min、心音低钝、奔马律、肝脏在短时间内急剧增大,是心力衰竭的表现,应及时报告医师,并减慢输液速度,准备强心剂、利尿剂,做好抢救的准备。②密切观察意识、瞳孔、囟门及肌张力等变化,若有烦躁或嗜睡、惊厥、昏迷、呼吸不规则、肌张力增高等颅内高压表现时,应立即报告医师,并共同抢救。③观察有无腹胀、肠鸣音是否减弱或消失、呕吐的性质、是否有便血等,以便及时发现中毒性肠麻痹及胃肠道出血。④如患儿病情突然加重,出现剧烈咳嗽、呼吸困难、烦躁不安、面色发绀、胸痛及一侧呼吸运动受限等,提示出现了脓胸、脓气胸,应及时报告医师并配合胸腔穿刺或胸腔闭式引流。

(五)护理评价

入院第 3 天,患儿体温正常,咳嗽较前明显减轻。入院第 6 天,患儿咳嗽症状消失,但仍间断有痰,指导家属给予患儿勤叩背,促进痰液排出。患儿入院第 9 天复查血常规,白细胞、中性粒细胞、降钙素原均降至正常范围,无心力衰竭、脓胸、脓气胸等并发症发生。

(六)健康教育

指导家属加强患儿的营养、培养良好的饮食和卫生习惯。从小养成锻炼身体的好习惯,经常户外活动,增强体质,改善呼吸功能。患儿应少去人多的公共场所,尽可能避免接触呼吸道感染患者。教会家长处理呼吸道感染的方法,使疾病在早期能得到及时控制。定期健康检查,按时预防接种。

思维引导

患儿入院后遵医嘱给予抗感染、雾化等治疗后,体温恢复正常,咳嗽较前明显减轻,但肺炎恢复期痰液较前明显增多,护士需协助家属给予患儿勤叩背,叩背时两手手指弯曲并拢,使掌侧呈杯状,以手腕力量,从肺底自下而上、由外向内、迅速而有节律地叩击,震动气道,每次叩击时间 5～15 min,另外也可使用机械排痰机进行深度机械排痰,2 次/d,促进痰液排出。护士需要加强家属的健康教育,肺炎恢复期需注意加强护理,患儿免疫力较弱,避免再次受凉感染,并做好病房的消毒工作。

三、思考与讨论

患儿以"间断咳嗽 4 d,加重 1 d"为代主诉入院,初步诊断为"肺部感染",入院后对患儿进行全面护理评估,详细了解患儿一般情况、病情、辅助检查、诊疗经过等,有针对性制订护理计划和护理措施。根据患儿病情及治疗措施变化,随时做好动态护理评估,及时调整护理计划和措施,实施个体化护理。住院期间遵医嘱给予抗感染、雾化等治疗,并做好疾病恢复期的健康指导,促进患儿恢复健康。患儿出院时向家属做好健康教育也至关重要,幼儿期易发生呼吸道感染,向家属科普教育呼吸道感染初期的护理要点,可避免患儿病情进一步加重,减轻患儿的痛苦。

四、练习题

1. 支气管肺炎的临床表现有哪些?
2. 肺炎恢复期的护理要点有哪些?
3. 如何做好肺炎相关并发症的病情观察?

五、推荐阅读

[1]崔焱,仰曙芬. 儿科护理学[M]. 6 版. 北京:人民卫生出版社,2017.
[2]钱嬿,厉瑛. 儿科护理查房 [M]. 上海:上海科学技术出版社,2016.
[3]张琳琪,王天有. 实用儿科护理学[M]. 北京:人民卫生出版社,2018.

案例 24 病毒性心肌炎的护理

一、病历资料

(一)一般资料

患儿,男性,14 岁,汉族,学生。

(二)主诉

胸痛、胸闷 3 d。

(三)现病史

患儿 3 d 前受凉后出现胸痛、胸闷,胸痛 4 ~ 5 次/d,持续 2 ~ 3 s 后自行缓解,体育课时加重,休息后可缓解。无咳嗽、咳痰、喘憋、叹气等症状,自行至社区诊所就诊,给予口服药物(具体不详),服药后效果差。1 d 天前至当地医院就诊,心肌酶测定血清肌酸激酶及同工酶升高。心电图示窦性心律,多导联 ST 段抬高。为求进一步诊治来院,门诊以"胸痛待查"为诊断收住院。神志清,精神可,饮食欠佳,睡眠及大小便正常。

(四)既往史

既往体健,无食物、药物过敏史,预防接种随计划免疫进行,无不良反应。

(五)个人史及家族史

系第 1 胎第 1 产,足月顺产,出生时无产伤及窒息史、抢救史。母乳喂养,生长发育与正常同龄儿相符,现就读九年级,成绩中等。

(六)辅助检查

1. 实验室检查 血常规:白细胞计数 $10.24×10^9$/L,中性粒细胞百分比 40.9% ,淋巴细胞百分比 59% ,C 反应蛋白 7.2 mg/L。心肌酶:血清肌酸激酶 818 U/L,肌酸激酶同工酶 53.9 U/L,乳酸脱氢酶 429 U/L,乳酸脱氢酶同工酶 1 264.3 U/L。患儿入院后急查危急值呈报:肌钙蛋白 I 12.526 μg/L,超敏肌钙蛋白 T 3.88 ng/L。

2. 心电图检查 窦性心律;Ⅰ、aVL、V2～V5 导联 ST 段抬高,Ⅲ 导联 ST 段压低。

3. 超声检查 床旁超声提示心肌收缩力差。

(七)诊疗过程

卧床休息,吸氧,持续心电监护,口服大剂量维生素 C、辅酶 Q_{10} 营养心肌,静脉注射喷昔洛韦抗病毒、多巴酚丁胺改善心脏功能。经积极治疗和护理,患儿心肌酶降至正常水平,动态心电图为偶发房性期前收缩,进行健康宣教后办理出院。

二、护理经过

(一)护理评估

1. 入院评估

(1)病史

1)一般情况与目前病情:患儿男性,14 岁,身高 170 cm,体重 58.6 kg,神志清,精神差,间断性胸痛、胸闷,4～5 次/d,持续 2～3 s 后可自行缓解,体育课时加重,休息后可缓解。语言描述评分法(VRS)进行疼痛评估为轻度疼痛,有疼痛但可忍受,对睡眠、生活无干扰。不伴发绀等缺氧表现。饮食、排尿、排便、睡眠均正常,皮肤及口腔黏膜完整,四肢活动自如,无压力性损伤及跌倒风险。

2)既往史:3 d 前受凉后出现胸痛、胸闷症状,无肝炎、结核等传染病史及传染病接触史,无食物、药物过敏史,无手术、外伤及输血史。

3)生活史:患儿生活自理能力评估中度依赖,预防接种随社会免疫计划进行,无不良反应。

(2)身体状况

1)一般状态:T 36.5 ℃,P 98 次/min,R 20 次/min,BP 105/60 mmHg,间断性胸痛、胸闷,4～5 次/d,持续 2～3 s 后可自行缓解,可耐受。

2)心肺:呼吸频率、节律正常,双肺呼吸音对称,呈清音,未闻及干、湿啰音。心前区无隆起,心尖搏动于第 5 肋间左锁骨中线,心率 90 次/min,律齐,第一心音低钝,心尖区可闻及 2/6 级收缩期早期吹风样杂音。

(3)辅助检查 白细胞计数及 C 反应蛋白升高,心肌酶升高;心电图提示窦性心律;Ⅰ、aVL、V2～V5 导联 ST 段抬高,Ⅲ 导联 ST 段压低。

(4)心理-社会状况 患儿现就读于九年级,患儿及家长对疾病及疾病导致的学习中断存在明显焦虑情绪,对疾病知识缺乏了解。患儿家庭支持情况良好,经济收入稳定。

(二)护理诊断/护理问题

1. 活动无耐力 与心肌收缩力下降、氧的供需失调有关。

2. 疼痛:胸痛 与心肌缺血、缺氧有关。

3. 气体交换受损 与肺淤血有关。

4. 焦虑 与担心学业、缺乏疾病相关知识有关。

5. 潜在并发症 心律失常、心力衰竭、心源性休克。

(三)护理目标

①患儿及家长能说出限制最大活动量的指征,遵循活动计划,活动耐力逐渐恢复。②患儿胸痛缓解,舒适有改善。③胸闷症状得到缓解,未发生心力衰竭。④患儿及家长能说出疾病护理相关知识,焦虑情绪得到改善。⑤能叙述心力衰竭等并发症的表现,一旦发生,能及时发现和控制。

思维引导

患儿,男性,14岁,学生,体型中等,发病3 d前有上呼吸道感染病史,而后出现胸闷、胸痛等心脏受累症状,胸痛4~5次/d,持续2~3 s后自行缓解,体育课时加重,休息后可缓解,符合心肌炎的临床表现。胸痛、胸闷频繁发作可遵医嘱给予氧气吸入治疗。还应注意对疼痛的持续性评估。患儿症状在体育课及情绪变化时加重,提示患儿还存在活动无耐力的问题,如果不注意休息将会进一步增加心脏负担、增加心肌耗氧量,不利于疾病康复。心肌炎患儿的心电图多呈现ST段改变、病理性Q波、R波降低及其他心律失常,如房室传导阻滞、室性期前收缩等,应注意观察心电图波形情况。通过进一步与患儿及家长沟通发现,家长及患儿对疾病相关知识缺乏了解,又因中断学习害怕影响升学考试,存在明显焦虑情绪。患儿及家长的心理问题也应该引起护理人员的关注。

(四)护理措施

1. 活动无耐力

(1)休息　急性期绝对卧床休息,至体温稳定后3~4周,出现心力衰竭、频发期前收缩等心律失常时,应延长卧床时间。胸闷、胸痛症状消失,心肌酶、抗体滴定度、红细胞沉降率等指标正常后方可逐渐增加活动量。一般总休息时间不少于6个月。

(2)制订活动计划　病情稳定后与患儿及家长一起制订每日活动计划,活动量及活动时间根据患儿身体情况确定,应循序渐进增加活动量,最大活动量以不发生胸闷、心悸、呼吸困难为宜。

(3)活动时的病情观察　活动中出现明显疲乏、呼吸困难、心前区不适等症状时,应立即停止活动,就地休息。

2. 疼痛:胸痛

(1)休息与活动　胸痛发作时应立即停止活动,就地休息,保持病房环境安静。

(2)疼痛观察　根据患儿年龄等情况选择合适的疼痛评估工具,评估疼痛部位、性质、程度、持续时间,观察患儿有无面色苍白、大汗、恶心、呕吐等伴随症状。疼痛发作时测血压、心率,必要时做心电图。

(3)用药护理　多巴酚丁胺属于血管活性药物,使用过程中注意避免外渗,准确控制滴速,最好使用输液泵。同时需观察血压变化及有无心悸、头痛、恶心等不良反应。

3. 气体交换受损

(1)休息与体位　取平卧或半卧位,保持环境安静,避免患儿情绪激动或紧张。

(2)给氧　持续鼻导管吸氧,氧流量0.5~1.0 L/min,氧浓度在40%以下,保证患儿血氧饱和度在95%以上。

思维引导

患儿为九年级学生,面临升学考试,且为首次诊断病毒性心肌炎住院治疗,对疾病治疗、预后等相关知识缺乏了解,经常询问医护人员何时能出院、上学,护理人员应增强与患儿及家长的沟通,强调休息对心肌恢复的重要性,讲解疾病治疗过程及预后,使患儿自觉配合治疗。指导患儿可通过电话、微信等形式与老师取得联系,获取授课信息,在保证充足休息情况下,适当进行复习,减轻紧张、焦虑情绪。

（3）遵医嘱用药　静脉输液时应加强巡视，严格控制滴速，一般 12～15 滴/min，反复指导患儿及家长，不可擅自加快输液速度，防止诱发急性肺水肿。

4.焦虑　①为患儿提供安静、舒适的住院环境，强调休息对疾病恢复的重要性，使患儿和家长自觉配合。②对患儿及家长介绍疾病治疗过程及预后，并及时解答患儿及家长的疑问，减少紧张、焦虑情绪。③指导患儿通过呼吸调节、听音乐等方式进行放松训练。

5.潜在并发症　心律失常、心力衰竭、心源性休克。①指导患儿尽量避免呼吸道感染、剧烈活动、情绪激动、用力排便、饱餐、寒冷等诱发因素。②密切观察生命体征（T、P、R、BP）、精神、面色、心律变化，发现多源性期前收缩、房室传导阻滞、心动过速等情况应及时报告医生，采取紧急处理措施。

思维引导

患儿入院后遵医嘱给予持续心电监护，并记录 24 h 出入水量，护理人员应知晓心电监护报警值的调节、心动过速判断标准，根据正常值上下浮动 20% 设定心电监护报警值，该患儿 14 岁，设定心电监护报警值为（P 56/108 次/min；R 14/25 次/min；BP 86～130/58～86 mmHg）。儿童心率>140 次/min 为心动过速，重点观察有无呼吸困难、颈静脉怒张、奔马律等心力衰竭的表现。患儿在治疗中使用有呋塞米，除注意观察尿量、记录出入水量外，还应指导患儿进食香蕉、橘子等富含钾的食物，预防低血钾的发生。

（五）护理评价

入院第 5 天，患儿胸痛、胸闷症状明显改善，VRS 疼痛评分为 0 分。生活自理能力评估为无需依赖。患儿入院第 11 天复查心肌酶正常，肌钙蛋白 I 0.056 ng/mL，指导患儿进行床上适当活动；能说出病毒性心肌炎相关知识，焦虑情绪明显改善；能叙述心律失常、心力衰竭及心源性休克表现，无以上并发症发生。

（六）健康教育

1.饮食指导　指导患儿进食高蛋白、高维生素、易消化食物，避免进食刺激性食物。尤其是富含维生素 C 的食物，如新鲜蔬菜、水果，促进心肌修复。

2.生活方式　告知患儿及家属呼吸道感染、剧烈活动、情绪激动、用力排便、饱餐、寒冷等容易诱发疾病，应注意尽量避免。

3.休息与活动　出院后卧床休息 2 周，避免剧烈运动、劳累、受凉。

4.用药指导　指导患儿出院后继续遵医嘱服药，以巩固治疗，不要擅自增减药量，自行监测心率、血压变化。

5.定期复诊　嘱患儿出院 2 周后门诊复诊，复查心电图、BNP、心肌酶、心脏彩超，出现不适随时就诊。

三、思考与讨论

患儿以"胸痛、胸闷 3 d"为代主诉入院，初步诊断为"胸痛待查"，入院后对患儿进行全面护理评估，详细了解患儿一般情况、病情、辅助检查、诊疗经过等，有针对性制订护理计划和护理措施。根据患儿病情及治疗措施变化，随时做好动态护理评估，及时调整护理计划和措施，实施个体化护理。住院期间遵医嘱给予抗病毒、抗心律失常、营养心肌等治疗。

四、练习题

1.儿童病毒性心肌炎的诊断标准是什么？

2. 如何做好病毒性心肌炎患儿的病情观察?

3. 如果发生心力衰竭需使用洋地黄类药物时,需做好哪些护理措施?

五、推荐阅读

[1]崔焱,仰曙芬.儿科护理学[M].6 版.北京:人民卫生出版社,2017.

[2]钱嬿,厉瑛.儿科护理查房[M].上海:上海科学技术出版社,2016.

[3]中华医学会儿科学分会心血管学组,中华医学会儿科学分会心血管学组心肌炎协作组,中华儿科杂志编辑委员会,等.儿童心肌炎诊断建议(2018 年版)[J].中华儿科杂志,2019,57(2):87-89.

案例 25　急性肾小球肾炎的护理

一、病历资料

(一)一般资料

患儿,男性,11 岁,汉族,学生。

(二)主诉

面部水肿 5 d,肉眼血尿 2 d。

(三)现病史

5 d 前出现面部水肿,眼睑较重,渐波及全身,伴尿量减少、乏力,无发热、呕吐、腹泻、皮疹等。遂至当地医院就诊,给予抗感染、利尿等对症治疗,2 d 前出现肉眼血尿。血常规:白细胞计数 14.7×10^9/L,红细胞计数 4.35×10^{12}/L,血红蛋白 107 g/L,血小板计数 421×10^9/L。尿常规:洗肉水样,隐血(+++),白细胞(+++),蛋白质(+++),白细胞 1 044/μL,红细胞 5 858.8/μL,上皮细胞 37.1/μL,管型计数 0.41/μL,为求进一步诊治来院,门诊以"水肿、血尿查因:急性肾小球肾炎?"为诊断收住院。发病来患儿神志清,精神可,饮食欠佳,睡眠及大便正常。

(四)既往史

患儿 3 周前患呼吸道感染,治疗后痊愈。

(五)个人史及家族史

系第 1 胎第 1 产,足月顺产,出生情况无异常,生后母乳喂养,发育正常,现就读小学,学习成绩优秀。预防接种按免疫计划进行。父母体健,家族中无肾脏疾病及遗传性疾病病史。

(六)辅助检查

1. 实验室检查　血常规:白细胞计数 14.7×10^9/L,红细胞计数 4.35×10^{12}/L,血红蛋白 107 g/L,血小板计数 421×10^9/L。尿常规:暗红色、混浊,隐血(+++),白细胞(+++),蛋白质(+++),白细胞 1 044/μL,红细胞 5 858.8/μL,上皮细胞 37.1/μL,管型计数 0.41/μL。

2. 泌尿系统超声　双肾大小形态正常,左肾 81 mm×40 mm,右肾切面内径 89 mm×41 mm,实质回声增强,集合系统未见分离,输尿管及膀胱无异常。

(七)诊疗过程

患儿入院后完善相关检查,给予抗感染、利尿、降血压治疗。经积极治疗和护理,患儿水肿消退、血压降至正常、肉眼血尿消失,健康教育后办理出院,嘱定期门诊复诊。

二、护理经过

(一)护理评估

1. 入院评估

(1)健康史

1)一般情况与目前病情:男性,11 岁,身高 145 cm,体重 38 kg;神志清,精神可,5 d 前出现面部水肿,眼睑较重,渐波及全身,伴尿量减少(24 h 尿量 380 mL)、乏力,无发热、呕吐、腹泻、皮疹等症状,2 d 前出现肉眼血尿。排便、睡眠均正常,皮肤及口腔黏膜完整,四肢活动自如,无压力性损伤及跌倒风险。

2)既往史:患儿 3 周前患呼吸道感染,治疗后痊愈。无肝炎、结核等传染病史及传染病接触史,无食物、药物过敏史,无手术、外伤及输血史。

3)生活史:患儿生活自理能力评估中度依赖,无不良生活习惯。

(2)身体状况

1)一般状态:神志清,精神可,T 36.5 ℃,P 98 次/min,R 20 次/min,BP 145/93 mmHg。颜面部及双眼睑水肿,双下肢非凹陷性水肿。

2)体格检查:全身无皮疹、出血点,咽腔无充血,扁桃体无肿大。两肺呼吸音清,未闻及干、湿啰音,心率 90 次/min,律齐,各瓣膜听诊区未闻及杂音,测血压 145/93 mmHg。腹软,肝脾肋下未触及,双肾区无叩击痛,肠鸣音可。神经系统查体无明显异常。

(3)辅助检查

1)尿液检查:尿常规提示隐血、白细胞、蛋白质均阳性,白细胞、红细胞、上皮细胞、管型计数均上升。24 h 尿蛋白定量显示,尿总蛋白浓度升高,24 h 尿蛋白总量升高。

2)血液检查:血常规提示白细胞升高,血红蛋白降低,血小板计数升高;生化提示,尿素、肌酐、尿酸升高;抗链球菌溶血素 O(ASO)抗体滴度升高,补体 C3 明显下降,C 反应蛋白升高,红细胞沉降率升高。

3)肾穿刺活检:对可能为急进性肾炎或临床、实验室检查不典型或病情迁延者进行肾穿刺活体组织检查以确定诊断。

(4)心理-社会状况 现患儿就读于小学,患儿及家长缺乏对疾病知识的了解,对疾病导致的生活、学习规律紊乱存在明显焦虑情绪。

思维引导

患儿,男性,学龄期,发病 3 周前患呼吸道感染,继而出现面部水肿、肉眼血尿,提示有前驱感染的存在。患儿水肿、高血压伴乏力,导致患儿活动无耐力,同时该疾病急性期需要绝对卧床休息,卧床休息可以明显增加肾脏血流量,肾脏血液供应充足有利于利尿消肿,同时有利于减少各种并发症,比如高血压脑病、急性心力衰竭等。30%~80% 的患儿可有血压增高,严密监测血压变化,密切关注患儿主诉:是否出现剧烈头痛、呕吐、头晕眼花等症状,警惕高血压脑病的发生。遵医嘱应用降压、利尿药的同时,准确记录患儿出入水量、观察尿色。与患儿及家长沟通发现,其疾病相关知识缺乏,加之无法正常上学,存在明显焦虑。护理人员同时应该关注患儿及家长的心理状况。

(二)护理诊断/护理问题

1. 体液过多 与肾小球滤过率下降有关。

2. 活动无耐力　与水肿、血压升高有关。

3. 潜在并发症　高血压脑病、严重循环充血、急性肾衰竭。

4. 知识缺乏　患儿及家长缺乏本病的相关知识。

(三)护理目标

①患儿尿量增加、水肿消退。②患儿倦怠乏力有所减轻,活动耐力逐渐增强。③患儿无高血压脑病、严重循环充血及急性肾衰竭等情况发生或出现时得到及时发现与处理。④患儿及家长了解急性肾小球肾炎的相关知识,积极配合治疗和护理。

(四)护理措施

1. 体液过多　①评估并记录皮肤水肿的部位(颜面部、躯干、四肢)、程度(轻、中、重度)、性质(凹陷性或非凹陷性水肿)、持续时间;严重水肿伴高血压时限制盐、水和蛋白质的摄入,食盐以<60 mg/(kg·d)为宜,水分以不显性失水加尿量计算,给予优质蛋白0.5 g/(kg·d)。监测并记录体重、腹围的变化,准确记录24 h出入量。②遵医嘱使用利尿剂,注意监测尿量及电解质,保持水、电解质平衡。水肿严重时避免肌内注射,阴囊水肿时可用棉垫或丁字带托起,监测阴囊水肿大小及表面张力。③保持皮肤清洁,及时修剪指甲,避免抓伤皮肤,选用宽松、舒适的棉质衣服,翻身时避免拖、拉、拽等,必要时使用气垫床,预防压力性损伤。

2. 活动无耐力

(1)评估患儿病情及活动的耐受性　严重水肿和高血压时须卧床休息,定时变换体位,预防压力性损伤及静脉血栓等并发症,病情稳定后可逐渐增加活动量,避免疲劳。

(2)休息原则　起病2周内患儿应卧床休息,待水肿消退、血压降至正常、肉眼血尿消失,可下床在室内轻微活动;红细胞沉降率正常可上学,但应避免体育运动和重体力活动;尿沉渣细胞绝对计数正常后方可恢复体力活动。

思维引导

患儿有肾小球滤过率下降、水钠潴留表现,作为护理人员应首先告知患儿早期卧床休息,告知患儿及家长卧床休息既可减轻心脏负担,改善心功能,增加心排血量,从而使肾血流量增加,提高肾小球滤过率,减少水钠潴留;同时,又可使静脉压下降,降低毛细血管血压,使水肿减轻,取得患儿及家长配合。

---

3. 潜在并发症　高血压脑病、严重循环充血、急性肾衰竭。①观察患儿水肿有无消退或减轻,每日观察体重有无减轻、腹围有无缩小;观察尿量、尿色,准确记录24 h出入水量,遵医嘱留尿标本送检。患儿尿量增加,肉眼血尿消失,提示病情好转;如尿量持续减少,出现头痛、恶心、呕吐等,要警惕急性肾功能衰竭的发生,及时纠正水、电解质和酸碱平衡紊乱。②观察患儿血压变化,如果突然血压增高,出现剧烈头痛、呕吐、头晕眼花等,提示高血压脑病,立即报告医师并配合抢救,遵医嘱给予镇静剂、脱水剂等药物治疗。③观察患儿有无咳嗽及粉红色泡沫痰,观察呼吸、心律、心率或脉率变化,警惕严重循环充血的发生。若发生严重循环充血,应将患儿置于半卧位、吸氧,并遵医嘱药物治疗。

4. 知识缺乏　患儿及家长缺乏本病的相关知识。①为患儿提供安静、舒适的住院环境,强调急性期休息和限制患儿活动的重要性。②对患儿及家长介绍疾病治疗过程及预后,并及时解答患儿及家长的疑问,减轻紧张、焦虑情绪。③指导患儿通过呼吸调节、听音乐等方式进行放松训练。

(五)护理评价

入院第20天,复查24 h尿蛋白、尿红细胞计数明显减少,C3较前回升,红细胞沉降率恢复正常,肉眼血尿消失,患儿恢复正常活动,能说出急性肾小球肾炎相关知识,焦虑情绪明显改善;能叙述出活动原则及注意事项。能知晓日常生活中预防感染及定时门诊随访的重要性。

思维引导

高血压脑病是急性肾小球肾炎的严重并发症之一,大多在疾病早期(2周内)出现,尤其是舒张压的急剧增高。主要与高血压基础上,脑内小血管痉挛导致的脑水肿和水钠潴留有关。主要表现为剧烈头痛,频繁恶心呕吐、视物不清、眼花、复视、暂时性黑矇,并有嗜睡或烦躁,如未及时处理,可发生惊厥、昏迷,严重时发生脑疝。

(六)健康教育

1. 疾病知识指导　①指导患儿家长疾病不同时期饮食调整的重要性和必要性,合理限盐,培养良好的饮食习惯。②适当活动,加强锻炼,提高免疫力。③保持心情舒畅。

2. 避免诱发因素　养成良好的生活习惯,避免上呼吸道感染或皮肤等感染,防范意外伤害。

3. 用药指导　指导患儿按医嘱服药,不得擅自减量停药,警惕患儿藏匿、丢弃药物。

4. 居家自我监测　①指导患儿及家长掌握疾病的基本护理技能,学会使用尿蛋白试纸和24 h尿标本的留取方法,学会自我监测。②学会观察尿液的颜色、性质和量。③学会监测血压;指导家长及患儿进行自我评估,记录血尿、蛋白尿、水肿、高血压等出现的时间及伴随症状,如有加重,立即就诊。

5. 定期复诊　定期门诊复查,不适随诊。

三、思考与讨论

患儿以"面部水肿5 d,肉眼血尿2 d"为主诉入院,初步诊断为"水肿、血尿查因:急性肾小球肾炎?",入院后对患儿进行全面护理评估,详细了解患儿一般情况、病情、辅助检查、诊疗经过等,针对性制订护理计划落实护理措施。根据患儿病情及治疗措施的调整,及时跟进动态评估,调整护理计划和措施,实施个体化护理。住院期间遵医嘱给予抗感染、利尿、降血压等治疗。特别是在患儿使用降压药时,应严密监测患儿的血压变化并告知有关降压药的名称、剂量、用法、作用及不良反应;应教会患儿和家长正确的家庭血压监测方法,推荐使用合格且袖带合适的上臂式自动血压计自测血压;告知避免患儿突然站立,以防直立性低血压的发生;同时强调遵医嘱按时按量服药,不能擅自突然停药的重要性。积极帮助患儿及家长认识疾病,提高认知并学会自我护理、自我保健。

四、练习题

1. 儿童急性肾小球肾炎的诊断标准是什么?
2. 儿童急性肾小球肾炎的休息活动原则是什么?
3. 患儿使用利尿药和降压药期间,有哪些注意事项?

五、推荐阅读

[1] 崔焱,仰曙芬.儿科护理学[M].6版.北京:人民卫生出版社,2017.
[2] 张琳琪,王天有.实用儿科护理学[M].北京:人民卫生出版社,2018.
[3] 王天有,申昆玲,沈颖.诸福棠实用儿科学[M].9版.北京:人民卫生出版社,2022.
[4] 孙玉梅,张立力.健康评估[M].4版.北京:人民卫生出版社,2017.
[5] 钱嬿,厉瑛.儿科护理查房[M].2版.上海:上海科学技术出版社,2016.

案例 26   营养性缺铁性贫血的护理

一、病历资料

（一）一般资料

患儿，男性，9个月，汉族。

（二）代主诉

面色苍白1月余。

（三）现病史

患儿1月余前无明显诱因出现面色苍白，无发热、腹痛、腹泻等不适，至当地体检中心查血常规：白细胞计数 $3.8×10^9$/L，血红蛋白 47 g/L，血小板计数 $391×10^9$/L，红细胞平均体积 59.1 fL，血红蛋白含量 13.2 pg，平均红细胞血红蛋白浓度 224 g/L，微量元素未见异常，给予补铁治疗（具体用药及用量不详）。补铁治疗效果欠佳，3 d前至当地复查血常规，血红蛋白 53.0 g/L。为求进一步诊治，遂来我院，门诊以"贫血待查，缺铁性贫血"为诊断收入院。自发病以来，患儿神志清，精神可，饮食睡眠可，大小便正常，体重随年龄增长。

（四）既往史

1月龄时"脐疝"，40 d时因"肺炎"住院1周，4月龄时因"急性喉炎"住院1周，6月龄、7月龄、8月龄曾有"发热"史，预防接种史随社会计划免疫接种，无手术、外伤、输血史，无食物、药物过敏史。

（五）个人史及家族史

患儿系第3胎第3产，37周剖宫产，出生体重 2.5 kg，因缺氧在保温箱1周后缓解，母乳喂养，6月龄时添加少量米糊，余未添加。身高、体重、智力发育与同龄儿相符。预防接种已接种卡介苗、乙肝疫苗、脊髓灰质炎疫苗、百白破疫苗。父母健康状况良好，1姐4岁，身体健康，2姐2岁，9个月时有"缺铁性贫血"，1个月前复查铁正常。无与患儿类似疾病，无家族性遗传病史。

（六）辅助检查

1. 血常规　白细胞计数 $5.64×10^9$/L，血红蛋白 55 g/L，平均红细胞体积 50.30 fL，平均红细胞血红蛋白含量 12.60 pg，平均红细胞血红蛋白浓度 251 g/L，血小板计数 $593×10^9$/L，中性粒细胞绝对值 $1.31×10^9$/L。

2. 铁三项　血清铁 2.29 μmol/L，铁蛋白 4.5 ng/mL，不饱和铁结合力 83.2 μmol/L，总铁结合力 85.49 μmol/L。

3. 红细胞形态检查　成熟红细胞大小不等，以小细胞为主，色素充盈欠佳，部分细胞中心过浅染。

4. 红细胞涂片　未见原始及幼稚细胞。

5. 血红蛋白电泳　未发现异常血红蛋白分组。

（七）诊疗过程

入院后完善相关检查，诊断"营养性缺铁性贫血"，给予口服蛋白琥珀酸铁、营养心肌、调节免疫、输注红细胞、吸氧等治疗。患儿无发热、咳嗽、腹泻等不适。复查血常规：白细胞计数 $6.12×10^9$/L，血红蛋白 82 g/L，血小板计数 $427×10^9$/L，中性粒细胞绝对值 $1.39×10^9$/L，平均红细胞体积 59.90 fL，平均红细胞血红蛋白含量 16.80 pg，平均红细胞血红蛋白浓度 280.00 g/L，家属要求出院，进行健康教育后办理出院。

二、护理经过

(一)护理评估

1.入院评估

(1)健康史

1)一般情况与目前病情:患儿男,9个月,身高85 cm,体重9.5 kg,足月剖宫产,发育正常,营养良好,6个月时添加少量米糊,其余未添加。母乳喂养,母亲孕期身体健康,无严重贫血。患儿无慢性疾病如消化道畸形、慢性腹泻、肠道寄生虫、吸收不良综合征、反复感染等。

2)既往史:患儿无发病诱因,近期无呼吸道、消化道感染史,无服用药物等。无过敏或自身免疫性疾病等。

(2)身体状况

1)一般状态:①生命体征,T 36.5 ℃,P 112 次/min,R 25 次/min。②患儿重度贫血,面色苍黄,全身皮肤黏膜无黄染,未见出血点及皮疹,全身浅表淋巴结未触及,前囟未闭合,约2 cm×2 cm,有枕秃。患儿神志清楚,精神尚可,无心力衰竭的表现,无口腔炎、舌炎。

2)心肺:两肺呼吸音清,无湿啰音、哮鸣音。

思维引导

患儿,男,9个月,母乳喂养,辅食中未添加高铁米粉,未进食猪肝等含铁较多的食物,查体见贫血貌,浅表淋巴结未触及,咽稍充血,双肺听诊呼吸音清,无干、湿啰音。血常规提示重度贫血,血红蛋白47.0 g/L,为小细胞低色素贫血,其他两系均正常,首先考虑"缺铁性贫血"。重度贫血时患儿血红蛋白明显减少造成组织缺氧,常有心率增快、气促等症状,活动无耐力,应避免患儿剧烈哭闹,保持安静,减少耗氧。通过进一步与家长沟通发现,家长对疾病相关知识缺乏了解,护理人员应加强营养性缺铁性贫血知识的讲解。

正常足月婴儿出生时从母亲获得的铁可足够维持生后4个月的生长发育,后天铁补充不足是造成营养性缺铁性贫血的主要原因,婴儿单纯母乳喂养,未及时添加辅食可引起缺铁,动物性食物中铁的吸收率高,如瘦肉、肝脏的吸收率最高,可达22%,鸡、鸭、猪血及鱼肉次之。植物性食物中铁的吸收率低,谷类中含量少,长期用谷类等低铁食品喂养未及时添加含铁丰富的食物,婴儿容易发生缺铁性贫血。患儿入院检查,血红蛋白55 g/L,属于重度贫血,需静脉滴注悬浮红细胞纠正贫血。贫血越重,输血的量应少,速度宜慢,以4~6 mL/kg为宜,以免发生心功能不全,输血时观察有无输血反应。

(3)辅助检查

1)实验室检查:外周血常规(血红蛋白降低比红细胞减少更为明显,呈小细胞低色素性贫血);外周血涂片可见红细胞大小不等,以小细胞为主,中央淡染区扩大;平均红细胞体积<80 fL,平均红细胞血红蛋白含量<26 pg,平均红细胞血红蛋白浓度<310 g/L;网织红细胞正常或略有减少,白细胞、血小板一般无改变。血清铁蛋白减少;红细胞游离原卟啉增高;血清铁、转铁蛋白饱和度降低,总铁结合力升高。

2)影像学检查:心脏彩超提示卵圆孔未闭,其余未见明显异常,胸部MSCT平扫未见明显异常,腹部彩超未见明显异常。

(4)心理-社会状况　患儿家长文化程度低,不知晓营养性缺铁性贫血的相关知识,缺乏正确喂养知识、添加辅食的原则。

思维引导

　　患儿血红蛋白55 g/L,血清铁2.29 μmol/L,铁蛋白4.5 ng/mL,不饱和铁力83.2 μmol/L,总铁结合力85.49 μmol/L,未及时添加含铁丰富的辅食,铁剂治疗有效。根据患儿喂养史、临床表现、血常规特点及铁剂治疗有效可诊断为"营养性缺铁性贫血"。但地中海贫血、巨幼红细胞贫血、溶血性贫血、维生素B₆缺乏性贫血、铁粒幼细胞贫血和铅中毒亦表现为小细胞低色素贫血,应以鉴别。但根据患儿化验检查结果及体格检查暂不支持以上鉴别诊断。

(二)护理诊断/护理问题

1. 活动无耐力　与贫血导致组织器官缺氧有关。
2. 营养失调:低于机体需要量　与铁的摄入不足有关。
3. 有感染的危险　与缺铁导致机体免疫功能低下有关。
4. 潜在并发症　心力衰竭等。
5. 知识缺乏　家长缺乏母乳喂养及添加辅食的相关知识。

(三)护理目标

　　①患儿面色转红润,活动耐力增强。②家长能正确选择含铁较多的食物,能正确喂患儿服用铁剂,保证铁的摄入。③治疗期间患儿未发生感染。④治疗期间患儿未发生心力衰竭。⑤家长能叙述其发生的原因,积极主动配合治疗,合理喂养,及时添加含铁丰富的食物和富含维生素C的食物,以增加铁的吸收。

(四)护理措施

1. 活动无耐力

(1)休息与活动　重度贫血的患儿,因血红蛋白明显减少造成组织缺氧,可有心率增快、气促或活动后呼吸困难等表现,所以应注意休息,保持患儿安静,避免剧烈哭闹,减少氧耗。

(2)给氧　持续鼻导管吸氧,氧流量0.5~1.0 L/min,氧浓度在40%以下,保证患儿经皮血氧饱和度在95%以上。

(3)活动时病情观察　哺乳时患儿出现明显呼吸困难、心率增快时,应暂停哺乳。

(4)防止坠床　患儿9个月,翻身时防止坠床,使用儿童病床,床档致密,家长加强看护,护士注意巡视。

2. 营养失调:低于机体需要量

(1)提供含铁丰富的饮食　动物肝脏、动物血、瘦肉、牡蛎、贝类、大豆及其制品等含铁量多,可根据患儿年龄进行相应补充;婴儿提倡母乳喂养,人乳含铁虽少,但吸收率高达50%,而牛奶中铁的吸收率仅为10%~25%。对于奶粉喂养的患儿,应选用铁强化配方奶粉。婴儿6个月后应逐渐减少每日奶类摄入量,按时添加含铁丰富的辅食或补充铁强化食品如铁强化米粉。

(2)指导合理搭配患儿的饮食　维生素C、稀盐酸、氨基酸、果糖可促进铁的吸收,可与铁剂或含铁食品同时进食;茶、咖啡、牛奶、蛋类、麦麸、植物纤维、草酸和抗酸药物可抑制铁的吸收,应避免与含铁食品同食。鲜牛奶必须加热处理后喂养婴儿,以减少因过敏而致肠出血。

(3)增加食欲　贫血患儿多有食欲缺乏,婴幼儿更甚,所以应采取增加食欲的措施,如创造良好的进食环境,经常更换饮食品种,注意色、香味的调配,增添新鲜感;根据医嘱给患儿服用助消化药如胃蛋白酶、多酶片等,促进消化、增强食欲。

3. 有感染的危险

(1)注意卫生　教会家长正确的洗手方法,哺乳时保持乳头清洁,奶瓶用后消毒,勤换衣裤,每日沐浴,以利于汗液排泄,减少皮肤感染。

（2）医护严格执行无菌技术操作,遵守操作规程。

（3）适当增加户外活动 增强体质,勿与感染性疾病患儿接触,按时接种各种疫苗,以防传染病。

4.潜在并发症 心力衰竭。①告知家长避免患儿剧烈哭闹、用力排便,保持大便通畅。②密切观察生命体征(T、P、R、BP)、精神、面色、心律变化,发现心动过速等情况应及时报告医生,采取紧急处理措施。

5.知识缺乏 家长缺乏母乳喂养及添加辅食的相关知识。

（1）心理护理 向家长介绍疾病发生原因及预后,并及时解答家长的疑问,减少紧张、焦虑情绪。

（2）用药护理 铁剂治疗营养性缺铁性贫血时用药周期较长,指导家长严格按照医嘱用药,切勿私自停药。

（3）正确应用铁剂及观察疗效

1）口服铁剂:告知家长服用铁剂的正确剂量和疗程;药物应放在患儿不能触及的地方且不能存放过多,以免误服过量中毒。口服铁剂可致胃肠道反应如恶心、呕吐、腹泻或便秘、厌食、胃部不适及疼痛等。宜从小剂量开始,在两餐之间服用,以减少对胃肠道的刺激,并有利于铁的吸收。铁剂可与维生素C、果汁等同服,以利于吸收;忌与抑制铁吸收的食物同服。液体铁剂可使牙齿染黑,可用吸管或滴管服之。服用铁剂后,大便变黑或呈柏油样,停药后恢复正常,应向家长及年长儿说明,消除紧张心理。

2）观察疗效:服用铁剂后12~24 h临床症状好转,烦躁减轻,食欲增加。36~48 h开始出现红系增生现象。2~3 d后网织红细胞开始升高,7~8 d达高峰,以后逐渐下降,2~3周后降至正常。1~2周后血红蛋白开始上升,一般4~6周后达正常。如服药3~4周仍无效,应查找原因,是否有剂量不足、制剂不良、导致铁不足的因素继续存在等。

3）疗程:服铁剂一般用至血红蛋白达正常水平后2个月左右再停药,以补足铁的贮存量。

思维引导

患儿系第3胎第3产,家庭经济条件一般,不知晓食物合理搭配的重要性,对疾病治疗、预后等相关知识缺乏了解,护理人员应加强与家长的沟通,强调合理饮食的重要性,讲解疾病发生的原因及预后,制订喂养计划表并自觉配合治疗。指导家长院外可通过电话、微信等形式与医护人员取得联系,就如何正确服用铁剂、观察血红蛋白值的变化给予指导。

思维引导

患儿入院后遵医嘱给予吸氧、输注悬浮红细胞,吸氧时严禁使用明火,家长勿自行调节氧流量,护士观察氧疗效果;输血时护士应严格执行输血制度,观察有无输血反应(如发热、皮疹等)并判断疗效。

（五）护理评价

入院第10天,T 36.8 ℃,P 110 次/min,R 23 次/min,患儿无发热、咳嗽等不适,神志清,精神可,吃奶可,大、小便正常。查体:贫血貌,全身皮肤黏膜稍苍白。血常规结果回示白细胞计数 6.12×10^9/L,血红蛋白82.0 g/L,血小板计数 427×10^9/L,中性粒细胞绝对值 1.39×10^9/L,平均红细胞体积59.90 fL,平均红细胞血红蛋白含量16.80 pg,平均红细胞血红蛋白浓度280.00 g/L,患儿吃奶时无费力,家长能正确口述含铁丰富的食物,并能正确喂患儿服用铁剂,治疗期间患儿无感染、心力衰竭等并发症。家长知晓本病的发病原因,并主动配合治疗与护理。

(六)健康教育

1. 饮食指导　指导合理喂养,婴幼儿提倡母乳喂养,及时添加含铁丰富且吸收率高的食物;强调贫血纠正后,仍要坚持合理搭配饮食,培养良好的饮食习惯,这是防止复发及保证正常生长发育的关键;根据患儿消化能力,适当增加含铁质丰富的食物,如菠菜、黄豆、鸡蛋黄、动物内脏等;纠正患儿偏食的习惯。

2. 用药指导　指导家长出院后继续遵医嘱正确用药,以巩固治疗,不要擅自增减药量或停药。

3. 定期复诊　嘱患儿定期进行血红蛋白检测,出现不适随时就诊。

三、思考与讨论

患儿以"面色苍白1月余"为代主诉入院,初步诊断为"贫血待查",入院后对患儿进行全面护理评估,详细了解患儿一般情况、病情、辅助检查、诊疗经过等,有针对性制订护理计划和护理措施。根据患儿病情及治疗措施变化,随时做好动态护理评估,及时调整护理计划和措施,实施个体化护理。住院期间遵医嘱给予口服铁剂、营养心肌、增强免疫力等药物治疗。治疗营养性缺铁性贫血的主要方法为口服铁剂,疗效一般迅速且明显,最早的治疗有效指征是骨髓中出现较多的铁粒幼细胞和血液中网织红细胞计数上升,通常外周血网织红细胞于治疗后 2~3 d 开始上升,5~7 d 达高峰,2~3 周降至正常,血红蛋白上升常于治疗后 1~2 周才明显,随着血红蛋白上升,贫血的症状也减轻,一般病例血红蛋白达到正常需 3~4 周,但此时体内铁的贮存仍是缺乏的,为了补足体内贮存量的正常水平,可以使用较少量铁剂作维持治疗 6~8 周。护理人员在患儿出院前做好有关铁剂服用注意事项的知识教育,指导家长正确按照医嘱用药,不能盲目停药或增减药量,如果在相应的时间内血红蛋白回升不理想,要考虑服用铁剂的方法是否准确,服用铁剂的同时是否添加了维生素 C、稀盐酸、氨基酸、果糖等可促进铁的吸收的食物,茶、咖啡、牛奶、蛋类、麦麸、植物纤维、草酸和抗酸药物可抑制铁的吸收,是否避免与含铁食品同食,平常饮食中是否添加了含铁丰富的食物。做好电话随访,时刻保持联系,监测患儿用药效果,在治疗期间还要注意患儿生长发育情况,身高、体重是否随年龄的增长而增加。

四、练习题

1. 营养性缺铁性贫血的诊断标准是什么?
2. 补充铁剂时有哪些注意事项?
3. 如何预防营养性缺铁性贫血?

五、推荐阅读

[1]崔焱,仰曙芬.儿科护理学[M].6 版.北京:人民卫生出版社,2017.
[2]王卫平,孙锟,常立文.儿科学[M].9 版.北京:人民卫生出版社,2018.

案例27 化脓性脑膜炎的护理

一、病历资料

(一)一般资料

患儿,男性,11 岁,汉族,学生。

(二)主诉

头痛、恶心、呕吐 1 d,发热半天。

(三)现病史

患儿 1 d 前无明显诱因出现头痛、恶心、呕吐,非喷射性呕吐,呕吐物为胃内容物,无咳嗽、流涕、腹痛、腹泻、寒战等,于我院急诊就诊。当地医院给予静脉输液治疗(具体不详),效果欠佳,半天前出现发热,伴嗜睡,热峰 38.7 ℃,家长自行给予口服小儿柴桂退热颗粒,效果差,仍有发热伴嗜睡,以"发热、头痛待查"为诊断收入院。神志清,精神差,食欲缺乏,睡眠正常,大小便正常,体重无减轻。

(四)既往史

既往体健,无手术、外伤、输血史,无食物、药物过敏史,预防接种随计划免疫进行,无不良反应。

(五)个人史及家族史

第 1 胎第 1 产,足月顺产,出生时无窒息、产伤,Apgar 评分不详,出生体重 3.15 kg。母乳喂养,6 个月添加辅食,无偏食。身高、体重、智力发育与同龄儿相符。现就读五年级,成绩中等。父母体健,1 弟 3 岁体健,无与患儿类似疾病,无其他家族性遗传病史。

(六)辅助检查

1. 血常规　白细胞计数 11.37×10^9/L,红细胞计数 4.32×10^{12}/L,血红蛋白 119.0 g/L,血小板计数 314×10^9/L,中性粒细胞百分数 78.6%,淋巴细胞百分数 16.9%,C 反应蛋白 9.08 mg/L。

2. 电解质　磷 1.24 mmol/L,二氧化碳 18.90 mmol/L。

3. 脑脊液常规　蛋白定性弱阳性,体液有核细胞数 720.00×10^6/L,白细胞计数 720.00×10^6/L,单核细胞计数 66.00×10^6/L。

4. 脑脊液生化　氯 106.2 mmol/L,乳酸脱氢酶 67 U/L,脑脊液总蛋白 512.00 mg/L。

5. 传染病筛查　乙型肝炎病毒表面抗体弱阳性(±)。

6. 其他　血凝、心肌酶+肾功能+血脂+肝功能、血浆乳酸、血氨、尿常规未见明显异常。

(七)诊疗过程

患儿入院后完善相关检查,给予抗感染、抗病毒、降颅内压、营养等对症支持治疗,行"腰椎穿刺术"。经积极治疗和护理,患儿神志清,精神可,一般情况可,无发热、头痛、头晕、呕吐等,恢复良好。告知出院注意事项,做好健康教育并办理出院,嘱其定期门诊复诊,不适随诊。

二、护理经过

(一)护理评估

(1)病史

1)一般情况与目前病情:患儿男性,11 岁,身高 146 cm,体重 48 kg,神志清,精神差,发热伴嗜睡,热峰 38.7 ℃,食欲缺乏,VRS 进行疼痛评估为轻度疼痛,有疼痛但可忍受,对睡眠、生活无干扰。排尿、排便、睡眠均正常,皮肤及口腔黏膜完整,四肢活动自如,跌倒、坠床为轻度风险,静脉血栓栓塞症风险为轻危。

2)既往史:患儿 1 d 前无明显诱因出现头痛、恶心、呕吐,非喷射性呕吐,呕吐物为胃内容物,无咳嗽、流涕、腹痛、腹泻、寒战等,无消化道感染史,无与感染患者接触史。无过敏史、输血史、手术史和外伤史;预防接种无不良反应。

3)生活史:患儿自理能力为轻度依赖。

(2)身体状况

1)一般状态:T 38.7 ℃,P 100 次/min,R 23 次/min,BP 120/75 mmHg,神志清,精神差,嗜睡,食欲缺乏,诉头痛,平卧时加重,坐起时减轻,恶心、呕吐 1 次,为非喷射性,呕吐物为胃内容物。

2）心肺：双肺呼吸音清，对称，呼吸频率、节律正常，未闻及干、湿啰音。呼吸运动正常，肋间隙正常，心前区无隆起，心尖搏动正常，心浊音界正常，心前区无异常搏动，心率100 次/min，律齐，心脉率一致，各瓣膜听诊区未闻及杂音，无心包摩擦音。

3）神经系统查体：患儿发育正常，营养良好，查体合作，嗜睡，双侧瞳孔等大等圆，直径 3 mm，对光反射灵敏，调节反射正常。颈强直。肌张力正常，肌力 V 级，肢体无瘫痪，双侧肱二、三头肌腱反射正常，双侧膝、跟腱反射正常，右侧巴宾斯基征阳性，左侧巴宾斯基征阴性，右侧查多克征阳性，左侧查多克征阴性，颈强直阳性，克尼格征阴性。

（3）辅助检查　辅助检查无特殊变化。

（4）心理-社会状况　患儿现就读于五年级，患儿及家长对疾病及疾病导致的学习中断存在明显焦虑情绪，对疾病知识缺乏了解。患儿家庭支持情况良好，经济收入稳定。

（二）护理诊断/护理问题

1. 体温过高　与细菌感染有关。
2. 疼痛：头痛　与颅内压增高有关。
3. 营养失调：低于机体需要量　与摄入不足、呕吐有关。
4. 焦虑　与担心疾病治疗效果、缺乏疾病康复保健知识有关。
5. 潜在并发症　脑疝。

思维引导

患儿，男性，11 岁，学生，1 d 前无明显诱因出现头痛、恶心、非喷射性呕吐，呕吐物为胃内容物，急性起病，表现为嗜睡、发热、恶心、呕吐、头痛。脑脊液常规示有核细胞数升高，以多核细胞为主。脑脊液生化示，脑脊液蛋白升高，氯化物降低，目前诊断：化脓性脑膜炎。患儿嗜睡，饮食欠佳，恶心、头痛、头晕、呕吐，为颅内压增高的表现，降低颅内压常用的药物甘露醇为高渗性液体，对血管刺激强，应全面评估患儿的血管情况，有计划地选择和保护血管，静脉穿刺时应用水胶体敷料，预防液体外渗，输注过程一定要保证快速输注，同时严密观察患儿用药的反应。可以给予患儿摇高床头，取半卧位，头偏向一侧，既可以降低颅内压，又可以避免呕吐物的误吸。此外，还要严密观察患儿的神志、瞳孔大小及对光反射情况，警惕脑疝的发生。颈强直为脑膜刺激征阳性的表现，巴宾斯基征阳性和查多克征阳性为锥体束损害的重要体征，均提示神经系统受损。通过进一步与患儿及家长沟通发现，家长及患儿对疾病相关知识缺乏了解，又因中断学习害怕影响成绩，存在明显焦虑情绪。患儿及家长的心理问题也应该引起护理人员的关注。

（三）护理目标

①患儿体温恢复正常。②患儿疼痛明显改善，不影响活动与休息。③患儿不再呕吐，每天能摄入足够的营养，维持正常体重。④能说出疾病康复保健相关的知识，焦虑明显改善。⑤患儿颅内压增高等并发症，得到及时救治。

（四）护理措施

1. 体温过高　①保持病室安静，空气清新，温湿度适宜。②鼓励患儿多饮水，必要时静脉补液；出汗后及时更衣，注意保暖。③做好皮肤护理和口腔护理。④高热时给予物理或药物降温，并观察降温效果。遵医嘱应用抗生素。

2.疼痛:头痛

(1)休息与活动 头痛发作时应立即停止正在进行的活动,就地休息,保持病房环境安静。

(2)疼痛观察 评估患儿疼痛的部位、性质、程度、持续时间,观察患儿有无面色苍白、大汗、恶心、呕吐等伴随症状。

(3)用药护理 遵医嘱给甘露醇,快速静脉滴注,注意观察液体有无外渗,并告知患儿及家属不可擅自调节滴速,用药后注意观察患儿疼痛缓解状况。

3.营养失调:低于机体需要量 满足患儿机体对营养的需求,维持水、电解质平衡;给予易消化、营养丰富的流质或半流质饮食,出现意识障碍时给予静脉高营养或鼻饲。对呕吐频繁者,可根据个人情况采取静脉补液的方式维持液体量与能量的摄入。

思维引导

患儿为五年级学生,诊断为化脓性脑膜炎住院治疗。因该患儿前期头痛、发热、呕吐症状明显且反复出现,对疾病治疗、预后等相关知识缺乏了解,对疾病的治疗及预后均显示一定程度的焦虑,害怕出现并发症、后遗症,经常询问医护人员何时能出院、上学,会不会影响智力。护理人员应增强与患儿及家长的沟通,强调休息对疾病恢复的重要性,讲解疾病治疗过程及预后,使患儿自觉配合治疗,树立战胜疾病的信心。指导患儿可通过电话、微信、钉钉等形式与老师取得联系,获取授课信息,在保证充足休息情况下,适当进行学习,减轻紧张、焦虑情绪。

4.焦虑 ①为患儿创造安静的休息环境,护理操作集中进行,动作轻柔,尽量减少不良环境刺激。②进行健康教育,为患儿提供疾病相关知识,及时解答患儿及家属的疑惑。③指导患儿运用放松技巧,如静坐、听音乐、渐进性放松等。帮助并指导患儿及家属应用松弛疗法、按摩等。④允许患儿表达内心感受,给予心理支持,鼓励其树立战胜疾病的信心。向患儿介绍病区环境、责任护士、主管医生,消除其紧张情绪。

5.潜在并发症 脑疝。①避免按压患儿腹部或因移动体位导致脑疝形成和呼吸骤停。②指导患儿避免诱因,急性期予清淡易消化流质或半流质饮食,避免过饱,保持大便通畅,避免用力排便,大便干结时遵医嘱使用开塞露。③密切观察患儿的生命体征、面色、神志及瞳孔的变化,及早采取应对措施。如患儿出现意识障碍及瞳孔改变、躁动不安、频繁呕吐、四肢肌张力增高为惊厥发作先兆,呼吸节律深而慢或不规律,瞳孔忽大忽小或两侧不等大,对光反应迟钝,血压升高,警惕脑疝及呼吸衰竭的发生,必须时做好各种急救的准备工作。

(五)护理评价

入院第3天,患儿体温正常,饮食好,无恶心,未再呕吐,头痛症状明显改善,VRS疼痛评分为0分,能说出疾病康复保健相关的知识,焦虑明显改善,能叙述颅内压增高、脑疝、呼吸衰竭的表现及预防措施,以上并发症未发生。

思维引导

患儿入院后遵医嘱给予持续心电监护,抗感染、抗病毒、降颅内压、营养等对症支持治疗,护理人员要密切观察患儿神志、精神状况及瞳孔大小、对光反射情况,预防并发症的发生,护理操作尽量集中进行,注意保持病房安静,指导患儿保持情绪稳定,避免刺激,合理饮食,适度活动,保持大便通畅,避免用力排便引起颅内压升高。

(六)健康教育

1. 饮食指导　指导患儿进食高热量、高蛋白、高维生素、清淡、易消化食物,如蛋黄、牛奶、鱼类、水果、蔬菜等。根据病情调整补充营养的方式,频繁呕吐时要耐心喂养,少食多餐,定时监测患儿体重,了解营养状况。

2. 休息与活动　保持室内安静,空气新鲜,温湿度适宜,保证睡眠,减少外界刺激。

3. 心理指导　帮助患儿及家长树立战胜疾病的信心,根据患儿及家长对疾病的接受程度介绍疾病相关知识,取得患儿及家长的配合及信任。对恢复期的患儿,应积极指导康复锻炼,减少后遗症的发生。

4. 出院指导　注意保暖,根据天气变化及时增减衣服,注意个人卫生,勤洗手,积极预防上呼吸道、消化道等感染性疾病,尽量少去人多拥挤的公共场合,按计划预防接种,增强机体免疫。

三、思考与讨论

患儿以"头痛、恶心、呕吐 1 d,发热半天"为主诉入院,入院后对患儿进行全面护理评估,详细了解患儿一般情况、主要病情、辅助检查、诊疗经过等,有针对性制订护理计划和护理措施。根据患儿病情及治疗措施变化,随时做好动态护理评估,及时调整护理计划和措施,实施个体化护理。住院期间遵医嘱给予抗感染、抗病毒、降颅内压、营养等对症治疗,因化脓性脑膜炎住院时间较长,特别是输注的甘露醇为高渗性液体,对血管刺激强,护理人员经过评估,与医生及患儿家属沟通后,给予留置 PICC 导管,治疗顺利进行直至出院。这提示护理人员在为患儿选择输液工具前应充分评估病情,必要时与医生沟通,为患儿选择合适的输液工具,减轻患儿痛苦。

四、练习题

1. 小儿化脓性脑膜炎的诊断标准是什么?
2. 化脓性脑膜炎患儿行腰椎穿刺脑脊液检查,应如何做好腰椎穿刺术后的护理?
3. 化脓性脑膜炎的并发症有哪些? 如何预防?

五、推荐阅读

[1]崔焱,张玉侠.儿科护理学[M].7 版.北京:人民卫生出版社,2021.

[2]胡亚美,江载芳.诸福棠实用儿科学[M].7 版.北京:人民卫生出版社,2014.

[3]中华医学会儿科学分会神经学组.儿童社区获得性细菌性脑膜炎诊断与治疗专家共识[J].中华儿科杂志,2019,57(8):584-591.

案例 28　手足口病的护理

一、病历资料

(一)一般资料

患儿,男性,4 岁 9 个月,汉族,学龄前儿童。

(二)代主诉

12 h 前无明显诱因出现发热,热峰>40 ℃。

(三)现病史

患儿12 h前无明显诱因出现发热,热峰>40 ℃,给予布洛芬应用后体温下降缓慢,易复升,发热时伴头晕,无咳嗽、咳痰、流涕、鼻塞,无头痛、视物模糊,无胸闷、心悸,无腹痛、腹泻,无皮疹、关节肿痛、肌肉酸痛等,10 h前出现非喷射性呕吐,呕吐物为胃内容物,量多。至当地某院就诊,查甲型流感病毒抗原、乙型流感病毒抗原均为阴性。患儿反复发热,体温控制欠佳,精神差,为进一步治疗,至我院急诊就诊,查甲型流感病毒抗原、乙型流感病毒抗原均为阴性,完善血常规检查,C反应蛋白未见异常,给予口服"奥司他韦颗粒",服药后呕吐,呕吐物为药物及黏液。急诊以"发热、呕吐待查"为诊断收入院。发病以来,精神欠佳,食欲减退,睡眠正常,大、小便正常。

(四)既往史

既往体健,无食物、药物过敏史,预防接种随计划免疫进行,无手术、外伤、输血史。

(五)个人史及家族史

系第2胎第2产,足月因瘢痕子宫剖宫产娩出,出生时无产伤、无窒息史,Apgar评分不详,出生体重3.75 kg。混合喂养,6个月辅食添加良好。生长发育史:3个月抬头,6个月独坐,1岁3个月走路,智力正常。父母体健;1姐体健,无与患儿类似疾病。无家族性遗传病史。

(六)辅助检查

1. 血常规 白细胞计数$9.16×10^9$/L,中性粒细胞百分数82.5%,淋巴细胞百分数9.9%,血红蛋白137.6 g/L,血小板$371×10^9$/L。C反应蛋白55.55 mg/L;免疫球蛋白IgE 164.80 IU/mL。

2. 病毒抗原检测 甲型流感病毒抗原、乙型流感病毒抗原均为阴性(外院、我院均阴性)。

3. 肠道病毒检测 肠道病毒(CV-A16、EV-A71)特异性核酸检测阳性。

(七)诊疗过程

患儿入院后完善相关检查,进行抗感染、雾化、止吐、补液等对症治疗,积极控制体温,给予退热药物应用。入院查体扁桃体可见脓性分泌物,2 d后查体患儿口腔内可见疱疹,手足可见点状红疹,考虑手足口病,与家属沟通病情,须至传染病医院继续治疗,家属知情理解,进行健康宣教后办理出院。

二、护理经过

(一)护理评估

1. 健康史

(1)一般情况与目前病情 患儿男性,4岁9个月,身高110.2 cm,体重26 kg。12 h前无明显诱因出现发热,热峰>40 ℃,给予布洛芬应用后体温下降缓慢,易复升,发热时伴头晕。10 h前出现非喷射性呕吐,呕吐物为胃内容物,量多。神志清,精神差,语言表达清楚,食欲、排尿、排便、睡眠均正常,四肢活动自如,无压力性损伤及跌倒风险。

(2)既往史 患儿既往一般健康状况可;无肝炎、结核等传染病史及传染病接触史;无食物、药物过敏史,无手术、住院史。

(3)生活史 患儿生活自理能力为重度依赖,预防接种随社会免疫进行,无不良反应。

2. 身体状况

(1)一般状态 生命体征,T 39.5 ℃,P 124次/min,R 28次/min,BP 98/53 mmHg,发病以来,精神欠佳,食欲减退,睡眠正常,大小便正常。

(2)皮肤和皮下组织 全身皮肤黏膜无黄染。全身浅表淋巴结未触及。咽腔充血,扁桃体肿大并可见脓性分泌物。咽腔充血,咽后壁可见两个透明滤泡,扁桃体Ⅱ度肿大,双侧可见脓点,口腔黏膜及舌体可见疱疹(图4-1),手足可见少量点状红疹(图4-2、图4-3)。

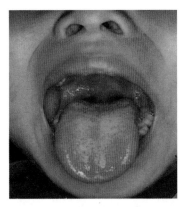

图4-1　口腔黏膜及舌体疱疹

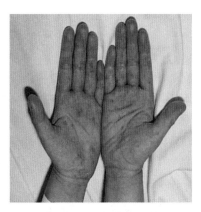

图4-2　手部点状红疹

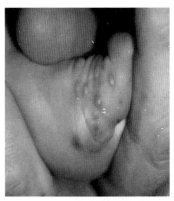

图4-3　足部点状红疹

（3）辅助检查　实验室检查,甲型流感病毒抗原、乙型流感病毒抗原均为阴性,血常规:白细胞计数 $9.16×10^9$/L,中性粒细胞百分数 82.5%,淋巴细胞百分数 9.9%,血红蛋白 137.6 g/L,血小板 $371×10^9$/L,C 反应蛋白 55.55 mg/L;免疫球蛋白 IgE 164.80 IU/mL;肠道病毒（CV-A16、EV-A71）特异性核酸检测阳性。

（4）心理-社会状况　患儿年幼,起病急,热峰高,病因不明,家属存在明显焦虑和恐惧情绪。

思维引导

　　患儿,男,4 岁 9 个月,学龄前儿童,12 h 前无明显诱因出现发热,热峰>40 ℃,给予布洛芬应用后体温下降缓慢,易复升,发热时伴头晕。10 h 前出现非喷射性呕吐,呕吐物为胃内容物,量多,患儿呕吐频繁,非喷射性,但不能排除是否存在中枢神经系统感染,必要时配合医师查脑脊液明确诊断。应注意卧床休息,密切观察患儿精神、体温变化、呕吐及大小便情况,注意脱水等征象的发生。护理过程中应密切观察病情变化,若患儿出现烦躁不安、嗜睡、肢体抖动等表现,应即刻通知医生并提供相应护理。查体示有咽腔充血,咽后壁可见两个透明滤泡,扁桃体Ⅱ度肿大,双侧可见脓点,口腔黏膜及舌体可见疱疹,手足可见少量点状红疹。此外也要关注患儿咽部不适,嘱家属给予患儿温凉饮食,减轻咽部局部不适。护士还应做好患儿与家属的心理护理。

　　根据疾病的发生发展过程,手足口病分期、分型为:第 1 期（出疹期）,主要表现为发热,手、足、口、臀等部位出疹,有时可伴有咳嗽、流涕等症状,部分病例仅表现为皮疹或疱疹性咽峡炎,个别病例可无皮疹。此期为手足口病的普通型,绝大多数在此期痊愈。第 2 期（神经系统受累期）,病程 1~5 d,少数病例出现中枢神经系统损害,表现为精神差、嗜睡、头痛、呕吐、烦躁、肌无力、颈项强直等。此期属于重症病例重型,大多数可痊愈。第 3 期（心肺功能衰竭前期）,多发生在病程 5 d 内,表现为心率和呼吸增快、出冷汗、四肢末梢发凉、皮肤发花、血压升高。此期属于重型病例危重型,应及时识别并正确治疗。第 4 期（心肺功能衰竭期）,可在第 3 期基础上迅速进入该期。可表现为心动过速（或过缓）,呼吸急促,口唇发绀,血压降低或休克。严重脑功能衰竭可表现为抽搐、严重意识障碍等。此期为重症病例危重型,病死率较高。第 5 期（恢复期）,体温逐渐恢复正常,神经系统受累症状和心肺功能逐渐恢复。结合患儿临床表现、肠道病毒特异性核酸检测的结果,可以确诊为手足口病。

（二）护理诊断/护理问题

1. 体温过高　与病毒感染有关。

2. 皮肤完整性受损　与病毒引起的皮损有关。

3. 有感染传播的危险　与肠道病毒可经粪—口传播或直接接触传播有关。

4. 营养失调:低于机体需要量　与摄入不足、机体消耗增多有关。

5. 潜在并发症　脑膜炎、肺水肿、呼吸衰竭、心力衰竭。

（三）护理目标

①患儿体温恢复正常。②患儿皮肤疱疹和破损保处持清洁,预防感染,改善患儿舒适程度。③患儿进行床旁隔离,用具、呕吐物、排泄物等及时消毒处理,减少感染传播风险。④患儿能得到充足的营养,满足机体的需求。⑤能及时观察到潜在并发症的表现,一旦发生,能及时处理和控制。

（四）护理措施

1. 体温过高　①保持病室安静清洁,每日开窗通风 3 ~ 4 次。维持室内温度为 18 ~ 20 ℃、湿度 50% ~ 60% 。②高热期注意卧床休息,每 4 h 测量一次体温,密切观察患儿热型,采取适当降温措施。退热期,注意保暖,及时更换浸湿的衣裤,保持皮肤、床单位的干燥清洁,及时记录降温效果。③鼓励患儿多饮水,保证机体需液量,必要时静脉补液,记录液体出入量。

2. 皮肤完整性受损　①保持室内温湿度适宜,患儿衣被不宜过厚,及时更换浸湿衣被,保持衣被清洁。避免使用肥皂、沐浴露清洁皮肤,以免刺激皮肤。②剪短指甲以免抓破皮疹。手足部疱疹未破溃,可局部涂抹炉甘石洗剂或 5% 碳酸氢钠溶液;疱疹已破溃、有继发感染者,局部用抗生素软膏。臀部有皮疹的患儿,保持臀部清洁干燥,及时清理大、小便。③保持口腔清洁,进食前后用温水或 9% 氯化钠溶液漱口。有口腔溃疡的患儿可使用维生素 B_2 粉剂涂于口腔糜烂部位,以促进溃疡面愈合。

3. 有感染传播的危险　①住院患儿实行床旁隔离,尽量减少陪护及探视人员,做好陪护宣教,要勤洗手、戴口罩等。②病房每天开窗通风 2 次,并定时进行空气消毒。医护人员接触患儿前后均要消毒双手。③患儿用具消毒处理,呕吐物及粪便用含氯消毒液处理。

4. 营养失调:低于机体需要量　①根据患儿体重及营养状况,提供患儿机体需要的热量,给予高热量、高蛋白、高维生素、易消化的清淡流质或半流质饮食,如牛奶、鱼类、蛋黄、水果、蔬菜等。②频繁呕吐时,注意观察呕吐情况,给予耐心喂养,少量多餐,防止呕吐发生。少食零食,以减轻对口腔黏膜的刺激,因口腔溃疡疼痛拒食、拒水造成脱水、酸中毒时,可静脉补液,以维持水、电解质平衡。③鼓励患儿多饮水。

5. 潜在并发症　脑膜炎、肺水肿、呼吸衰竭、心力衰竭。密切观察患儿病情变化。若患儿出现烦躁不安、嗜睡、肢体抖动、呼吸及心率增快等表现,提示有神经系统受累或心肺功能衰竭,应立即通知医生,并积极配合治疗,给予相应护理。

思维引导

患儿入院后遵医嘱给予抗感染、止吐、补液、干扰素雾化等治疗,患儿体温逐渐正常,呕吐、头晕症状明显好转。密切观察病情变化,未出现神经系统受累或心肺功能衰竭的表现,为手足口病的普通型病例。目前口腔黏膜护理与皮肤护理是患儿主要的护理问题,嘱家属局部涂抹药物促进溃疡面愈合,预防感染。患儿与家属缺乏疾病相关知识,护士需要理解并安抚家属的情绪,耐心做好解释和健康教育,预防手足口病的再次发生。

（五）护理评价

入院第 3 天,神志清,精神尚可,发热次数减少,热峰下降,咽部不适较前好转,偶有疼痛,无呕吐、恶心,无腹痛、腹泻、头痛等不适,未出现神经系统受累或心肺功能衰竭的表现。患儿口腔黏膜及舌体可见疱疹,手足可见少量点状红疹,结合流行病学史、临床表现和辅助检查结果,诊断为手足口病。与家属沟通需至传染病医院继续治疗,家属知情理解。告知家属离院后注意事项。

（六）健康教育

1. 疾病知识　向患儿家属介绍手足口病的流行特点,手足口病由肠道病毒感染引起,气候湿、热时易流行,可通过感染者的粪便、咽喉分泌物、唾液和疱疹液等广泛传播,5 岁以下儿童普遍易感,尤以 3 岁以下儿童发病率最高。主要表现为发热,手、足、口、臀等部位出疹,可伴有咳嗽、流涕、食欲减退等症状。确诊的患儿需要进行隔离(不需住院可在家中隔离),家属做好口腔护理、皮肤护理及病情观察,出现不适随时就诊。

2. 一般预防指导　指导家属培养婴幼儿良好的卫生习惯,饭前、便后洗手,不喝生水,不吃生冷食物。儿童用具和玩具应定期进行清洁消毒。避免与手足口病的儿童密切接触,流行期间不要带儿童到公共场所。

3. 生活方式　指导患儿日常营养均衡,加强锻炼,增强机体抵抗力。

4. 疫苗接种　EV-A71 型灭活疫苗可用于 6 月龄~5 岁儿童预防 EV-A71 感染所致的手足口病,基础免疫程序为 2 剂次,间隔 1 个月,一般鼓励在 12 月龄前完成接种。该患儿可以在症状完全缓解后一周,接种疫苗。

三、思考与讨论

患儿以"12 h 前无明显诱因出现发热,热峰>40 ℃"为代主诉入院,初步诊断为"发热、呕吐待查",入院后对患儿进行全面护理评估,详细了解患儿一般情况、病情、辅助检查、诊疗经过等,有针对性制订护理计划和护理措施。根据患儿病情及治疗措施变化,随时做好动态护理评估,及时调整护理计划和措施,实施个体化护理。住院期间遵医嘱给予抗感染、止吐、补液、干扰素雾化等治疗,患儿病情好转且出现典型的临床表现。提示护理人员在护理患儿过程中,应细心观察患儿病情变化,不放过任何细微的病情变化,才能为医师提供正确的诊断思路和方向。

四、练习题

1. 手足口病的临床分期、分型?
2. 护理手足口病患儿的过程中,出现哪些表现提示患儿可能有神经系统受累或心肺功能衰竭?
3. 手足口病的健康教育有哪些?

五、推荐阅读

[1]崔焱,仰曙芬. 儿科护理学[M]. 6 版. 北京:人民卫生出版社,2017.

[2]江载芳,申昆玲,沈颖. 诸福棠实用儿科学[M]. 8 版. 北京:人民卫生出版社,2015.

[3]国家卫生健康委员会. 手足口病诊疗指南(2018 年版)[J]. 中国病毒病杂志,2018,8(5):347-352.

案例29　心搏骤停的护理

一、病历资料

（一）一般资料

患者,男性,59 岁,汉族,高中教师。

（二）主诉

运动后出现胸痛 1 h,加重 10 min。

（三）现病史

患者约 60 min 前在踢球过程中出现胸闷、轻微胸痛,遂停止运动回家休息,约 10 min 前出现胸痛胸闷加重,在家人陪同下来到医院。接诊人员发现患者痛苦面容,大汗淋漓,诉左侧前胸"压榨样疼痛",分诊人员接诊患者后立即将患者安置于平车上,送往抢救室,并开通绿色通道。入院查体,T 36.9 ℃,P 112 次/min,R 26 次/min,BP 160/95 mmHg。以"急性心肌梗死;高血压 3 级(高危)"为诊断收入院。

（四）既往史

患者既往体健,约 10 年前体检发现血压偏高,约 150/90 mmHg,血脂偏高,未进一步检查,未干预;约 5 年前体检发现血糖偏高(空腹 8.5 mmol/L),未干预;否认心脏疾病病史,否认脑血管疾病病史,无肝炎、结核、疟疾传染病史,预防接种史随社会计划免疫接种,无手术、外伤、输血史,无食物、药物过敏史。

（五）个人史及家族史

无疫区、疫情、疫水接触史,无牧区、矿山、高氟区、低碘区居住史,无化学性物质、放射性物质、有毒物质接触史,无吸毒史,吸烟近 40 年,平均 20 支/d,未戒烟,偶尔饮酒,每周约 2 次,每次饮酒约100 mL;已婚育,夫妻关系和睦,爱人体健。父母、1 子健康状况良好,无与患者类似疾病,无家族性遗传病史。

（六）辅助检查

心电图:窦性心动过速,广泛前壁心肌梗死。

（七）诊疗过程

患者送入抢救室后,立即给予患者心电监护、吸氧,建立静脉通路,同时给予 18 导联心电图检查,抽取动脉血气、心肌梗死五项等血标本。心电图示窦性心动过速,广泛前壁心肌梗死。患者在检查过程中突然发生呼吸微弱,呼之不应,触摸颈动脉搏动微弱,心电监护示室颤,遵医嘱立即给予患者电除颤及心肺复苏,同时给予气管插管接呼吸机辅助呼吸,3 min 后患者恢复窦性心律,偶发室性期前收缩,5 min 后患者恢复意识,立即给予患者复查血气分析,给予患者营养心肌药物应用,联系会诊后立即转入心内导管室,行介入手术"CAG+PTCA+经皮冠状动脉药物球囊扩张成形术",术后转往心内重症监护病房,3 d 后转往心血管内科病房继续治疗,10 d 后患者出院居家康复治疗。

二、护理经过

(一)复苏治疗前

1.护理评估

(1)病史

1)一般情况与目前病情:患者男性,59 岁,身高 170 cm,体重 78 kg。心电图示广泛前壁心肌梗死,窦性心动过速。

2)既往史:既往高血脂、血压偏高、血糖偏高,无晕厥史,无药物过敏史。

3)生活史与家族史:吸烟近 40 年,平均 20 支/d,未戒烟,偶尔饮酒,每周约 2 次,每次饮酒约 100 mL;无家族遗传病史。

(2)身体状况

1)一般状态:①生命体征,T 36.9 ℃,P 112 次/min,R 26 次/min,BP 160/95 mmHg。②意识与精神状况,神志清,精神可,语言表达清楚、痛苦面容。③患者诉胸前区压榨样疼痛,不能缓解,并逐渐加重,较为恐惧;无杵状指,无心悸、晕厥、水肿。④体位为半坐卧位。

2)心肺:患者两肺无显著湿啰音和哮鸣音,心脏超声未见心脏扩大,心率快,节律正常。

(3)辅助检查　患者心肌酶检查:肌钙蛋白显著升高,脑利尿钠肽稍偏高,凝血功能正常;心电图:V1 ～ V6 显著 ST 段抬高弓背向上;心脏彩超,广泛前壁心肌缺血,左室壁收缩无力。

(4)心理-社会状况　患者因突发病情、剧烈疼痛,严重焦虑、恐惧。

思维引导

患者为活动后胸痛,根据患者的年龄及体态偏肥胖,且停止活动后长时间不能缓解,应优先考虑心绞痛及心肌梗死,其次不排除气胸、主动脉夹层、肺栓塞以及运动创伤。首先评估患者的意识状况,确保患者呼吸道通畅;随后连接监护,监测生命体征的同时协助医生完成 18 导联心电图检查。确定为心肌梗死后,应立即嘱患者安静卧床、减少活动,给予吸氧,在左上肢建立静脉通路(右上肢可能需要进行介入手术),此类患者极易发生心脏节律紊乱,应同时注意电极片位置需避开除颤部位。为进一步排除其他疾病以及心肌受损情况,还需要第一时间对患者抽取血标本,要留取进行介入手术前的全套血标本,减少患者等待时间。患者突发意外,内心较为恐惧,应注意安抚患者,减轻疼痛,避免加重紧张情绪。此外,应第一时间为患者开通绿色通道,优先检查、优先诊治。

2.护理诊断/护理问题

(1)疼痛:胸痛　与心肌缺血坏死有关。

(2)活动无耐力　与心肌氧的供应失调有关。

(3)潜在并发症　心律失常、心力衰竭、脑水肿。

3.护理目标 ①患者胸痛缓解,血压下降。②患者未发生心律失常、心力衰竭和脑水肿。

4.护理措施

(1)疼痛

1)体位:保持患者功能位。

2)给氧:鼻导管持续氧气吸入,氧流量3 L/min,保证患者血氧饱和度在94%以上。

3)疼痛观察:评估患者疼痛的部位、性质、程度、持续时间。

4)用药护理:遵医嘱给予镇痛药物,用药后注意观察患者疼痛变化情况和药物不良反应。

5)心理护理:允许患者表达内心感受,给予心理支持,向患者解释说明疾病相关知识,消除患者紧张心理。

(2)活动无耐力 ①评估患者活动受限程度。②嘱患者疾病早期安静休息,后期逐渐进行被动及主动活动。

(3)焦虑 ①尽量减少对患者刺激。②进行健康教育,为患者提供疾病相关知识,及时解答患者疑惑。③指导患者运用放松技巧,如进行深呼吸放松等。

(4)潜在并发症 心律失常、心力衰竭。①严密观察患者生命体征变化。②用药过程中及时询问患者疼痛缓解情况。③准备好抢救物品、器械及药品。

5.护理评价 患者疼痛仍不能缓解,在对患者进一步检查和治疗过程中患者出现心跳呼吸骤停。

(二)院内急救护理

1.护理评估

(1)评估患者当前身体状况 P 165 次/min,室颤波形,R 5 次/min,叹息样呼吸,BP 测不出,SpO_2 65%。患者入院进入抢救室后,立即给予建立静脉通路,5 min 后患者突然发生呼吸微弱,呼之不应,触摸颈动脉搏动微弱,心电监护示心室颤动。

(2)立即启动应急反应系统并进行团队复苏 A 位(头位)医师立即给予气管插管接呼吸机辅助呼吸,同时 B 位(右上肢位)遵医嘱给予患者电除颤及心肺复苏,C 位(左上肢位)遵医嘱给予患者肾上腺素 1 mg 静脉推注后给予 0.9%氯化钠注射液 20 mL 冲管,并在 B 位进行除颤准备时接手按压,D 位(右下肢位)进行记录,并建立第 2 条静脉通路,E 位(左下肢位)指挥抢救(图 5-1)。给予患者非同步双相波 200 J 除颤后继续胸外按压,3 min 后患者恢复窦性心律,偶发室性期前收缩,5 min 后患者恢复意识,立即给予患者复查心电图及血气分析,给予患者营养心肌药物应用。

(3)患者复苏成功后需要进行复苏后管理 联系会诊后立即转入心内导管室,行介入手术"CAG+经皮腔内冠状动脉成形术(PTCA)+经皮冠状动脉药物球囊扩张成形术",术后转往心内重症监护病房,3 d 后转往心血管内科病房继续治疗,10 d 后患者出院居家康复治疗。

2.护理诊断/护理问题

(1)潜在并发症 心律失常。

(2)潜在并发症 心力衰竭。

(3)潜在并发症 脑水肿。

3.护理目标 ①患者生命体征平稳。②患者未再次出现心律失常。③患者未发生心力衰竭。④患者未出现脑水肿。

4.护理措施

(1)团队复苏

1)胸外按压:保证高质量的心肺复苏,可维持一定的血液流动,可为心脏和脑提供一定的含氧血流,为患者进一步复苏创造条件。高质量心肺复苏要点是将一只手的掌根放在患者胸骨中段下

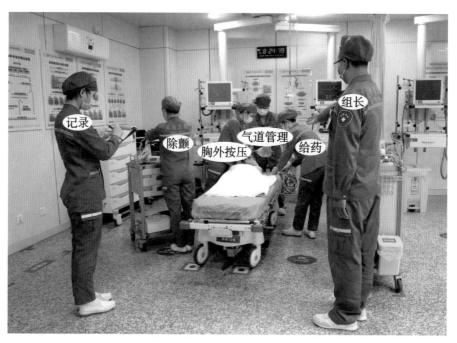

图5-1　团队复苏

部或两乳头连线中点,将另一只手的掌根置于第一只手上,伸直双臂,垂直用力按压,力量、节律均匀,每次按压后使胸廓充分回弹;按压频率100~120次/min;按压深度成人至少5 cm,但不超过6 cm。

2)纠正低氧血症:立即给予气管插管接呼吸机辅助呼吸,开始可给予纯氧,然后根据血气分析结果进行调整。

3)药物治疗:尽早建立静脉通路,给予急救药物,常用急救药物有肾上腺素、利多卡因、胺碘酮等。

思维引导

　　患者心搏骤停后需要同时进行多项操作,因此需要采用团队复苏模式才能分工明确,有条不紊,避免人员在进行操作时冲突。团队复苏人工站位与分工见图5-1。电除颤技术具体操作流程如下。

　　成人胸外心脏电除颤技术

　　(1)仪表端庄。

　　(2)用物准备包括除颤仪、电极片5个,导电膏;治疗盘内置:单向阀门面罩、治疗碗2个(分别置干纱布4块、酒精纱布2块);弯盘、记录本、笔、表;快速手消毒液;医疗废物桶、生活垃圾桶。

　　(3)将用物置于治疗车上,摆放有序,便于操作;检查机器性能(屏幕显示正常、电量充足、充放电正常、导联线无老化)。

　　(4)推治疗车至患者床旁;评估环境并口述。

　　(5)判断患者意识(轻拍双肩,双侧耳旁呼唤患者),若患者无反应,启动应急反应系统;看表记时间。

(6)检查呼吸、脉搏:触摸颈动脉并同时观察呼吸(判断位置正确,时间5~10 s),无呼吸或仅是喘息、无脉搏。

(7)置患者于硬板床,摆放复苏体位,暴露胸部,电极片粘贴部位给予脱脂(请助手给予持续胸外按压)。

(8)开启除颤仪,调至监护位置,立即心电监护(RA导联位于右锁骨下靠近右肩;LA导联位于左锁骨下靠近左肩;LL导联位于左下腹)。

(9)评估除颤部位(有无潮湿、敷料,是否需备皮),评估有无起搏器。

(10)迅速取下除颤仪电极板,均匀涂抹导电膏。选择非同步方式,调节能量(单相波360 J;双相波120~200 J)。

(11)充电,按下充电按钮,将除颤仪充电至所选能量。

(12)再次观察心电示波,确定患者需进行除颤(心室颤动、心室扑动、无脉性室速)。

(13)正确放置电极板　①将一个电极板(APEX)置于左乳头外下方或左腋前线第5肋间(心尖部),另一个电极板(STERNUM)置于胸骨右缘锁骨下或2~3肋间(心底部)。②两电极板之间距离超过10 cm。③不接触衣物、导联线等物品。

(14)嘱所有人离开并环顾四周,双手同时用力下压电极板,使电极板与胸壁皮肤紧密接触,两手指同时按下放电按钮,进行除颤。

(15)迅速进行5个循环CPR,并观察心电示波及患者面部。

1)心脏按压:①部位,胸骨下半段,两乳头连线中点;②方法,一只手的掌根放在患者胸骨按压部位,另一手平行叠加其上,双手手指紧紧相扣,手指向上,保证掌根部用力在胸骨上。按压时,身体稍前倾,双肩在患者胸骨正上方,双肩紧绷伸直,以髋关节为支点,依靠肩部和背部的力量垂直向下用力按压;③频率100~120次/min;④按压深度为5~6 cm;⑤保证胸廓完全回弹,按压每次中断时间不超过10 s。

2)开放气道:①判断有无颈椎损伤,清除口鼻腔分泌物,检查有无义齿;②方法是抬头举颌法,若颈椎有损伤者,使用托颌法。

3)人工呼吸:①捏住患者鼻翼,自然呼吸,避免过度通气;②通气时间持续1 s,胸部明显起伏;③胸外按压与人工呼吸比例为30∶2。

(16)观察心电示波并检查颈动脉,转复窦性心律、除颤成功并口述,看表计时间,调至监护状态继续心电监护。

(17)清洁患者除颤部位,安置患者,整理床单位。

(18)用干纱布擦净电极板上的导电膏,酒精纱布再次擦拭,待干后将电极板放回原处。

(19)整理用物,卫生手消毒,记录(启动应急反应系统时间,除颤时间、模式、能量、转复窦性心律时间)。

全程质量:操作过程中有急救意识,体现人文关怀。

(2)复苏后处理

1)维持有效的呼吸循环功能,维持水、电解质平衡,预防再次心搏骤停。

2)预防脑缺氧和脑水肿,主要措施包括①降温,复苏后的高代谢状态易引起患者体温增高,造成脑组织耗氧量增加,加重脑损伤,应密切关注患者体温变化,积极采取降温措施;②脱水,可选用20%甘露醇快速静脉滴注,以减轻脑水肿;③防止抽搐,应用冬眠合剂药物;④高压氧治疗,通过增加血氧含量及促进弥散,提高脑组织氧分压,改善脑缺氧。

思维引导

对于胸痛患者,虽然疼痛为首优护理问题,但是护理人员需要关注患者可能发生的潜在并发症,如心律失常甚至心搏骤停。患者在明确病因后,需要迅速进一步检查和治疗,因此需要综合考虑患者的治疗护理措施的优先级,因患者存在心律失常可能,因此在连接电极片时应避开除颤部位,患者可能需要进行造影检查或介入手术,因此如无特殊禁忌应在左上肢建立静脉通路或者建立两条静脉通路。此外,为患者进行护理操作前,需要提前和患者及家属沟通好,取得他们的理解和配合,才能让患者及家属更多参与到疾病护理中。

5. 护理评价   心肺复苏 3 min 后患者恢复窦性心律,偶发室性期前收缩,5 min 后患者恢复意识,立即给予患者复查心电图及血气分析,给予患者营养心肌药物应用,联系会诊后立即转入心内导管室,行介入手术"CAG+PTCA+经皮冠状动脉药物球囊扩张成形术",术后转往心内重症监护病房,3 d 后转往心血管内科病房继续治疗,10 d 后患者出院居家康复治疗。

思维引导

患者在心肺复苏后极易再次出现心搏骤停,因此要严密监测患者生命体征变化,维持有效的呼吸、循环功能,维持水、电解质平衡。心肺复苏后脑组织经历缺血缺氧后极易发生脑水肿,需要采取预防性措施,避免或减轻脑水肿,患者恢复意识后要做好解释、安抚工作,及时巡视患者,询问患者情况,避免非计划性拔管。

(三)健康教育

1. 饮食指导   合理膳食:宜摄入低热量、低脂、低胆固醇、低盐饮食,多食蔬菜、水果和粗纤维食物,避免暴饮暴食,注意少量多餐,控制血糖水平。

2. 生活方式   ①戒烟限酒。②告知患者及家属过劳、情绪激动、饱餐、用力排便、寒冷刺激等都是心绞痛发作的诱因,应注意尽量避免。③心理平衡。

3. 休息与活动   适量运动,运动方式应以有氧运动为主,以不感到疲劳为宜。

4. 用药指导   指导患者出院后遵医嘱服药,以巩固冠状动脉介入治疗的疗效,不要擅自增减药量,自我监测药物的不良反应。

5. 定期复诊   嘱患者定期门诊复诊,出现不适随时就诊。

三、思考与讨论

患者以"急性心肌梗死;高血压3级(高危)"为诊断入院。接诊护士接诊到患者后应快速全面评估患者,判断可能出现的原因,迅速分诊处置,有针对性制订护理计划和采取护理措施,根据患者病情及治疗措施变化,随时做好护理评估,调整护理计划和措施,实施个体化优质护理,高效的团队合作是患者复苏成功的重要保障。因患者较为焦虑、恐惧,医护人员应对该患者及家属做好健康教育,使其了解疾病相关知识,缓解焦虑、恐慌的情绪。

四、练习题

1. 急性胸痛可能的危重症疾病有哪些?
2. 高质量心肺复苏的要点有哪些?
3. 复苏后患者有哪些注意事项?

五、推荐阅读

[1]尤黎明,吴瑛.内科护理学[M].6版.北京:人民卫生出版社,2017.

[2]张波,桂莉.急危重症护理学[M].北京:人民卫生出版社,2019.

案例 30 气道异物的护理

一、病历资料

(一)一般资料

患儿,男性,5 岁 3 个月,汉族。

(二)代主诉

误吸后呼吸困难 10 min。

(三)现病史

患儿 10 min 前在玩耍时口中含物,误入气道,由父母抱入院。查看患儿面色及口唇发绀、异物卡在声门,疑似气道异物引起窒息。

(四)既往史

患儿既往体健,无遗传病,家长否认其传染病。

(五)个人史及家族史

无吸烟、饮酒史;父母关系和睦。

(六)辅助检查

无。

(七)诊疗过程

现场给予儿童气道异物梗阻解除术,患儿于当时排出异物,经积极治疗和护理,恢复良好后出院。

二、护理经过

(一)院内急救护理

1.护理评估

(1)病史

1)一般情况与目前病情:患儿男性,5 岁 3 个月,身高 90 cm,体重 25 kg。患儿在玩耍时口中含物,误入气道。评估患儿清楚,表情痛苦,极度恐惧。

2)既往史:患儿无先天性心脏病、血液病等基础疾病病史;无高热惊厥史;无过敏史、手术史和外伤史。

3)生活史与家族史:无吸烟、饮酒史;无家族遗传病史。

(2)患儿身体状况

1)一般状态:T 36.3 ℃,P 130 次/min,律齐,R 40 次/min,BP 90/65 mmHg,SpO_2 86%。

2)气道:患儿入院进入抢救室后用手呈"V"字形抓捏自己的颈部、喉部,面色、口唇持续发绀,呼吸困难,明显气急。

思维引导

患儿由父母抱入急诊室抢救时,从抢救室护士开始,对患儿进行全身评估。结合现场评估结果,了解患儿目前情况,有侧重点地评估患儿呼吸困难、意识及潜在并发症,如患儿出现面色立即发绀,突然不能说话和咳嗽,有挣扎的动作,但无呼吸音时,考虑患儿完全气道阻塞的可能。

2. 护理诊断/护理问题
（1）呼吸困难　与气道异物有关。
（2）气体交换受损　与气道阻塞有关。
3. 护理目标　①患儿呼吸困难减轻。②患儿生命体征平稳。
4. 护理措施
（1）呼吸困难　立即给予气道异物梗阻解除（表5-1、图5-2、图5-3）。

表5-1　气道异物梗阻解除救护操作步骤

方法	操作步骤	要点与说明
腹部冲击法	1）意识清楚的患者:使患者呈站立或坐位,施救者站或跪于其后,双手臂环绕患者腰部,一只手握拳将拇指一侧放在患者胸廓下和脐上的腹部,另一只手握住拳头,快速向内、向上冲击患者的腹部、重复进行,直至异物排出 2）昏迷患者:患者仰卧,施救者面对患者,骑跨在患者的髋部,双膝跪地,上身前倾,一只手掌根放在患者胸廓下和脐上的腹部,另一只手放在此手手背上,快速向上、向内冲击患者的腹部,重复进行,直至异物排出	1）用力的方向和位置一定要正确,否则有可能造成肝脾损伤和剑突骨折 2）饱食后的患者可能出现胃内容物反流,应及时清除并保持口腔清洁 3）施行手法时要突然用力才有效
胸部冲击法	1）意识清楚的患者:使患者呈站立或坐位,施救者站或跪于其身后,双臂经患者腋下环抱其胸部,一只手握拳拇指侧顶住患者胸骨中下1/3交界处,另一只手握住拳头,快速向下冲击,重复进行,直至异物排出 2）昏迷患者:患者仰卧,屈膝,开放气道。施救者跪于患者一侧,相当于患者的肩胛水平,一只手掌根置于患者胸骨中下1/3交界处,另一只手放在此手手背上,快速向下冲击,重复进行,直至异物排出	适用于腹围过大、肥胖和妊娠后期的患者
自行腹部冲击法	意识清楚的患者:让患者一只手握拳,用拳头拇指侧顶住腹部,部位同上,另一只手紧握该拳,快速、用力向上、向内冲击腹部。如果不成功,患者应迅速将上部倾压于椅背、桌沿、护栏或其他硬物上,然后用力冲击腹部,重复动作,直至异物排出	患者本人的自救方法

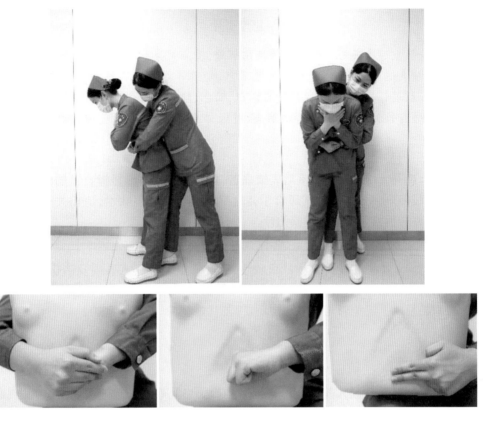

图5-2 成人气道异物梗阻解除救护

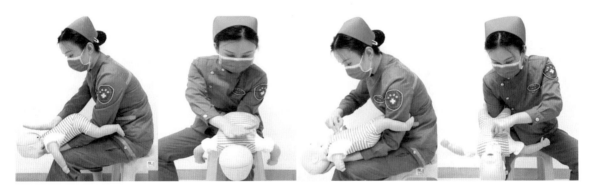

图5-3 婴儿气道异物梗阻解除救护

有意识的1岁以上儿童发生气道异物梗阻时的处理方法同成人的手法,但需跪在患儿背后或从背后抱起患儿实施抢救。缓解婴儿气道异物梗阻的步骤与成人和儿童不同,对于有反应的婴儿推荐使用拍背/冲胸法,即施救者取坐位,前臂放于大腿上,将患儿俯卧位于其上,手张开托住患儿下颌并固定头部,保持头低位;用另一只手的掌根部在婴儿背部肩胛区用力叩击5次,拍背后保护婴儿颈部。小心将婴儿翻转过来,使其仰卧于另一只手的前臂上,前臂置于大腿上,仍维持头低位,实施5次胸部冲击,位置与胸外按压相同,每次1 s。如能看到儿童口中异物,可小心将其取出;不能看到异物,重复上述动作,直至异物排出。对于意识丧失的儿童应立即实施心肺复苏救治。

(2)气体交换受损 ①评估患儿呼吸困难程度,必要时给予加大氧流量。②观察、评估并询问患儿呼吸困难程度,清除异物无效且呼吸困难严重者,立即进行环甲膜穿刺术或气管切开术。

思维引导

患儿进入抢救室遵医嘱给予气道异物梗阻解除,重点观察患儿神志、心率的变化。因患儿年龄小,无法准确表述不适症状,需重视患儿面色、动作等非语言沟通,与患儿家属做好解释、安抚工作。在抢救过程中,要密切观察患儿意识、面色、瞳孔等变化,如患儿的意识由清楚转为昏迷、面色发绀进行性加重、颈动脉搏动消失、呼吸停止,应立即停止气道异物解除操作,迅速进行心肺复苏。

5.护理评价　患儿入院进入抢救室后表情痛苦,用手呈"V"字形抓捏自己的颈部、喉部,面色、口唇持续发绀,呼吸困难,明显气急,立即给予儿童气道异物梗阻解除术,请相关专科会诊,会诊表明异物排出、情况好转后入院进一步观察治疗。

(二)健康教育

1.疾病知识指导　①患儿气道异物严重程度,患儿家属需要注意事项及治疗配合要点。②鼓励患儿家属主动说出异物性质、阻塞经过、阻塞时间等。

2.疾病健康教育　①避免患儿口中含物玩耍,尤其是坚果、果冻等食物。②患儿进食时避免运动、受惊、哭闹。

三、思考与讨论

患儿以"气道异物"为诊断入院。急诊科护士接诊到患儿后就必须全面评估患儿,判断可能出现的并发症,进入抢救室后给予患儿急救、吸氧等治疗,根据患儿病情及治疗措施变化,随时做好护理评估,调整护理计划和措施,实施个体化优质护理。因患儿家属较为焦虑、恐惧,医护人员应对家属做好健康教育,使其了解疾病相关知识,缓解焦虑、恐慌的情绪。

四、练习题

1.气道异物的临床表现有哪些?

2.气道异物救护方法有哪些?

3.实施急救法有哪些注意事项?

五、推荐阅读

张波,桂莉.急危重症护理学[M].北京:人民卫生出版社,2019.

案例 31　多发伤(颅脑损伤)的护理

一、病历资料

(一)一般资料

患者,男性,55 岁,汉族,建筑工人。

(二)代主诉

约 30 min 前从 18 m 高处坠落致意识障碍。

（三）现病史

患者约 30 min 前于 18 m 高空坠落,头部着地,出现头面部出血、头晕、头痛,全身散在多处擦伤,伴恶心,无呕吐,无胸闷、胸痛,无腹胀、腹痛,在"120"急救人员到达后患者出现意识障碍,经院前初步处置后,急诊以"①坠落伤:闭合性颅脑损伤;②胸部闭合性损伤;③腹部闭合性损伤"收入院。自受伤以来,大便未排,少量血尿。

（四）既往史

患者既往体健,无遗传病,否认传染病。

（五）个人史及家族史

生于某省某市,久居本地,无疫区、疫情、疫水接触史,无牧区、矿山、高氟区、低碘区居住史,无化学性物质、放射性物质、有毒物质接触史,无吸毒史,吸烟 30 年,平均 20 支/d,戒烟 2 年,否认冶游史。适龄结婚,爱人体健,夫妻关系和睦,有 3 子、2 女。父母去世,具体不详,1 姐 3 妹、子女健康状况良好,1 姐因脑出血去世,无与患者类似疾病,无家族性遗传病史。

（六）辅助检查

无。

（七）诊疗过程

现场给予患者头面部包扎止血,查看口鼻腔出血情况,避免发生窒息及误吸,立即建立静脉通路,给予患者颈部颈托固定,采用四人搬运法转移至"120"转运车转运入院,患者入院后意识障碍逐渐加重,给予止血、补液、改善循环、镇痛、脱水等药物治疗后,积极完善相关检查,转入急诊重症监护室治疗。经会诊患者诊断为"多发伤:①坠落伤,闭合性颅脑损伤;②胸部闭合性损伤;③腹部闭合性损伤",经积极治疗和护理,术后恢复良好,7 d 后转往急诊外科病房,进行后续治疗与康复。

二、护理经过

（一）院前急救护理

1. 护理评估

（1）病史

1）一般情况与目前病情:患者男性,55 岁,身高 175 cm,体重 75 kg,患者目前诉全身疼痛,较为恐惧,可询问周围同事此次发生经过。

2）既往史:患者既往无脑血管意外等基础疾病,无晕厥史;无过敏史;无手术史和外伤史。

3）生活史与家族史:吸烟 30 年,平均 20 支/d,戒烟 2 年;无饮酒史;无家族遗传病史。

（2）身体状况

1）一般状态:①生命体征,T 36.9 ℃,P 122 次/min,R 25 次/min,BP 135/85 mmHg。②意识与精神状况,患者意识模糊,语言表达不清、痛苦面容,双侧瞳孔不等大,左侧 2.0 mm,右侧 3.0 mm,对光反射均迟钝。③体位,严格平卧位。

2）气道:患者口鼻腔大量出血,有阻塞气道、窒息风险。

3）头颈部:全身散在擦伤,患者颅骨形态良好未见明显骨折,面部多处散在擦伤,右侧额头有一 4 cm 切口,右侧眉弓处有一 3 cm 切口,疑似鼻骨骨折,鼻腔持续出血,右侧上唇撕裂,评估是否需要采取进一步措施进行止血。

4）胸部:锁骨形态良好,未见明显胸骨及肋骨骨折,未见胸椎骨折。

5）腹部:患者轻度下腹痛,外阴未见明显损伤,有血尿。

6）四肢:患者双上肢未见明显骨折及关节脱位,双下肢未见明显骨折及脱位。

思维引导

　　患者为建筑工地高处坠落伤,受伤环境状况不明,因此出诊医生、护士进入现场前应戴安全头盔,第一时间确认环境安全后再进行抢救;首先评估患者的意识状况,确保患者呼吸道通畅,必要时进行气管插管及吸痰,防止出血进入气道;随后连接监护仪,监测患者生命体征的同时协助出诊医生评估患者受伤状况,对明显的出血进行包扎止血。患者意识障碍,无法表达,因此需要仔细检查患者全身,避免遗漏出血及骨折之处,此类患者可能存在颈椎骨折,需要协助医生进行颈托固定,多人轴线搬运。为防止患者发生失血性休克,需要在第一时间选用大号留置针(22G及以上)建立两条及以上静脉通路。患者意识障碍,注意动态评估患者意识障碍及瞳孔变化,同时在进行治疗和交接患者时需要双核对,避免出现遗漏。

　　2.护理诊断/护理问题

　　(1)清理呼吸道无效　与口鼻腔内大量出血有关。

　　(2)意识障碍　与脑挫裂伤、颅内压增高有关。

　　(3)体液不足　与损伤及失血有关。

　　(4)疼痛　与损伤导致局部炎症反应有关。

　　(5)组织完整性受损　与受伤导致皮肤组织结构破坏有关。

　　(6)躯体活动障碍　与躯体或肢体受伤、组织结构破坏或剧烈疼痛有关。

　　(7)潜在并发症　颅内压增高、脑疝、蛛网膜下腔出血、癫痫发作、消化道出血。

　　3.护理目标　①患者保持呼吸道通畅。②患者有效循环血量稳定,生命体征平稳。③患者切口得以妥善处理。④患者受伤部位保持功能位,疼痛缓解。⑤患者转运过程中未造成二次损伤。

　　4.护理措施

　　(1)清理呼吸道无效　给予患者平卧位头偏向一侧,及时帮助患者吐出口腔内血液及分泌物,给予患者压迫止血。

　　(2)意识障碍　密切观察患者意识及瞳孔变化,采取针对性措施预防休克。

　　(3)体液不足

　　1)建立静脉通路:选用大号留置针(22G及以上)建立两条及以上静脉通路,遵医嘱快速补液。

　　2)止血:对于正在出血的切口给予包扎止血。

　　3)病情观察:严密监测患者生命体征变化。

　　(4)疼痛

　　1)体位:保持患者肢体功能位。

　　2)给氧:鼻导管持续氧气吸入,氧流量3 L/min,保证患者血氧饱和度在94%以上。

　　3)疼痛观察:评估患者疼痛的部位、性质、程度、持续时间。

　　4)用药护理:遵医嘱给予镇痛药物应用,用药后注意观察患者疼痛变化情况和药物不良反应。

　　(5)躯体活动障碍

　　1)评估活动受限程度:评估患者疼痛而带来的活动受限程度。

　　2)搬运:尽量采用四人搬运法,轴线搬运,避免造成患者的二次损伤。

　　3)观察搬运过程中患者反应:监测患者搬运过程中有无疼痛、呼吸困难等反应,出现异常情况应立即停止搬运,并给予再次处置。

　　(6)潜在并发症　颅内压增高、脑疝、蛛网膜下腔出血、癫痫发作、消化道出血。①严密观察止血效果,查看纱布是否有渗血。②操作过程中应遵循无菌原则。③转运过程中严密评估患者意识、瞳孔变化,躯体感觉及运动状况。

5.护理评价 现场对患者头部外切口进行止血并包扎,鼻部填塞止血,进行颈托固定,建立静脉通路,患者疼痛症状明显改善,疼痛评分为1分;患者生命体征平稳,意识模糊,呼之不应,格拉斯哥昏迷评分6分,双侧瞳孔不等大,左侧2.0 mm,右侧3.0 mm,对光反射均迟钝,顺利转入"120"救护车到达医院。

(二)院内抢救护理

1.护理评估

(1)与抢救时护士进行交接 交接患者受伤方式、受伤部位、出血状况、给予的治疗。

(2)患者当前身体状况 患者入院进入抢救室后意识障碍进一步加重,呈浅昏迷,双侧瞳孔不等大,左侧2.0 mm,右侧3.0 mm,对光反射均迟钝,T 36.8 ℃,P 125 次/min,律齐,R 28 次/min,BP 130/75 mmHg,SpO$_2$ 95%。立即给予止血、补液、改善循环、镇痛、脱水等药物,脊柱活动正常,无侧凸、前凸、后凸,棘突无压痛、叩击痛,四肢活动自如,无畸形、下肢静脉曲张、杵状指(趾)、水肿。关节无红肿、疼痛、压痛、积液、活动度受限、畸形、肌肉无萎缩。腹壁反射正常,肌张力正常,肌力5级,肢体无瘫痪,双侧肱二、三头肌腱反射正常,双侧膝、跟腱反射正常,双侧巴宾斯基征阴性,双侧霍夫曼征阴性,克尼格征阴性。

思维引导

患者从救护车转运进入抢救室,从与出诊护士交接开始,对患者进行全身评估,尽量打开患者衣物全面查看是否有现场未发现的损伤。结合现场评估结果,了解患者治疗情况,有侧重点地评估患者生命体征、意识及潜在并发症,如患者出现神志淡漠,考虑患者颅脑损伤的同时也应注意失血性休克的可能;此外,患者有颈椎骨折的可能性,搬运患者时应尽量采用四人搬运法,轴线搬运;患者为外伤患者,在接诊患者的第一时间需要考虑患者有紧急手术的需求,因此需要尽早抽取相关血标本,进行术区备皮,留置胃管、导尿管、中心静脉置管等,患者持续鼻腔出血,既有可能导致失血性休克,也有可能因血块堵塞气道而引起窒息,因此需要立刻进行填塞止血,并将口腔内血液及分泌物及时吸出,必要时进行气管插管。

2.护理诊断/护理问题

(1)清理呼吸道无效 与脑损伤后意识不清有关。

(2)体液不足 与大量失血、失液有关。

(3)气体交换受损 与脑损伤后意识不清、清理呼吸道无效致血液及分泌物存留有关。

3.护理目标 ①患者生命体征平稳。②患者保持呼吸道通畅。③患者得到有效止血。④患者疼痛有效缓解。

4.护理措施

(1)清理呼吸道无效 立即给予患者吸痰,将口腔内血液及分泌物吸出,必要时进行气管插管。

(2)体液不足 ①严密观察出血部位,定时查看包扎部位是否出现松动或移位及渗血,若发现渗血,及时报告医生,给予重新止血,在专业鼻科医师帮助下给予患者鼻部仔细填塞止血。②给予止血药物应用,建立中心静脉通路大量补液,留置导尿管严密观察患者尿量。③评估患者有无其他部位出血。④应用脱水药物时严密观察患者血压变化。

(3)气体交换受损 ①评估患者肺挫裂伤程度,必要时给予加大氧流量。②观察、评估并询问患者呼吸困难程度,必要时给予气管插管呼吸机辅助治疗。

5. 护理评价　完善相关检查后，结果回示患者脑挫裂伤、颅底骨折、肺挫裂伤、全身多处软组织损伤，其他未见明显异常，立即给予患者留置胃管、导尿管、中心静脉置管，请相关专科会诊，会诊表明为避免患者发生脑疝须立即手术，遂转入急诊 ICU 进一步治疗。患者完善相关检查后，当日进行颅内血肿清除术，术后第 3 天意识逐渐好转，7 d 后转入神经外科病房继续治疗，未发生脑疝等相关并发症，21 d 后出院，进行居家康复治疗。

思维引导

患者经过现场处理后，生命体征平稳，出血得到有效止血，疼痛症状得到明显改善。因该患者急性创伤，事发突然，家属较缺乏疾病相关知识，对疾病的治疗及预后均显示一定程度的焦虑，较多地询问医务人员关于疾病的情况，护士需要理解并安抚家属的情绪，耐心做好解释和健康教育。此外，为患者进行护理操作前，需要提前和家属沟通好，取得他们的理解和配合，才能让家属更多参与到疾病护理中。患者手术后恢复过程漫长，应多鼓励患者和家属，帮助他们树立战胜疾病的信心，患者存在一定的外形改变，护士应积极进行心理疏导，帮助患者适应新形态。

(三)健康教育

1. 疾病知识指导　①介绍受伤部位严重程度，患者的注意事项及治疗配合要点。②嘱家属观察患者有无高热、抽搐等状况发生，及时告知医护人员。③因患者颈托固定，注意保持患者平卧位，头偏向一侧，严密观察患者尿量，注意保暖，避免创伤后低体温的发生，嘱患者尽量避免翻动身体，为患者家属做好解释、安抚工作，及时巡视患者切口敷料、末梢循环等情况，查看患者疼痛情况。

2. 转运指导　患者搬运采用四人搬运法，监测患者搬运过程中有无疼痛、呼吸困难等反应，排除脊柱损伤后，搬运过程中应注意头部保护，避免再次出血。

3. 避免加重因素　患者保持平卧位，尽量减少翻动、搬运患者。

三、思考与讨论

患者以"①坠落伤:闭合性颅脑损伤;②胸部闭合性损伤;③腹部闭合性损伤"为诊断入院。出诊护士从接诊到患者后就必须全面评估患者，判断可能出现的创伤及并发症，有针对性制订护理计划和护理措施，确保转运途中患者安全。进入抢救室后给予止血、脱水等治疗，根据患者病情及治疗措施变化，随时做好护理评估，调整护理计划和措施，实施个体化优质护理。因患者发病突然，医护人员应对该患者家属做好健康教育，使其了解疾病相关知识，缓解焦虑、恐慌的情绪。

四、练习题

1. 颅脑损伤和失血性休克患者的意识表现有哪些差异?
2. 有白内障的患者观察瞳孔是否能够反映病情变化?

五、推荐阅读

[1]李乐之,路潜. 外科护理学[M]. 6 版. 北京:人民卫生出版社,2017.
[2]张波,桂莉. 急危重症护理学[M]. 北京:人民卫生出版社,2019.

案例 32　急性脑卒中的护理

(一)一般资料

患者,男性,65 岁,汉族,退休工人。

(二)主诉

患者午休后出现头晕、左侧肢体无力,言语不清约 30 min。

(三)现病史

患者 1 h 前午休,起床后自觉头晕、左侧肢体无力,言语不清约 30 min,在家人陪同下来到医院。接诊人员发现患者右侧口角歪斜,左侧肢体无力,神志清,无法言语,分诊人员接诊患者后立即将患者安置于平车上,送往抢救室,并开通绿色通道,通知卒中团队。入院查体,T 36.4 ℃,P 82 次/min,R 19 次/min,BP 155/90 mmHg。以"急性脑卒中;高血压 2 级(高危)"为诊断收入院。自发病以来,神志清,精神可,饮食可,睡眠一般,大、小便正常。

(四)既往史

患者既往体健,约 5 年前体检发现血压偏高,约 150/90 mmHg,血脂偏高,规律服药;否认心脏疾病病史,否认脑血管疾病病史,无肝炎、结核、疟疾传染病史,预防接种史随社会计划免疫接种,无手术、外伤、输血史,无食物、药物过敏史。

(五)个人史及家族史

无疫区、疫情、疫水接触史,无牧区、矿山、高氟区、低碘区居住史,无化学性物质、放射性物质、有毒物质接触史,无吸毒史,吸烟近 45 年,平均 20 支/d,未戒烟,偶尔饮酒,每周约 3 次,每次饮酒约 50 mL;已婚育,夫妻关系和睦,爱人体健。父母、1 子健康状况良好,无与患者类似疾病,无家族性遗传病史。

(六)辅助检查

头部 CT 结果回示右侧额颞叶脑梗死。

(七)诊疗过程

患者进入抢救室后,立即给予心电监护、吸氧,建立静脉通路,同时给予患者急查心电图,抽取动脉血气、心肌梗死标志物等血标本,心电图示窦性心律,正常心电图。立即开通绿色通道为患者急查头部 CT,结果回示右侧额颞叶脑梗死,与家属沟通后立即给予患者溶栓治疗,治疗完成后,联系会诊后立即转入神经内科病房继续治疗,10 d 后患者出院居家康复治疗,嘱患者定期门诊复诊。

(一)院前急救护理

1.护理评估

(1)病史

1)一般情况与目前病情:患者男性,65 岁,身高 165 cm,体重 75 kg,询问患者此次发生经过。

2）既往史：了解有无冠心病、高血压、糖尿病、脑血管意外等基础疾病病史；有无过敏史、手术史和外伤史。

3）生活史与家族史：既往高血脂、血压偏高、无糖尿病史，无晕厥史；无过敏史；吸烟近45年，平均20支/d，未戒烟，偶尔饮酒，每周约3次，每次饮酒约50 mL；无家族性遗传病史。

（2）身体状况　①生命体征，T 36.4 ℃，P 82 次/min，R 19 次/min，BP 155/90 mmHg；②意识与精神状况，患者神志清，精神差，无法言语；③肢体情况，患者口角歪斜，左侧肢体无力，双手不能同时上抬至同一高度；④肌力情况，患者左上肢肌力2级，左下肢肌力3级。

（3）心理-社会状况　患者突然发生头晕、左侧肢体无力，言语不清，较为焦虑。

思维引导

　　患者午休后出现头晕、左侧肢体无力，言语不清，根据患者的年龄及体态偏肥胖，应优先考虑脑卒中，其次为脑出血等神经系统疾病。首先评估患者的意识状况，连接心电监护仪、吸氧，在左上肢建立静脉通路（右上肢可能需要进行介入手术）。为确保患者在时间窗内接受溶栓治疗，还需要第一时间对患者抽取血标本，要留取患者进行溶栓和介入手术前的全套血标本，减少患者等待时间。患者突发疾病，内心较为恐惧，应注意安抚患者，减轻患者疼痛，避免加重患者紧张情绪。此外，应第一时间为患者开通绿色通道，在医护人员陪同下优先检查、优先诊治。

2.护理诊断/护理问题

（1）躯体活动障碍　与偏瘫有关。

（2）语言沟通障碍　与大脑语言中枢受损有关。

（3）焦虑　与突发疾病、语言表达能力受损有关。

（4）潜在并发症　脑水肿。

3.护理目标　①患者躯体活动障碍改善；②患者语言沟通障碍改善；③焦虑减轻或改善。

4.护理措施

（1）躯体活动障碍

1）体位：保持患者肢体功能位。

2）给氧：鼻导管持续氧气吸入，氧流量3 L/min，保证患者血氧饱和度在95%以上。

（2）语言沟通障碍　①评估言语功能障碍程度：采用格拉斯哥昏迷评分法。②帮助患者通过书写进行交流。

（3）焦虑　①尽量减少对患者刺激。②进行健康教育，为患者提供疾病相关知识，及时解答患者疑惑。③指导患者运用放松技巧：如进行深呼吸放松等。④心理护理：允许患者表达内心感受，给予心理支持，向患者解释说明疾病相关知识，消除患者紧张心理。

思维引导

　　患者为脑卒中患者，且在溶栓时间窗内，因此应第一时间为患者抽取介入手术或溶栓所需血标本。患者可能需要进行造影检查或介入手术，因此如无特殊禁忌应在左上肢建立1条或者2条静脉通路。患者言语不清，可帮助采用书写的方式与他人进行交流。此外，为患者进行护理操作前，需要提前和患者及家属沟通好，取得他们的理解和配合，才能让患者及家属更多参与到疾病护理中。

(4)潜在并发症　脑水肿。①严密观察患者生命体征变化。②观察患者意识及瞳孔变化。

5.护理评价　患者焦虑稍缓解,肌力无改变,血压较前下降。患者 CT 结果回示右侧额颞叶脑梗死。返回进入抢救室后,立即与家属沟通后进行溶栓治疗,过程顺利。

(二)院内抢救护理

1.护理评估

(1)评估患者当前身体状况　T 36.4 ℃,P 82 次/min,R 20 次/min,BP 142/83 mmHg,神志清。

(2)严密监测　卒中团队进行全程管理,严密监测患者生命体征变化及肢体功能恢复情况。

(3)肢体康复治疗。

2.护理诊断/护理问题

(1)潜在并发症　脑出血。

(2)潜在并发症　消化道出血。

(3)潜在并发症　脑水肿。

3.护理目标　①患者生命体征平稳。②患者未发生脑出血。③患者未发生脑水肿。④患者肌力明显改善。

4.护理措施

(1)溶栓治疗　早期溶栓指发病 4.5 h 内采用溶栓治疗使血管再通,可减轻脑水肿,缩小梗死灶,恢复梗死区血流灌注,减轻神经元损伤,抢救缺血半暗带。常用溶栓药物有以下几种。

1)重组组织型纤维蛋白溶酶原激活剂(rt-PA):可与血栓中纤维蛋白结合成复合体,后者与纤溶酶原有高度亲和力,使之转变为纤溶酶,以溶解新鲜的纤维蛋白,故 rt-PA 只引起局部溶栓、而不产生全身溶栓状态。其半衰期为 3～5 min,剂量为 0.9 mg/kg(最大剂量 90 mg 先静脉滴注 10%,1 min),其余剂量连续静脉滴注,60 min 滴完。

2)尿激酶:是目前国内应用最多的溶栓药,可渗入血栓内,同时激活血栓内和循环中的纤溶酶原,故可起到局部溶栓作用,并使全身处于溶栓状态,其半衰期为 10～18 min,用 100 万～150 万 U,溶于 0.9%氯化钠注射液 100～200 mL 中,持续静脉滴注 30 min。

3)链激酶:先与纤溶酶原结合成复合体,再将纤溶酶原转变成纤溶酶,半衰期 10～18 min,常用量 10 万～50 万 U。

思维引导

患者在溶栓治疗过程中最危险的并发症是脑出血,因此要严密监测患者生命体征、瞳孔及意识变化,及时报告医生患者病情变化。溶栓治疗后易发生脑水肿及再灌注损伤,需要采取预防性措施,避免或减轻脑水肿,同时要做好患者的解释、安抚工作,及时巡视患者,询问患者情况,避免非计划性拔管。

(2)溶栓治疗后处理

1)调整血压:脑血栓形成患者急性期的血压应维持在比发病前平时稍高的水平,除非血压过高(收缩压>220 mmHg),一般不使用降压药物,以免血压过低而导致脑血流量不足,使脑梗死加重。血压过低,应补液或给予适当的药物以升高血压。

2)预防脑水肿:当梗死范围大或发病急骤时可引起脑水肿。脑水肿进一步影响脑梗死后缺血半暗带的血液供应,加剧脑组织缺血、缺氧,导致脑组织坏死,应尽早防治。常用 20%甘露醇 125～250 mL 快速静脉滴注,2～4 次/d,连用 7～10 d。

3)抗凝治疗:抗凝治疗的目的主要是防止缺血性脑卒中的早期复发、血栓的延长及防止堵塞远端的小血管继发血栓形成,促进侧支循环。适用于进展型脑梗死患者,出血性梗死及高血压者均禁用抗凝治疗。

5. 护理评价　患者溶栓治疗后,肌力由 2 级恢复至 4 级,言语不清稍改善,治疗完成联系会诊后立即转入神经内科病房继续治疗,10 d 后患者出院居家康复治疗。

(三)健康教育

1. 饮食指导　合理膳食,宜摄入低热量、低脂、低胆固醇、低盐饮食,多食蔬菜、水果和粗纤维食物,避免暴饮暴食,注意少量多餐,控制血糖水平。

2. 生活方式　①戒烟限酒。②告知患者及家属过劳、情绪激动、饱餐、用力排便、寒冷刺激等都是心绞痛发作的诱因,应注意尽量避免。③心理平衡。

3. 休息与活动　适量运动,在康复师指导下有目标、循序渐进地进行康复锻炼。

4. 用药指导　指导患者出院后遵医嘱服药,以巩固溶栓治疗的疗效,不要擅自增减药量,自我监测药物的不良反应。

5. 定期复诊　嘱患者定期门诊复诊,出现不适随时就诊。

三、思考与讨论

患者以"急性脑卒中;高血压 2 级(高危)"为诊断入院。接诊护士接诊到患者后就必须快速全面评估患者,迅速分诊处置,有针对性制订护理计划和采取护理措施,根据患者病情及治疗措施变化,随时做好护理评估,调整护理计划和措施,实施个体化优质护理。溶栓过程中要严密监测患者生命体征变化,避免发生出血。因患者较为焦虑、恐惧,医护人员应对该患者及家属做好健康教育,使其了解疾病相关知识,缓解焦虑、恐慌的情绪。

四、练习题

1. 如何鉴别缺血性脑卒中与脑出血?
2. 溶栓后并发症有哪些?

五、推荐阅读

[1]尤黎明,吴瑛. 内科护理学[M]. 6 版. 北京:人民卫生出版社,2017.
[2]张波,桂莉. 急危重症护理学[M]. 北京:人民卫生出版社,2019.

案例 33　有机磷农药中毒的护理

一、病历资料

(一)一般资料

患者,女性,55 岁,汉族,农民。

(二)代主诉

口服有机磷农药 30 min。

(三)现病史

30 min 前与家人争吵后,口服有机磷农药约 50 mL,出现头晕、恶心,家属给予咽喉部刺激,呕吐出少量大蒜味胃内容物,在 120 急救人员到达后患者出现意识障碍,口吐白沫,经院前初步处置后,急诊以"有机磷中毒"收入院。自发病以来,大、小便失禁。

(四)既往史

患者既往体健,无遗传病,否认传染病。

(五)个人史及家族史

生于某省某市,久居本地,无疫区、疫情、疫水接触史,无牧区、矿山、高氟区、低碘区居住史,无化学性物质、放射性物质、有毒物质接触史,无吸毒史,无吸烟、饮酒史。适龄结婚,爱人体健,夫妻关系和睦,有 1 子、2 女。父母去世,具体不详、1 姐 3 妹、子女健康状况良好,无家族性遗传病史。

(六)辅助检查

无。

(七)诊疗过程

现场给予患者气管插管并吸痰,避免发生窒息及误吸,立即建立静脉通路,遵医嘱给予患者应用阿托品等药物,120 救护车转运入院,患者入院后意识障碍逐渐加重,立即给予患者温的 0.9% 氯化钠注射液10 000 mL洗胃,洗胃结束后,立即给予患者留置胃管并胃肠减压,发现患者胃管内抽出胃液呈淡红色,立即给予补液、改善循环、护胃止血、胆碱受体激动剂等药物治疗后,积极完善相关检查,转入急诊 ICU 继续治疗。经会诊患者被诊断为"有机磷中毒",经积极治疗和护理,患者恢复良好,3 d 后意识逐渐恢复,7 d 后拔除气管插管,10 d 后转往急诊内科病房,进行后续治疗与康复。

二、护理经过

(一)院前急救护理

1. 护理评估

(1)病史

1)一般情况与目前病情:患者女性,55 岁,身高 155 cm,体重 70 kg。口服有机磷农药约 50 mL,出现头晕、恶心。

2)既往史:无脑血管意外等基础疾病,无晕厥史;无过敏史、手术史和外伤史。

3)生活史与家族史:无吸烟史;无饮酒史;有无家族性遗传病史。

(2)身体状况

1)一般状态:①生命体征,T 36.9 ℃,P 141 次/min,R 35 次/min,BP 155/85 mmHg;②意识与精神状况,患者意识模糊,语言表达不清、痛苦面容,双侧瞳孔等大、等圆,直径约 1.0 mm,对光反射均迟钝;③体位,严格平卧位,头偏向一侧。

2)气道:患者口鼻、气道有大量分泌物,需要保持呼吸道通畅。

3)头颈部:全身大汗淋漓,肌肉抽搐,牙关紧闭。

4)胸部:患者呼吸较为费力。

5)腹部:患者腹部无明显移动性浊音,无压痛、反跳痛,大、小便均失禁。

6)四肢:患者四肢轻微抽搐、强直。

2. 护理诊断/护理问题

(1)清理呼吸道无效　与口鼻腔内大量分泌物有关。

(2)意识障碍　与神经系统受到抑制、脑水肿有关。

(3)有窒息的危险　与呕吐及大量分泌物堵塞气道有关。

（4）体液不足　与腺体大量分泌有关。

（5）躯体活动障碍　与全身骨骼肌震颤或强直有关。

（6）潜在并发症　脑水肿、肺水肿、消化道穿孔、心跳呼吸骤停。

思维引导

患者为农药中毒，因此出诊医生、护士进入现场后应第一时间确认患者生命体征；首先评估患者的呼吸道，确保患者呼吸道通畅，必要时进行气管插管及吸痰，防止分泌物进入呼吸道造成误吸或窒息；随后评估患者意识状况，并连接监护，监测患者生命体征的同时协助出诊医生将患者置于平卧位，头偏向一侧。患者意识障碍，无法表达，因此需要仔细询问患者家属服药时间及剂量，检查患者，避免遗漏，此类患者可能会发生呼吸肌麻痹，需要协助医生立即进行气管插管进行吸痰并通过呼吸气囊辅助通气。为防止患者发生休克，需要在第一时间选用大号留置针（22G及以上）建立两条及以上静脉通路。患者意识障碍，注意动态评估患者意识及瞳孔变化，同时在进行治疗和交接患者时需要双核对，避免出现遗漏。在对患者进行急救的同时需要根据家属提供的资料和患者出现的症状综合分析患者服用农药的成分，以便采取针对性急救措施。

3. 护理目标　①患者保持呼吸道通畅。②患者有效循环血容量稳定，生命体征平稳。③患者未发生相关并发症。④患者转运过程中未造成二次损伤。

4. 护理措施

（1）清理呼吸道无效　给予患者平卧位头偏向一侧，及时帮助患者清除口腔内分泌物，给予患者充分吸痰。

（2）意识障碍　密切观察患者意识及瞳孔变化，采取针对性措施。

（3）体液不足　①建立静脉通路：选用大号留置针（22G及以上）建立两条及以上静脉通路，遵医嘱快速补液。②快速补液：促进已经吸收的药物代谢。③病情观察：严密监测患者生命体征变化。

（4）躯体活动障碍　①评估活动受限程度。②给予患者充分的镇痛、镇静。

（5）潜在并发症　脑水肿、肺水肿、消化道穿孔、心跳呼吸骤停。

1）严密观察患者意识、瞳孔变化。

2）插管操作过程中遵循无菌原则，动作轻柔。

5. 护理评价　现场对患者进行气管插管呼吸气囊辅助呼吸并充分吸痰，建立静脉通路，患者血氧饱和度明显改善；患者生命体征平稳，意识不清，呼之不应，大、小便失禁，全身肌肉震颤，双侧瞳孔等大等圆，直径约1.0 mm，对光反射均迟钝，120救护车转运至医院。

思维引导

经过现场处理后，患者生命体征平稳，呼吸状况得到明显改善。因该患者农药中毒，家属强烈自责并较缺乏疾病相关知识，对疾病的治疗及预后均显示一定程度的焦虑，较多地询问医务人员关于疾病的情况，护士需要理解并安抚家属的情绪，耐心做好解释和健康教育。随着时间推移，药物吸收增加，因此患者处置完成后应该立即前往医院，争分夺秒，减少各环节时间。

(二)院内抢救护理

1. 护理评估

(1)与抢救时护士进行交接　交接患者当前状况,携带管路,使用呼吸机的参数,给予的治疗。

(2)患者当前身体状况　T 37.0 ℃;P 143 次/min,律齐;BP 150/75 mmHg;SpO$_2$ 92%。患者入院进入抢救室后意识障碍进一步加重,呈浅昏迷,双侧瞳孔等大等圆,直径约1.0 mm,对光反射均迟钝,立即给予补液、改善循环等药物,患者脊柱活动正常,无侧凸、前凸、后凸,棘突无压痛、叩击痛,四肢活动自如,无畸形、下肢静脉曲张、杵状指(趾)、水肿。关节无红肿、疼痛、压痛、积液、活动度受限、畸形,肌肉无萎缩。腹壁反射下降,肌张力高,肢体呈轻度强直状,双侧肱二、三头肌腱反射正常,双侧膝、跟腱反射正常,双侧巴宾斯基征阴性,双侧霍夫曼征阴性,克尼格征阴性。患者洗胃完成后留置胃管并胃肠减压,发现患者胃管内抽出胃液呈淡红色。

思维引导

　　患者从救护车转运进入抢救室,从与出诊护士交接开始,对患者进行全身评估。结合现场评估结果,了解患者治疗情况,有侧重点地评估患者生命体征、意识及潜在并发症,如患者出现神志淡漠,考虑患者神经系统受到抑制的同时也应注意脑水肿的可能;患者为中毒患者,在接诊患者的第一时间需要考虑患者有洗胃的可能,因此需要尽早抽取相关血标本,准备洗胃相关用物并检查机器(图5-4)。患者洗胃后由于存在药物残留的可能,因此需要留置胃管进行胃肠减压,并留置导尿管、中心静脉置管等。胃肠减压,发现患者胃管内抽出胃液呈淡红色,考虑胃黏膜损伤的可能,在用药时给予护胃治疗,患者为有机磷农药中毒,抑制体内胆碱酯酶活性,因此需要第一时间给予大剂量胆碱受体激动剂应用;此外患者为气管插管,应给予深度镇痛镇静,减轻患者痛苦,同时避免患者拔管,患者携带较多管路,为避免意外拔管,需要进行保护性约束。此外,将患者随身衣物全部去除,并用清水擦洗全身。

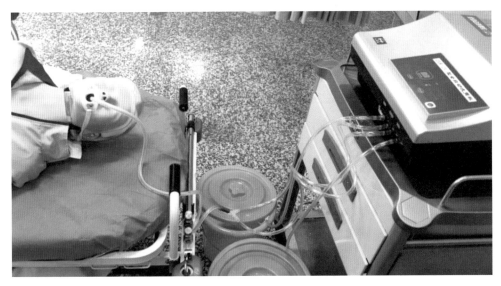

图5-4　全自动洗胃机

2. 护理诊断/护理问题

(1)清理呼吸道无效　与呼吸肌肉麻痹有关。

（2）体液不足　与腺体大量分泌及胃出血有关。

（3）气体交换受损　与意识不清,清理呼吸道无效致分泌物存留有关。

3.护理目标　①患者生命体征平稳。②患者保持呼吸道通畅。③患者得到有效洗胃。④患者呼吸道分泌物被及时清理。

4.护理措施

（1）清理呼吸道无效　立即给予患者充分吸痰,将呼吸道及口腔内分泌物吸出。

（2）体液不足　①严密观察下进行充分洗胃。②给予止血药物应用,建立中心静脉通路大量补液,留置导尿管严密观察患者尿量。③评估患者有无胃穿孔的发生。④应用脱水药物时严密观察患者血压变化。

（3）气体交换受损　①评估患者肺水肿程度必要时给予加大氧浓度。②观察、评估并询问患者呼吸状况,及时调整呼吸机参数。

5.护理评价　术后患者入院后,完善相关检查后,立即给予补液、改善循环、护胃止血、胆碱受体激动剂及脱水等药物治疗后,经积极治疗和护理,患者恢复良好,3 d后意识逐渐恢复,7 d后拔除气管插管,10 d后转往急诊内科病房,进行后续治疗与康复。

思维引导

　　患者进入抢救室遵医嘱给予心电监护、吸氧,抽取动脉血气分析及术前准备相关血标本,重点观察患者意识、瞳孔、心率和血压的变化。患者入院后需要进行洗胃治疗,护士应提前将洗胃的相关用物准备好,争分夺秒,减少各环节时间,洗胃过程中存在一定的风险,因此护士为患者进行护理操作前,需要提前和家属沟通好,取得他们的理解和配合,向家属解释患者约束的必要性。胃黏膜损伤是洗胃的并发症之一,需要严密监测,避免发生胃穿孔。患者恢复过程漫长,应多鼓励患者和家属帮助他们树立战胜疾病的信心,患者恢复意识后存在一定的愧疚心理或者存在再次自杀的可能,护士应积极进行心理疏导。

（三）健康教育

1.疾病知识指导　①介绍农药毒性,告知患者家属注意事项及治疗配合要点。②向家属解释约束患者的必要性。

2.转运指导　患者搬运采用四人搬运法,快速高效完成,尽量减少时间延误,防止患者发生脱管。

3.避免加重因素　患者保持平卧位,尽量减少翻动、搬运患者。

三、思考与讨论

　　患者以"有机磷中毒"为诊断入院。出诊护士从接诊到患者后就必须全面评估患者,判断可能出现的病情发展及并发症,有针对性制订护理计划和护理措施,确保转运途中患者安全。进入抢救室后给予患者补液、胆碱受体激动剂等治疗,根据患者病情及治疗措施变化,随时做好护理评估,调整护理计划和措施,实施个体化优质护理。因患者发病突然,医护人员应对该患者家属做好健康教育,使其了解疾病相关知识,缓解焦虑、恐慌的情绪。

四、练习题

1.如患者服下强酸性毒药应如何处置?

2.如洗胃过程中发生呼吸心搏骤停应如何处置?

五、推荐阅读

[1]李乐之,路潜.外科护理学[M].6版.北京:人民卫生出版社,2017.
[2]张波,桂莉.急危重症护理学[M].北京:人民卫生出版社,2019.

案例 34　急性消化道出血的护理

一、病历资料

（一）一般资料

患者,男性,32 岁,汉族,农民。

（二）主诉

呕血、黑便 15 d,加重伴少尿 3 d。

（三）现病史

15 d 前无明显诱因出现呕血,呈鲜红色,量 200～300 mL,共 1 次,伴有黑便,最多 8 次/d,量 10～20 mL,伴有腹胀、头晕,无发热、腹痛,无胸闷、呼吸困难、意识障碍等,至某市人民医院就诊,给予输液(具体不详)后症状好转。3 d 前再次出现上述症状,性质同前,伴有小便减少,2 次/d,量约 100 mL,伴左下腹疼痛、头晕、胸闷,无意识障碍。今为求进一步诊治,急诊以"消化道出血;肝硬化失代偿期"收入院。

（四）既往史

30 年前诊断"脊髓灰质炎",未做正规治疗,遗留双下肢肌力减退后遗症。4 年前发现"乙型肝炎合并肝硬化",未规律口服抗病毒药物。否认高血压、心脏疾病病史,否认糖尿病、脑血管疾病病史,否认结核、疟疾传染病史,预防接种史随社会计划免疫接种,否认手术、外伤史。曾于某市第二人民医院输冰冻血浆 400 mL,未见输血反应。无食物、药物过敏史。

（五）个人史及家族史

久居本地,无疫区、疫情、疫水接触史,无牧区、矿山、高氟区、低碘区居住史,无化学性物质、放射性物质、有毒物质接触史,无吸毒史,吸烟 16 年,平均 20 支/d,未戒烟。饮酒 16 年,以饮用白酒为主,已戒酒 1 年。否认冶游史。父亲患糖尿病,母亲、1 姐、1 子 1 女健康状况良好,无与患者类似疾病,无家族性遗传病史。

（六）辅助检查

全腹 CT:肝硬化,脾大,腹水,门静脉高压(食管-胃底静脉曲张)。

（七）诊疗过程

患者入院后呕血、血压下降,给予止血、补液、输血、抑酸、抑酶等药物治疗后患者血压稍稳定,积极完善相关检查,转入急诊重症监护室治疗。经会诊考虑出血原因为食管-胃底静脉曲张破裂,给予患者预约电子胃镜下食管-胃底静脉曲张套扎术,患者于次日进行手术(图 5-5),经积极治疗和护理,术后恢复良好,9 d 后转往消化科病房,进行后续治疗与康复。

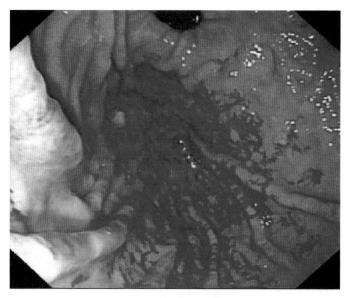

图5-5　电子胃镜下胃出血

二、护理经过

（一）院前急救护理

1.护理评估

（1）病史

1）一般情况与目前病情：患者男性，32 岁，身高 160 cm，体重 65 kg，发育正常，营养良好，体型匀称，神志清楚，自主体位，正常面容，表情自如。

2）既往史：患者有乙型肝炎、肝硬化等基础疾病病史；贫血；无过敏史、手术史和外伤史。

3）生活史与家族史：吸烟 16 年，平均 20 支/d，未戒烟。饮酒 16 年，以饮用白酒为主，已戒酒 1 年。父亲患糖尿病，母亲、1 姐、1 子 1 女健康状况良好，无与患者类似疾病，无家族性遗传病史。

（2）身体状况

1）一般状态：①生命体征，T 36.9 ℃，P 86 次/min，R 20 次/min，BP 122/74 mmHg。②意识与精神状况，神志清楚，自主体位，痛苦面容。

2）呕血：呕血呈鲜红色，出血量大且速度快。

3）便血：大便呈柏油样黑便。

（3）辅助检查　全腹 CT 示肝硬化、脾大、腹水、门静脉高压（食管-胃底静脉曲张）。

2.护理诊断/护理问题

（1）潜在并发症　血容量不足。

（2）活动无耐力　与失血性周围循环衰竭有关。

3.护理目标　①患者有效循环血容量稳定，生命体征平稳。②患者减少活动、能够绝对卧床休息。

4.护理措施

（1）潜在并发症　血容量不足。

1）体位与保持呼吸道通畅：大出血时患者取平卧位并将下肢略抬高，以保证脑部供血。呕吐时头偏向一侧，防止窒息或误吸；必要时用负压吸引器清除呼吸道内的分泌物、血液或呕吐物，保持呼吸道通畅。给予吸氧。

思维引导

患者为呕血、黑便15 d,首先评估患者的失血量、性质、速度等,然后评估意识状况,有无肝性脑病,确保患者呼吸道通畅,必要时进行气管插管;随后连接监护仪,监测患者生命体征的同时协助医生评估患者状况。协助医生查体:全身皮肤黏膜无黄染,无皮疹、皮下出血、皮下结节、瘢痕,毛发分布正常,皮下无水肿,无肝掌、蜘蛛痣。腹膨隆,无腹壁静脉曲张,无胃肠型,无蠕动波,腹式呼吸存在。脐周压痛,腹部无压痛、反跳痛。腹部柔软、无包块。肝脏肋缘下未触及,脾脏肋缘下触及,肋下7 cm,边缘规则,质地硬,墨菲征(Murphy 征)阴性。为防止患者发生失血性休克,需要在第一时间建立两条及以上静脉通路。患者呕血、便血量多,内心较为恐惧,护理过程中应注意安抚患者,交接病情时注意用词,适当避开患者,避免加重患者紧张情绪。

2)治疗护理:立即建立静脉通道。配合医生迅速、准确地实施输血、输液各种止血治疗及用药等抢救措施,并观察治疗效果及不良反应。输液开始宜快,必要时测定中心静脉压作为调整输液量和速度的依据。避免因输液过多而引起急性肺水肿,对老年患者和心肺功能不全者尤应注意。肝病患者忌用吗啡、巴比妥类药物;宜输新鲜血,因库存血含氨量高,易诱发肝性脑病。准备好急救用品、药物。

3)饮食护理:急性大出血伴恶心、呕吐者应禁食。少量出血无呕吐者,可进温凉、清淡流质饮食,这对消化性溃疡患者尤为重要,因进食可减少胃收缩运动并可中和胃酸,促进溃疡愈合。出血停止后改为营养丰富、易消化、无刺激性、半流质、软食,少量多餐,逐步过渡到正常饮食。

4)病情监测:①生命体征。有无心率加快、心律失常、脉搏细弱、血压降低、脉压变小、呼吸困难、体温不升或发热,必要时进行心电监护。②精神和意识状态。有无精神疲倦、烦躁不安、嗜睡、表情淡漠、意识不清甚至昏迷。③观察皮肤和甲床色泽,肢体温暖或者湿冷,周围静脉特别是颈静脉充盈情况。④准确记录出入量,疑有休克时留置导尿管,测每小时尿量,应保持尿量>30 mL/h。观察呕吐物和粪便的性质、颜色及量。⑤定期复查血红蛋白浓度、红细胞计数、血细胞比容、网织红细胞计数、血尿素氮、大便隐血,以了解贫血程度、出血是否停止。⑥监测血清电解质和血气分析的变化。急性大出血时,经由呕吐物、鼻胃管抽吸和腹泻,可丢失大量水分和电解质,应注意维持水、电解质、酸碱平衡。

5)周围循环状况的观察:周围循环衰竭的临床表现对估计出血量有重要价值,关键是动态观察患者的心率、血压。可采用改变体位测量心率、血压并观察症状和体征来估计出血量。先测平卧时的心率与血压,然后测由平卧位改为半卧位时的心率与血压,如改为半卧位即出现心率增快10 次/min以上、血压下降幅度>20 mmHg、头晕、出汗甚至晕厥,则表示出血量大,血容量已明显不足。如患者烦躁不安、面色苍白、四肢湿冷提示微循环血液灌注不足;而皮肤逐渐转暖、出汗停止则提示血液灌注好转。

6)出血量的估计:详细询问呕血和黑便的发生时间、次数、量及性状,以便估计出血量和速度。①大便隐血试验阳性提示每天出血量>5 mL;②出现黑便表明每天出血量>50 mL,一次出血后黑便持续时间取决于患者排便次数,如每天排便1 次,粪便色泽约在3 d后恢复正常;③胃内积血量达250～300 mL 时可引起呕血;④一次出血量在400 mL 以下时,可因组织液与脾贮血补充血容量而不出现全身症状;⑤出血量超过400 mL,可出现头晕、心悸、乏力等症状;出血量超过1 000 mL 即出现急性周围循环衰竭的表现,严重者引起失血性休克。呕血与黑便的频率与数量虽有助于估计出血量,但因呕血与黑便分别混有胃内容物及粪便,且出血停止后仍有部分血液贮留在胃肠道内,故不能据此准确判断出血量。

7)继续或再次出血的判断:观察中出现下列迹象,提示有活动性出血或再次出血。①反复呕血,甚至呕吐物由咖啡色转为鲜红色;②黑便次数增多且粪质稀薄,色泽转为暗红色,伴肠鸣音亢进;③周围循环衰竭的表现经充分补液、输血而改善不明显,或好转后又恶化,血压波动,中心静脉压不稳定;④血红蛋白浓度、红细胞计数、血细胞比容持续下降,网织红细胞计数持续增高;⑤在补液足够、尿量正常的情况下,血尿素氮持续或再次增高。

(2)活动无耐力

1)休息与活动:精神上的安静和减少身体活动有利于出血停止。少量出血者应卧床休息。大出血者绝对卧床休息,协助患者取舒适体位并定时变换体位,注意保暖,治疗和护理工作应有计划集中进行,以保证患者的休息和睡眠。病情稳定后,逐渐增加活动量。

2)安全的护理:有活动性出血时,指导患者床上排泄。多巡视,用床栏加以保护。

3)生活护理:限制活动期间,协助患者完成个人日常生活活动,例如口腔清洁、皮肤清洁。重症患者注意预防压力性损伤。呕吐后及时漱口。排便次数多者注意肛周皮肤清洁和保护。

5.护理评价　患者入院后,立即完善相关检查,未发生低血容量性休克,告知患者减少活动,保持卧床休息。

思维引导

患者进入急诊重症监护室时,对患者进行全身评估,了解患者治疗情况,有侧重点地评估患者出血量、生命体征、意识及潜在并发症,如患者出现谵妄,考虑患者肝性脑病的同时也应注意失血性休克的可能。

(二)院内重症监护

1.护理评估　①与监护室护士进行交接:患者生命体征 T 36.8 ℃,P 95 次/min,BP 120/64 mmHg,神志清楚,精神差。②主要治疗情况,患者已呕血 200～300 mL,黑便约 15 d,已给予建立两条静脉通路,抽取血标本。

2.护理诊断/护理问题

(1)焦虑　与疾病危重、担心治疗效果有关。

(2)有受伤的风险:创伤、窒息、误吸　与气囊压迫使食管胃底黏膜长时间受压、气囊阻塞气道、血液或分泌物反流入气管有关。

3.护理目标　①患者焦虑减轻。②患者未发生创伤、窒息、误吸。

4.护理措施

(1)焦虑　观察患者有无紧张、恐惧或悲观、沮丧等心理反应,特别是慢性病或全身性疾病致反复出血者,有无对治疗失去信心,不合作。解释安静休息有利于止血,关心、安慰患者。抢救工作应迅速而不忙乱,以减轻患者的紧张情绪经常巡视,大出血时陪伴患者,使其有安全感。呕血或排黑便后及时清除血迹、污物,以减少对患者的不良刺激。解释各项检查、治疗措施,听取并解答患者或家属的提问,以减轻他们的疑虑。

(2)有受伤的危险:创伤、窒息、误吸。

1)三(四)腔双囊管的应用与护理:熟练的操作和插管后的密切观察及细致护理是达到预期效果的关键。插管前仔细检查,确保食管引流管、胃管、食管囊管、胃管囊管通畅并做好标记,检查两气囊无漏气后抽尽囊内气体,备用。协助医生为患者做鼻腔、咽喉部局部麻醉,经鼻腔或口腔插管至胃内。插管至 65 cm 时抽取胃液,检查管端确在胃内,并抽出胃内积血。先向胃囊注气 150～200 mL,至囊内压约 50 mmHg(6.7 kPa)并封闭管口,缓缓向外牵引管道,使胃囊压迫胃底部的曲张静脉。如未能止血,继向食管囊注气约 100 mL 至囊内压约 40 mmHg(5.3 kPa)并封闭管口,使气囊压迫食管下段的曲张静脉。将食管引流管、胃管连接负压吸引器或定时抽吸,观察出血是否停止,并记录引流液的性状、颜色及量;经胃管冲洗胃腔,以清除积血,可减少氨在肠道的吸收,以免血氨增高而诱发肝性脑病。出血停止后,放松牵引,放出囊内气体,保留管道继续观察 24 h,未再出血可考虑拔管,对昏迷患者亦可继续留置管道用于注入流质食物和药液。拔管前口服液状石蜡 20~30 mL,润滑黏膜及管、囊的外壁,抽尽囊内气体,以缓慢、轻巧的动作拔管。气囊压迫一般以 3~4 d 为限,继续出血者可适当延长。留置管道期间,定时做好鼻腔、口腔的清洁,用液状石蜡润滑鼻腔、口唇。床旁置备用三(四)腔双囊管、血管钳及换管所需用品,以便紧急换管时用。

2)防止创伤、窒息、误吸:定时测量气囊内压力,以防压力不足而不能止血,或压力过高而引起组织坏死。当胃囊充气不足或破裂时,食管囊和胃囊可向上移动,阻塞于喉部而引起窒息,一旦发生应立即抽出囊内气体,拔出管道。对昏迷患者尤应密切察有无突然发生的呼吸困难或窒息表现。必要时约束患者双手,以防烦躁或神志不清的患者试图拔管而发生窒息等意外。应用四腔管时可经食管引流管抽出食管内积聚的液体,以防误吸引起吸入性肺炎;三腔管无食管引流管腔,必要时可另插一管进行抽吸。床旁置备弯盆、纸巾,供患者及时清除鼻腔、口腔分泌物,并嘱患者勿咽下唾液等分泌物。

5. 护理评价 患者进入急诊重症监护病房后,完善相关检查,当日进行止血三腔双囊管应用止血,次日行胃镜下食管–胃底静脉曲张套扎术,9 d 后转往消化科病房继续治疗,未发生低血容量性休克、窒息等相关并发症,23 d 后出院。

(三)健康教育

1. 疾病预防指导 注意饮食卫生和饮食的规律。进营养丰富、易消化的食物;避免过饥或暴饮暴食;避免粗糙、刺激性食物,或过冷、过热、产气多的食物、饮料;应戒烟、戒酒。生活起居有规律,劳逸结合,保持乐观情绪,保证身心休息,避免长期精神紧张,过度劳累。在医生指导下用药,以免用药不当。

2. 疾病知识指导 引起上消化道出血的病因很多,应帮助患者和家属掌握自我护理的有关知识,减少再度出血的危险。

3. 避免加重因素 指导患者及家属学会早期识别出血征象及应急措施。出现头晕、心悸等不适,或呕血、黑便时,立即卧床休息,保持安静,减少身体活动;呕吐时取侧卧位,以免误吸;立即送医院治疗。慢性病者定期门诊随访。

思维引导

患者进入抢救室遵医嘱给予心电监护、吸氧,抽取动脉血气分析,重点观察患者心率、血压和血红蛋白的变化。为防止患者发生失血性休克,可采取休克体位,严密观察患者尿量。同时帮助患者呕血时头偏向一侧,避免误吸,保持呼吸道通畅。此类患者因病情容易焦虑紧张,护士应积极为患者做好解释、安抚工作,及时巡视患者病情变化。该患者进入重症监护室后,因大量出血应关注患者神志变化,避免发生肝性脑病,在输血过程中需严密观察,避免出现输血反应。患者病情好转后应循序渐进进食,并且应严密观察进食后反应,以免再次发生出血。

三、思考与讨论 ▶▶▶

患者以"消化道出血;肝硬化失代偿期"为诊断入院。护士从接诊到患者后就必须全面评估患者,判断可能出现的并发症,有针对性制订护理计划和护理措施,确保患者安全。给予患者止血、扩容等治疗,根据患者病情及治疗措施变化,随时做好护理评估,调整护理计划和措施,实施个体化优质护理。同时注意患者情绪变化,随着出血量增加或次数增多,患者情绪可能会较悲观,应及早发现并采取针对性心理护理措施。

四、练习题

1.消化道出血患者的临床表现有哪些?

2.如何判断消化道出血患者继续或再出血?

3.出血量如何估计?

五、推荐阅读

[1]桂莉,金静芬.急危重症护理学[M].5版.北京:人民卫生出版社,2022.

[2]尤黎明,吴瑛.内科护理学[M].6版.北京:人民卫生出版社,2017.

第六章 重症护理学

知识拓展

案例 35　急性呼吸窘迫综合征合并重症肺炎的护理

一、病历资料

（一）一般资料

患者,男性,62 岁,汉族,退休人员。

（二）代主诉

咳嗽、咳痰、乏力 3 d,呛咳 12 h 余。

（三）现病史

患者 3 d 前受凉感冒后,出现咳嗽、咳痰、乏力,体温未监测,无恶心、呕吐等不适,自行口服"连花清瘟"治疗,自觉症状缓解差;12 h 余前于澡堂洗澡时,突发短暂性意识丧失数分钟,摔倒在浴池中溺水,3 h 前出现进行性呼吸困难、憋气,胸廓有紧束感。入院查体,T 38.5 ℃,P 107 次/min,R 32 次/min,BP 111/85 mmHg,SpO$_2$ 70%。以"急性呼吸窘迫综合征;重症肺炎"为诊断收入院。自发病以来,神志清,精神差,饮食差,睡眠不规律,小便失禁,大便未排,体重无明显变化。

（四）既往史

既往高血压病史 10 年余,规律口服药物治疗,血压控制稳定;无心脏疾病、糖尿病、脑血管疾病病史,无药物过敏史。

（五）个人史及家族史

吸烟史 30 年,平均 20 支/d,饮酒史 30 年,150～200 mL/d。适龄结婚,爱人体健,夫妻关系和睦。父母已故,死因不详;1 弟、1 妹、1 子,健康状况良好,无与患者类似疾病。

（六）辅助检查

1. 实验室检查　动脉血气结果示 pH 7.357,PaCO$_2$ 32.50 mmHg,PaO$_2$ 57.6 mmHg,SpO$_2$ 90.8%,标准碱剩余 –7.00 mmol/L,实际碱剩余 –6.00 mmol/L,实际碳酸氢根 21.50 mmol/L;C 反应蛋白 187.07 mg/L;降钙素原 31.21 ng/mL。

2. X 线胸片　两肺纹理增多、增粗,边缘模糊,沿肺纹理分布可见多发片状渗出影(图 6-1)。

3. 电子气管镜检查　气管、左右主支气管及所属支气管黏膜充血,管腔内可见少量陈旧性血性黏稠分泌物,清理后黏膜发红(图 6-2)。

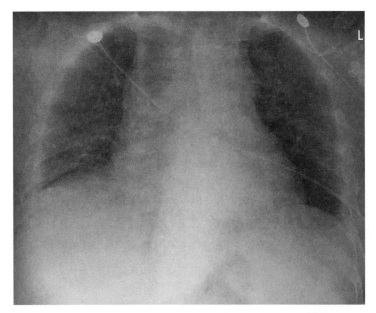

图 6-1   急性呼吸窘迫综合征合并重症肺炎患者 X 线胸片

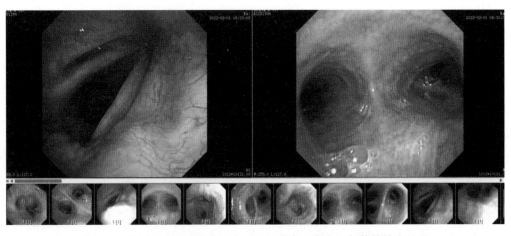

图 6-2   急性呼吸窘迫综合征合并重症肺炎患者电子气管镜检查结果

(七)诊疗过程

患者入院后完善相关检查,给予抗感染、化痰、平喘等药物及有创呼吸机辅助呼吸和俯卧位通气治疗。经积极治疗和护理,患者恢复良好,转至普通病房继续治疗。

二、护理经过

(一)护理评估

1.病史

(1)一般状况与目前病情   患者男性,62 岁,身高 178 cm,体重 83 kg,神志清,精神差,皮肤完整,经胃管鼻饲流食,睡眠不规律,小便失禁,大便未排。受凉感冒后,先出现咳嗽、咳痰、乏力,后突发短暂性意识丧失数分钟,摔倒溺水,出现进行性呼吸困难、发绀、氧饱和度低,给予有创呼吸机辅助呼吸。自理能力重度依赖,跌倒风险评估中度风险,压力性损伤风险中度风险,深静脉血栓中度风险。

（2）既往史 高血压病史 10 年余,规律口服药物治疗,血压控制稳定;高脂血症病史 10 年余,规律口服药物;无心脏疾病、糖尿病、脑血管疾病病史,无药物过敏史。

（3）生活史和家族史 吸烟史 30 年,平均 20 支/d,饮酒史 30 年,平均 150~200 mL/d;无手术史和外伤史;无家族史。

2. 身体状况

（1）一般状况 T 38.5 ℃,P 107 次/min,R 32 次/min,BP 111/85 mmHg,SpO_2 70%。

（2）心肺 双肺听诊呼吸音低,闻及散在湿啰音,呼吸运动正常,肋间隙正常,无胸膜摩擦感,无皮下捻发音。

3. 辅助检查 辅助检查无特殊变化。

4. 心理-社会状况 患者首次确诊,缺乏疾病相关知识,担心预后,存在焦虑、恐惧情绪。

思维引导

患者为 62 岁男性,体型偏胖,既往有吸烟、饮酒史,高血压病史,规律口服药物治疗,血压控制稳定。有上呼吸道感染史、溺水、误吸等急性呼吸窘迫综合征（ARDS）的诱发因素。患者有进行性呼吸困难,口唇、甲床发绀,呼吸频率快,胸廓紧束、憋气感,经氧疗不能改善,符合 ARDS 的临床表现,再结合辅助检查的阳性结果,C 反应蛋白、降钙素原升高,患者有明显的炎症表现。血气分析结果示患者存在低氧血症。患者既往无心血管病史,通过 X 线胸片及电子气管镜结果,了解到患者肺部改变是由于肺泡毛细血管膜损伤致通透性增高引起的肺间质和肺泡性水肿,患者痰液为非泡沫状稀血样痰,由此可鉴别患者为 ARDS。通过评估,可以判断患者目前存在的主要护理问题是清理呼吸道无效和气体交换受损,患者痰液引流不畅,呼吸窘迫,缺氧严重,易出现神经精神症状,若进一步加重,可导致心力衰竭或休克。通过与患者沟通,进一步评估患者心理状态,因患者是第一次确诊,目前缺乏疾病相关知识,担心疾病预后,导致患者焦虑、恐惧,应重点关注患者心理问题。护士应全面评估患者的病史、身体状况、辅助检查,重点了解并关注该患者阳性体征,如生命体征、动脉血气分析、C 反应蛋白、降钙素原、X 线胸片等。每次与患者接触都是评估的机会,护士应随时收集有关患者反应和病情变化的资料,以便对护理计划进行修改和补充。

（二）护理诊断/护理问题

1. 气体交换受损 与疾病所致肺换气功能障碍有关。

2. 清理呼吸道无效 与气道分泌物增多、咳痰无力有关。

3. 语言沟通障碍 与建立人工气道、极度衰弱有关。

4. 体温过高 与感染有关。

5. 焦虑/恐惧 与呼吸窘迫、疾病危重、担心治疗效果、缺乏疾病康复知识有关。

6. 生活自理能力缺陷 与长期卧床或气管插管有关。

7. 营养失调:低于机体需要量 与食欲减退、缺氧、消耗增加有关。

8. 有皮肤完整性受损的危险 与长期卧床、肥胖体质、俯卧位通气治疗有关。

9. 潜在并发症 误吸、呼吸机相关性肺炎、机械通气相关性肺损伤。

（三）护理目标

①患者能维持有效的呼吸,经皮血氧饱和度在 95% 以上。②患者呼吸道通畅,没有因痰液阻塞而发生窒息。③患者能理解和运用姿势性语言和表情性动作表达自己的意愿,进行有效沟通。

④患者体温恢复正常。⑤患者焦虑减轻或消失,表现为合作、平静。⑥患者能适应自理能力降低的状态,住院期间生活需要得到满足。⑦患者营养状况得到改善,能保证机体能量供应。⑧患者易受压部位未发生压力性损伤。⑨患者未发生误吸、呼吸机相关性肺炎、机械通气相关性肺损伤。

(四)护理措施

1.气体交换受损

(1)病情观察 ①呼吸状况,观察患者呼吸频率、节律和深度,气道压力,呼出潮气量,监测血氧饱和度以了解机械通气效果;②缺氧及 CO_2 潴留情况,观察有无发绀、球结膜水肿、肺部有无异常呼吸音及啰音;③实验室检查结果,监测动脉血气分析和生化检查结果,了解电解质和酸碱平衡情况。

(2)有效机械通气期间护理 ①患者经口气管插管处接呼吸机辅助通气,绝对卧床,将患者头胸部抬高 30°～45°,取半坐卧位,有助于通气,缓解呼吸困难症状。②根据动脉血气分析监测结果,遵医嘱调节呼吸机模式及参数。③定时检查呼吸机参数、报警参数设置是否合理。仪器报警时,及时分析报警原因并进行处理。气道压升高常见于咳嗽,痰液过多、黏稠阻塞气道,管道扭曲、受压等;过低常见于管道连接松动或脱开、气囊漏气等。④保持呼吸道温湿度,加温加湿装置加入无菌蒸馏水,避免湿化罐缺水,防止痰液黏稠引起气道堵塞。患者病情稳定后,给予拔除气管插管,经鼻高流量吸氧,据患者动脉血气分析结果调节参数。

(3)俯卧位通气治疗期间护理 ①防止导管滑脱,翻转前确认方向,根据方向将所有管路或导管预留足够长度,妥善固定、放置。夹闭非紧急管路。如出现非计划拔管,立即评估患者情况并进行处理。②垫起患者肩部、髋部,可使胸廓和腹部的运动改善,改善功能残气量;支撑垫放置不当可致腹内压增加,下腔静脉受压而引起低血压,定期检查患者腹部是否触及床褥、床垫,以确保腹部上下移动,达到最佳通气效果。③给予镇静,减少耗氧量,防止患者因紧张、恐惧、挣扎导致受伤或导管滑脱,转换体位后给予纯氧 2～5 min。④目前俯卧位通气持续时间尚有争议,建议不小于 12 h,但当出现明显并发症时(如恶性心律失常或严重血流动力学不稳定时)需考虑终止俯卧位通气。

(4)用药护理 感染是导致 ARDS 的常见原因,按医嘱给予抗感染治疗,及时准确给药,密切观察药物疗效与不良反应。遵医嘱在规定时间内输入,使用过程中注意药物不良反应;使用甲泼尼龙琥珀酸钠针时,定期检查口腔等部位有无真菌感染,并做相应处理。

2.清理呼吸道无效

(1)病房环境 有效控制和稳定病房环境,减少细菌污染,保持病房环境安静、安全、整洁、舒适,温度保持在 22.5～23.5 ℃,湿度 50%～60%。每天给予 2 次床单元及床旁设备清洁消毒,防止交叉感染。

(2)痰液引流 ①患者经口气管插管,咳嗽能力差,分泌物黏稠不易咳出,给予患者气管内吸痰,经口或经鼻机械吸引,清除口咽部分泌物。吸痰时注意无菌操作。②严重 ARDS 患者使用呼气未正压通气(positive and expiratory pressure,PEEP)后常会出现"PEEP 依赖",如中断 PEEP,即使吸痰时的短时间中断也会出现严重的低氧血症和肺泡内重新充满液体,此时常需要更大的 PEEP 和较长时间才能恢复血氧水平。因此,给予患者密闭式吸痰管,保持呼吸机管道连接状态,避免中断PEEP。③患者清醒,指导并协助患者有效咳嗽、咳痰。每 2 h 翻身拍背,机械排痰 3 次/d,促进痰液引流,及时吸痰。

(3)用药护理 遵医嘱给予丙酸倍氯米松+左沙丁胺醇+氨溴索溶液雾化吸入,雾化过程中,观察患者呼吸状况,有无口咽部念珠菌感染或呼吸道不适,及时进行口腔护理。患者拔管后,指导患者吸入药物后用清水充分漱口,进行面部清洁,避免药物残留,以减轻局部反应和胃肠吸收。

(4)病情观察 观察两侧呼吸运动的对称性、肺部叩诊,听诊肺部呼吸音及啰音,了解痰液的色、质、量、味。

3.语言沟通障碍

（1）语言交流方式　采用通俗易懂的语言向患者介绍病房环境及设置，帮助患者了解身边监护、仪器的作用和目的，告知患者有创通气时无法说话，嘱咐患者各种管道的重要性并告知不能自行拔除。让患者了解各项护理操作的作用，使患者主动配合。

（2）非语言交流方式　通过眼神、表情、动作等信息传递，判断患者表达意图，反复教会患者使用各种手势。患者虚弱无法表达需求，采取询问的方式，通过患者点头、摇头、眨眼等动作，了解患者要求并给予满足。也可将患者要求和感受采用文字/图片制成卡片，如大便、小便、吸痰、喝水、吃饭等，如有需求，出示卡片。

4.体温过高

（1）物理降温　采用冰袋、冰毯等物理降温措施，以逐渐降温为宜，防止虚脱。使用冰块物理降温时，定时观察患者皮肤，防止冻伤。患者大汗时，及时擦拭和更换衣物，避免着凉。

（2）药物降温　患者高热至38.5 ℃时，使用布洛芬注射液药物降温，必要时静脉补液，补充因发热而丢失较多的水分和电解质，加快毒素的排泄和热量的散发。

5.焦虑/恐惧

（1）减少不良刺激　为患者创造安静的休息环境，做治疗或护理时，动作轻柔，尽量减少不良环境刺激。

（2）安抚和疏导　进行健康教育，为患者提供疾病相关知识，及时解答患者疑惑。特别是患者建立人工气道，无法语言沟通，经常巡视，耐心解释病情和治疗措施，指导患者表达或写出焦虑因素，给予心理疏导和安慰，消除过度紧张情绪。

（3）指导患者运用放松技巧　如通过听音乐、为患者播放家人鼓励的录音，渐进性放松，给予患者松弛疗法、按摩等。

6.生活自理能力缺陷

（1）健康教育　告知患者疾病预后相关知识，鼓励患者增强信心。

（2）锻炼　患者危重期严格卧床休息，给予被动肢体锻炼，防止废用征的发生。生命体征稳定、感染好转后，评估患者活动受限程度，根据患者活动能力制订合理的活动计划，喘息、胸闷、呼吸困难时应立即停止活动。

（3）有效咳嗽咳痰　教会患者有效咳嗽、咳痰技术，如缩唇呼吸、腹式呼吸等方法，提高患者自我护理能力，加速康复，延缓肺功能恶化。

（4）观察与处理活动中不良反应　监测患者活动过程中有无胸闷、呼吸困难、脉搏增快等反应，出现异常情况应立即停止活动，并进行处理。

7.营养失调：低于机体需要量　①给予患者胃肠内营养和静脉营养。进行肠内营养时注意观察患者大便的性状，有无腹胀、腹泻等。请营养科会诊给予合理营养治疗方案。②俯卧位通气前30 min暂停肠内营养的供给，操作前回抽胃内容物，避免过多胃残余量致反流引起误吸。

8.有皮肤完整性受损的危险

（1）预防压力性损伤　①使用气垫床，每2 h定时协助患者翻身拍背、按摩骨隆突处，预防压力性损伤；保持皮肤、床单位清洁干燥。②俯卧位时，在患者面部颧骨处、双肩部、胸前区、髂骨、膝部、小腿部及其他骨隆突处、俯卧位易受压处垫上泡沫型减压敷料或硅胶软枕。患者面部、眼部、胸部、髋部及会阴部等部位受压易发生压力性损伤。定期更换头部、肢体位置。保持肩关节功能位，防止臂丛神经损伤。可将头部垫高20°~30°，以减轻颜面部水肿。

（2）眼部护理　遵医嘱给予患者俯卧位12 h，俯卧位时间超过4 h容易出现眼部并发症。眼压、眼轴长度、角膜厚度会随时间增加，影响患者眼睛几何特征和生理指标。可能由于眼部受压，视神经纤维的部分牵拉或眼部突出，眼睑闭合不全而使静脉充血，导致眼睛受伤。为预防眼、鼻部受压,适当更换头部位置,防止角膜干燥和擦伤,护士为患者遮盖眼睛并按要求涂抹润滑剂,进行常规眼部护理,降低眼科感染的风险(研究表明,聚乙稀薄膜眼罩可能比滴注或软膏更有效)。

9.潜在并发症　误吸、呼吸机相关性肺炎、机械通气相关性肺损伤。

(1)与器械相关的预防措施　对呼吸机整个气路系统及机器表面严格消毒。每周更换呼吸机管路,当管路污染或破损时随时更换。

(2)与操作相关的预防措施　一次性吸痰管一用一废弃,密闭式吸痰管应用72 h。定时进行声门下分泌物吸引。监测胃内残留,避免胃胀气,减少误吸。每4 h监测气管插管气囊压力,将压力控制在25~30 cmH$_2$O。

(3)集束化措施　严格手卫生,加强环境卫生与保护性隔离。预防应激性溃疡。口腔护理3次/d。定时清除呼吸机管路冷凝水,集水杯放置最低处。有发生高风险深静脉血栓的患者,采取适当预防DVT的方法。

思维引导

患者在行机械通气和俯卧位通气治疗期间,应重点观察患者生命体征、动脉血气分析、C反应蛋白、降钙素原、X线胸片等结果,以评价通气效果、痰液清除效果及炎症改善情况,重点做好机械通气的护理,定时检查呼吸机模式及参数,保持气管导管通畅。促进痰液引流,及时清理呼吸道。俯卧位期间,防止导管滑脱,观察易受压部位皮肤情况,避免发生压力性损伤及眼部损伤。因患者既往未出现过呼吸困难、胸闷气喘等症状,患者易出现紧张、焦虑,知识缺乏,为患者宣教疾病相关保健知识,积极进行呼吸功能锻炼,缩短住院时间。

(五)护理评价

入院后第7天拔除经口气管插管,更换为经鼻高流量吸氧,氧浓度50%,感染明显改善,呼吸功能明显改善。患者皮肤未出现压力性损伤,未出现呼吸机相关性肺炎。水、电解质均处于正常范围。营养状态较前好转,可自行饮食,大小便可控制,自行翻身活动,活动耐力增加,焦虑明显改善,转至普通病房继续治疗。

(六)健康教育

1.饮食指导　合理膳食,宜进食高蛋白、高脂肪、低碳水化合物的食物。

2.生活方式　①告知患者避免上呼吸道感染、淋雨受寒、过度疲劳、酗酒等诱因。②鼓励患者进行耐寒训练,如用冷水洗脸等,以提高呼吸道抗感染能力。

3.呼吸功能锻炼　教会患者深呼吸、有效呼吸和咳嗽、咳痰技术,如缩唇呼吸、腹式呼吸、体位引流、叩背等方法。

4.休息与活动　①病情好转后,指导患者适当活动,制订合理活动计划,如床上手足运动—坐—站—呼吸—体操—步行。②保证休息,避免疲劳过度,加强体育锻炼。

5.疾病知识指导　对患者及家属进行有关重症肺炎、ARDS知识的教育,了解疾病诱因,指导患者遵医嘱、按疗程用药,出院后定期随访。出现高热、心率增快、咳嗽、咳痰、胸痛症状及时就医。

三、思考与讨论

患者以"咳嗽、咳痰、乏力3 d,呛咳12 h余"为代主诉,以"急性呼吸窘迫综合征;重症肺炎"为诊断入院。入院后对患者进行全面评估,详细了解患者一般情况、病情、辅助检查及病情观察要点等,有针对性制订护理计划和护理措施。住院期间观察呼吸频率、节律、形态、深度,使用呼吸机辅助呼吸的情况,必要时进行血流动力学监测,重点关注患者肺部情况,给予患者有创机械通气及俯卧位通气治疗,监测患者动脉血气分析,根据结果调节呼吸机模式及参数。根据患者病情及治疗措施变化,随时做好护理评估,调整护理计划和措施,实施个体化优质护理。患者及家属知识缺乏,做好患者疾病相关知识宣教。

四、练习题

1. 急性呼吸窘迫综合征的临床表现有哪些?
2. 俯卧位通气治疗的皮肤护理需要注意什么?
3. 使用呼吸机的患者,如何有效预防呼吸机相关性肺炎的发生?
4. 俯卧位通气治疗如何减少眼部并发症?

五、推荐阅读

[1]尤黎明,吴瑛. 内科护理学[M]. 6 版. 北京:人民卫生出版社,2017.

[2]李庆印,陈永强. 重症专科护理[M]. 北京:人民卫生出版社,2018.

[3]岳伟岗,张莹,张志刚. 俯卧位通气对急性呼吸窘迫综合征患者的影响[J]. 中国呼吸与危重监护杂志,2019,18(6):532-536.

[4]中华医学会重症医学分会重症呼吸学组. 急性呼吸窘迫综合征患者俯卧位通气治疗规范化流程[J]. 中华内科杂志,2020,59(10):781-787.

[5]CLAUDE GUERIN,RICHARD K ALBERT,JEREMY BEITLER. Prone position in ARDS patients:why,when,how and for whom[J]. Intensive Care Med,2020,46(12):2385-2396.

案例 36　主动脉夹层的护理

一、病历资料

(一)一般资料

患者,男性,45 岁,汉族,农民。

(二)主诉

突发胸痛 3 h。

(三)现病史

患者及家属诉 3 h 前无明显诱因突发剧烈胸背部疼痛,无咳嗽、咳痰,无头晕、头痛,无腹痛、腹胀、腹泻、黑便,无四肢疼痛麻木、活动障碍。自行来我院就诊,于急诊查超声心动图及主动脉 CTA 提示主动脉夹层。为进一步治疗来我院,入院查体,T 36.5 ℃,P 85 次/min,R 18 次/min,BP 160/100 mmHg,急诊以"主动脉夹层 B 型;高血压 3 级(极高危)"为诊断收入院。患者自发病以来神志清,精神差,睡眠差,禁食水,大便未排,小便无明显异常,体力、体重无明显改变。

(四)既往史

既往患高血压半年,不规律服用降压药,血压控制差。5 年前因"肾结石"行"体外冲击波碎石"。无糖尿病、脑梗死、脑出血、房颤、先天性心脏病病史。既往未行颈动脉等外周血管相关检查。无外伤、输血史,无食物、药物过敏史。

（五）个人史及家族史

吸烟25年,20支/d,未戒断,无嗜酒史;已婚育,夫妻关系和睦,爱人体健。父母、兄弟、姐妹、子女健康状况良好,无与患者类似疾病,无家族性遗传病史。

（六）辅助检查

1. 实验室检查　白细胞计数$16.03×10^9$/L,C反应蛋白181.24 mg/L,红细胞沉降率52 mm/h,脑利尿钠肽前体1 728.73 pg/mL,D-二聚体5.23 mg/L。

2. 其他检查

（1）心脏彩超　二尖瓣少量反流,左室舒张功能下降。

（2）主动脉CTA　主动脉夹层。

（3）胸部CT　双肺炎症,冠状动脉少许钙斑(图6-3)。

（七）诊疗过程

患者入院后完善相关检查,给予镇静镇痛、改善循环、严格控制血压和心率、抗血小板聚集等药物治疗,积极行各项术前准备,择期行"主动脉造影+胸主动脉覆膜支架腔内隔绝术",术后转入ICU。经积极治疗和护理,患者病情稳定,转至普通病区进一步治疗。

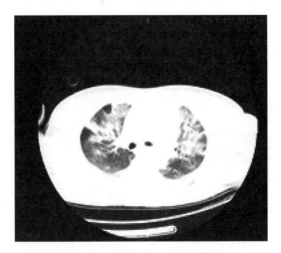

图6-3　主动脉夹层患者胸部CT

二、护理经过

（一）术前护理

1. 护理评估

（1）病史

1）一般情况与目前病情:患者男性,45岁,身高170 cm,体重75 kg;患者自发病以来神志清,精神差,睡眠差,禁食水,大便未排,小便无明显异常,体力、体重无明显改变;皮肤完整;间断胸背部疼痛,疼痛评分为中度疼痛;自理能力中度依赖;跌倒风险评估为中度,压力性损伤无风险,静脉血栓栓塞症中度风险。

2）既往史:既往有6个月高血压病史,未规律服药治疗,血压控制差;无糖尿病、脑血管意外等基础疾病;近期无呼吸道感染、心律失常、过度劳累等诱发因素;无过敏史。

3）生活史与家族史:无嗜酒史,吸烟25年,20支/d,未戒断;无高血压家族史。

（2）身体状况

1）一般状态：T 36.6 ℃，P 85 次/min，R 18 次/min，BP 140/75 mmHg。

2）心肺：双肺听诊正常，无湿啰音或哮鸣音，心前区无异常隆起，心尖搏动于左侧第 5 肋间锁骨中线内 1.0 cm，搏动范围直径约 1.5 cm，无震颤及心包摩擦感，心尖搏动不可明视，心浊音界正常，心音有力，各瓣膜区未闻及杂音。

（3）辅助检查　辅助检查无特殊变化。

（4）心理-社会状况　患者和家属对疾病、治疗方案、手术风险、术前配合、术后康复和预后知识不了解；因突然发病、病情凶险、预后不良、经济困难等因素，患者存在恐惧、焦虑、抑郁等心理；患者家庭关系和睦，家属的经济收入稳定。

思维引导

患者为中年男性，体型偏胖，既往有高血压病史，血压控制不佳，有吸烟史，具有主动脉夹层发病的危险因素。患者无明显诱因突发剧烈胸背部疼痛，呈撕裂样或刀割样刺痛，难以忍受，呈持续性，并沿动脉走行，向胸、后背放射性传导，符合主动脉夹层的临床表现，再结合 CTA 提示主动脉夹层以及辅助检查结果，综合判断患者为主动脉夹层。通过评估，可以判断患者目前存在的主要护理问题是急性疼痛，患者疼痛时可出现烦躁不安、大汗淋漓、有濒死感、心动过速、尿量减少，若血压升高，可诱发动脉瘤破裂，引起失血性休克、昏迷、心脏压塞等症状。通过与患者交谈，进一步评估患者心理状态，因患者是第一次确诊，突然发病，目前比较缺乏疾病相关知识，担心疾病预后，导致患者焦虑与恐惧，也应重点关注患者心理问题。护士应全面评估患者的病史、身体状况、辅助检查，重点了解并关注该患者阳性体征，如胸痛、血压、心脏彩超等。每次与患者接触都是评估的机会，护士应随时收集有关患者反应和病情变化的资料，以便对护理计划进行修改和补充。

2. 护理诊断/护理问题

（1）疼痛：胸痛　与血管撕裂或动脉缺血有关。

（2）焦虑/恐惧　与病情凶险及对疾病预后的不确定性有关。

（3）潜在并发症　感染、休克、动脉瘤破裂、急性心脏压塞等。

3. 护理目标　①患者疼痛减轻或消失。②患者恐惧和焦虑心理减轻。③患者住院期间未发生相关并发症，或并发症得到及时发现和处理。

4. 护理措施

（1）疼痛：胸痛

1）休息与活动：绝对卧床休息，限制剧烈咳嗽，安慰患者，稳定患者情绪。保持病房环境清洁、安静、舒适，减少刺激。

2）给氧：鼻导管持续氧气吸入，氧流量 3 L/min，保证患者血氧饱和度在95%以上。

3）疼痛的观察与管理：评估患者疼痛的部位、性质、持续时间、诱因、有无向后背部放射，观察患者有无面色苍白、大汗淋漓、呼吸困难等伴随症状。给予患者对症治疗，镇静止痛，并观察用药后的效果，严格执行 VAS 疼痛评分，尽量将患者的疼痛评分有效控制在 3 分以内，使患者处于安静状态。

4）心理护理：向患者及家属介绍疾病和手术相关知识及术后注意事项；理解患者的异常心理反应并耐心解答患者及家属的问题，以缓解他们对手术的恐惧和焦虑。

（2）焦虑/恐惧

1）减少不良刺激：为患者创造安静的休息环境，做治疗或护理时，动作轻柔，尽量减少不良环境刺激，告诉患者 ICU 内有经验丰富、责任心强的医护人员和先进的救治方法，帮助患者树立战胜疾病的信心。

2）健康教育：进行健康教育，为患者提供疾病和手术相关知识，及时解答患者疑惑。

3）指导患者运用放松技巧：如静坐、听音乐、渐进性放松等。

4）向患者解释不良情绪会增加机体耗氧量，不利于疾病康复。

（3）潜在并发症   感染、休克、动脉瘤破裂、急性心脏压塞等。

1）病情观察：监测心率、血压等生命体征变化，严格控制血压，预防夹层继续剥离和动脉瘤破裂。严密观察病情变化，评估重要脏器是否由于夹层累及而导致供血障碍，监测肝功能、肾功能、尿量，观察四肢动脉搏动和四肢运动情况，有无腹痛、腹胀等。观察患者有无面色苍白、大汗淋漓、四肢湿冷、脉搏细速、呼吸急促、躁动不安等休克代偿期临床表现，如有主动脉破裂的先兆，立即通知医师，并做好抢救准备。

2）用药护理：遵医嘱给予降压药物，同时配合应用 β 受体阻滞药或钙离子通道阻滞剂，使心率维持在 60~70 次/min，血压维持在收缩压 100~120 mmHg、平均动脉压 60~70 mmHg 为宜，可有效地稳定或终止主动脉夹层的继续分离。

3）健康教育：告知患者不能用力排便，防止胸腔或腹腔压力过大造成瘤体破裂。

5. 护理评价   入院第 1 天，患者胸痛症状明显改善，疼痛评分为 2 分；能叙述手术前后的配合要点，焦虑与恐惧明显改善；未发生血管破裂出血及休克等相关并发症。

思维引导

患者经过应用镇痛镇静、降血压、改善循环等药物，胸痛症状得到明显改善。指导患者绝对卧床休息，一般采取平卧位，翻身动作轻柔，所有活动由护士协助完成，床上大小便，避免用力排便等一切增加心脏负担的动作。因该患者是首次突发主动脉夹层，疾病相关知识较缺乏，对疾病的治疗及预后均显示一定程度的焦虑和恐惧，较多地询问医务人员关于疾病和手术的情况，护士需要理解并安抚患者的情绪，耐心做好解释和围手术期的健康教育。此外，为患者制订和实施护理措施前，需要提前和患者及家属沟通好，取得他们的理解和配合，才能让患者及家属更多参与到疾病护理中。

（二）术后护理

1. 护理评估

（1）术中情况   患者在全麻下行"主动脉造影+胸主动脉覆膜支架腔内隔绝术"。术中给予补液，未输血，无意外及特殊处理等情况。

（2）身体状况   术后生命体征平稳，意识清醒，循环和呼吸功能稳定；切口敷料干燥，无渗血和渗液；加压绷带包扎松紧度适宜，制动肢体血运良好；无胸痛、胸闷等症状。术后第 3 天，最高体温 38.6 ℃。

（3）心理-社会状况   患者术后对疾病预后有些担忧，给患者解释疾病预后及配合注意事项，安抚患者因手术产生的紧张、焦虑等心理。

2. 护理诊断/护理问题

（1）意识障碍   与手术、麻醉和特殊用药有关。

（2）体温过高   与手术和肺部感染有关。

（3）清理呼吸道无效　与肺部感染、气管分泌物增多有关。

（4）潜在并发症　出血、呼吸机相关性肺炎、血栓形成与栓塞、压力性损伤等。

思维引导

患者从手术室返回 ICU 病房，从与手术室人员交接开始，对患者进行全身评估。结合术前评估结果，了解手术中情况，有侧重点地评估患者生命体征、身体状况及心理，术后需要多参数生理监测及血流动力学监测，测量生命体征时重点关注心率、血氧饱和度及心电监护波形；患者既往有高血压病史，血压控制不佳，还需重点关注患者四肢血压情况，若与患者之前血压差距很大，立即通知医生。密切监测患者呼吸频率、节律、幅度和双肺呼吸音。身体状况则需重点评估患者穿刺部位加压绷带情况，有无渗血、松弛、移位，观察穿刺肢体末梢循环情况等，术后穿刺处可能有出血和肢体远端血供不足的风险。

3.护理目标　①患者意识障碍减轻或消失。②患者体温下降或恢复正常。③患者肺部感染得到有效控制，呼吸道通畅。④患者未发生相关并发症，或并发症得到及时发现和处理。

4.护理措施

（1）意识障碍

1）神志的观察：在患者清醒过程中注意观察患者神志、瞳孔情况，麻醉清醒后观察患者是否可以做指令性动作和自主活动情况。

2）用药护理：因麻醉、手术等因素可造成患者烦躁、谵妄，应立即停用引起精神障碍的药物，并早期应用镇静药物治疗，使症状得到控制。在镇静止痛和控制血压、心率的同时，应采取综合措施积极预防患者急性精神症状的发生，如给患者提供疾病治疗及护理信息和情感支持，淡化患者对预后的忧虑，消除其恐惧心理。

3）环境管理：改善 ICU 环境，控制噪声，减少光线不良环境刺激，适当使用床边隔帘，减少邻床患者治疗或抢救对患者的影响。

（2）体温过高

1）病情观察：严密监测患者体温变化，体温≤38.5 ℃，一般不需特殊处理，用温水擦浴、冰袋、冰毯等物理降温措施；若体温>38.5 ℃，遵医嘱给予退烧药物应用。

2）加强口腔护理：患者发热时口腔黏膜干燥，有利于病原体生长、繁殖，易出现口腔感染，应加强口腔护理。

3）及时用药：遵医嘱使用抗生素，并观察用药效果。

4）补充营养：补充营养和水分，给予高蛋白、高热量、高维生素、易消化的流质或半流质食物，嘱患者多饮水。

（3）清理呼吸道无效　①密切观察患者有无发绀、鼻翼扇动、点头或张口呼吸；呼吸频率、节律、幅度和双肺呼吸音是否对称；呼吸机是否与患者呼吸同步；监测动脉血气分析，根据结果及时调整呼吸机参数。②带管期间按需吸痰，遵医嘱给予机械排痰；拔除气管插管后，向患者说明有效咳嗽的必要性，指导患者进行有效咳嗽排痰。必要时行体位引流及超声雾化吸入，以提高排痰效果。③保持室内空气流通和温度适宜，注意防寒保暖。④遵医嘱使用抗生素，尽可能将痰量控制在 50 mL/d 以下。

（4）潜在并发症　出血、呼吸机相关肺炎、血栓形成与栓塞、压力性损伤等。

1）病情观察：观察患者生命体征；监测有创动脉压，及时了解血压变化；密切观察穿刺部位有无渗血、出血及皮下血肿，如有渗出及时更换敷料，保持清洁干燥；观察患肢远端的皮肤温度、色泽、感觉和动脉搏动。

2）用药护理：遵医嘱合理使用利尿药和血管扩张剂等降压药,严格控制输液速度和量;适量应用镇静、镇痛药物,防止因紧张、疼痛引起高血压。

3）健康教育：嘱患者避免剧烈咳嗽、打喷嚏和用力排便,以免腹压骤增而导致穿刺点出血;肢体解除压迫后,早期进行床上主动及被动活动,预防双下肢血栓形成;清淡易消化饮食,避免进食辛辣、油炸等刺激性食物。

5.护理评价　术后患者应用药物控制血压效果欠佳,收缩压高达 178 mmHg,加大降压药物剂量及口服用药后,患者血压恢复正常。但由于血压过高,患者的左股动脉穿刺渗血量达 25 mL,立即通知医生,评估患者的切口后,清理血液,重新加压包扎切口,延长沙袋加压至 12 h,弹力绷带 12 h 后撤除,此后患者未再发出血。术后患者左肘关节和右下肢穿刺处无渗血、血肿等并发症,末梢循环正常。术后第 6 天患者意识清醒,体温正常。术后第 7 天拔除经口气管插管,未发生出血、呼吸机相关肺炎、血栓形成与栓塞、压力性损伤等相关并发症。术后第 9 天转出 ICU。

思维引导

患者术后遵医嘱给予心电监护,结合术后评估,重点观察患者心率和血压的变化。因左肘关节和右下肢腹股沟处加压绷带包扎,患者术后返回病房后,为患者做好解释、安抚工作,及时巡视患者切口敷料、末梢循环等情况。另外,注意观察有无因肾动脉缺血导致的血尿、无尿、便血。观察有无冠脉缺血引起急性心肌梗死、脑缺血引起晕厥,或者出现肢体活动障碍等。严密观察患者神志及病情变化,持续心电监护,观察有无心律失常,准备好抢救设备,如除颤仪、起搏器和急救药品,随时准备抢救,并做好护理记录。患者意识障碍较前减轻,镇静药物逐渐减量,继续监测患者意识及瞳孔变化;继续给予舒普深抗感染,抗炎、止咳、雾化、化痰等药物应用,监测氧合、炎症指标,加强翻身、拍背、咳嗽;患者双下肢血栓发生风险大,给予依诺肝素应用;给予肠内营养应用,保证患者营养供给;应用首荟通便胶囊,保持大便通畅;纠正电解质紊乱,维持内环境稳定。

（三）健康教育

1.疾病知识指导

（1）适量运动　指导患者出院后以休息为主,活动量要循序渐进,注意劳逸结合。

（2）合理膳食　嘱患者低盐低脂饮食,并戒烟戒酒,多食新鲜水果、蔬菜及富含粗纤维的食物,以保持大便通畅。

（3）测生命体征　教会患者自测心率、脉搏、血压,定时测量。

（4）保持心情舒畅　指导患者学会自我调整心理状态,调控不良情绪,保持心情舒畅,避免情绪激动。患者病后生活方式的改变需要家人的积极配合和支持,指导患者家属给患者创造一个良好的身心休养环境。

2.避免诱发因素　保证休息,避免劳累;术后心功能 Ⅰ～Ⅱ级的患者可恢复适当的学习、工作;坚持康复锻炼,但应避免重体力劳动和剧烈运动。

3.用药指导　了解用药目的,遵医嘱按时规律服药,不随意更改剂量。服用降压药时,应注意监测血压水平,根据血压遵医嘱调整药物剂量和种类。定期复诊,若患者出现心悸,胸痛、腹痛、腰痛症状及时就诊。

三、思考与讨论

患者以"突发胸痛 3 h"为主诉,以"主动脉夹层 B 型;高血压 3 级（极高危）"为诊断入院。入院后对患者进行全面评估,详细了解患者一般情况、病情、辅助检查及病情观察要点等,有针对性制订护理计划和护理措施。住院期间给予患者镇痛镇静、控制血压和心率、抗炎抗凝、改善循环、维持水及电解质平衡、保护脏器等治疗,根据患者病情及治疗措施变化,随时做好护理评估,调整护理计划和措施,实施个体化优质护理。因患者缺乏疾病相关知识,术前曾出现一过性心率加快,医护人员应对该患者及家属做好健康教育,使他们掌握疾病护理相关知识,及时观察病情,如神志、心率、血压等,避免类似情况发生。

四、练习题

1. 主动脉夹层的分类?
2. 主动脉夹层的典型临床表现有哪些?
3. 主动脉夹层介入术后的健康教育有哪些?

五、推荐阅读

[1]李乐之,路潜.外科护理学[M].5版.北京:人民卫生出版社,2012.
[2]李庆印,陈永强.重症专科护理[M].北京:人民卫生出版社,2021.
[3]陈孝平,汪建平.外科学[M].8版.北京:人民卫生出版社,2015.
[4]中华医学会外科学分会血管外科学组.Stanford B型主动脉夹层诊断和治疗中国专家共识(2022版)[J].中国血管外科杂志(电子版),2022,14(2):119-130.
[5]中国医师协会心血管外科分会大血管外科专业委员会.主动脉夹层诊断与治疗规范中国专家共识[J].中华胸心血管外科杂志,2017,33(11):641-654.
[6]中华医学会外科学分会血管外科学组.主动脉夹层腔内治疗指南[J].中国实用外科杂志,2008,28(11):909-912.

案例 37　失血性休克的护理

一、病历资料

(一)一般资料

患者,女性,汉族,51岁,农民。

(二)主诉

黑便9 d,呕血5 h。

(三)现病史

患者9 d前无明显诱因出现黑便,呈暗红色,伴有贫血貌、皮肤巩膜黄染,腹部膨隆,无恶心、呕吐、头痛、头晕、畏寒、高热等。当地医院给予止血、抗感染等对症治疗,效果不佳。5 h前油腻饮食后出现呕血,量约100 mL,伴头晕、下肢无力、胸闷、心悸、腹痛,拨打"120"后由救护车送至医院就诊,于急诊抢救室呕血500~1 000 mL,血压下降,急诊以"失血性休克;消化道出血"为诊断收入院。T 36.0 ℃,P 101次/min,R 19次/min,BP 64/44 mmHg,身高165 cm,体重60.0 kg。自发病以来,患者食欲缺乏,睡眠差,大便呈黑色柏油样便,小便正常,精神差,体重无减轻。

(四)既往史

有高血压史,最高血压220/130 mmHg,服用复方利血平氨苯蝶啶片治疗,血压控制尚可;有糖尿病史,最高血糖29 mmol/L,服用二甲双胍片治疗,血糖控制欠佳;3年肝硬化病史,规律口服呋塞米片、螺内酯片;发现丙型肝炎1周;无脑血管疾病史,无结核、疟疾传染病史,预防接种史随社会计划免疫接种,无手术、外伤史;对庆大霉素过敏,表现为全身颤抖。

(五)个人史及家族史

无吸烟、嗜酒史;已婚育,夫妻关系和睦,爱人体健。父母、兄弟、姐妹、子女健康状况良好,无与患者类似疾病,无家族性遗传病史。

(六)辅助检查

1. 实验室检查

(1)血常规　白细胞计数15.27×10^9/L,红细胞计数2.59×10^{12}/L,血红蛋白80.0 g/L,血小板计数149×10^9/L,中性粒细胞百分数82.7%。

(2)生化检查　葡萄糖13.07 mmol/L,钾4.93 mmol/L,钙1.95 mmol/L,肌酸激酶同工酶51.7 U/L,超敏肌钙蛋白T 0.026 ng/mL,尿素7.88 mmol/L,肌酐108 μmol/L,丙氨酸转氨酶64 U/L,天冬氨酸转氨酶123 U/L,总蛋白44.4 g/L,白蛋白22.4 g/L,球蛋白22 g/L,总胆红素195.50 μmol/L,直接胆红素153 μmol/L,间接胆红素42.5 μmol/L,总胆固醇1.73 mmol/L,甘油三酯1.13 mmol/L,高密度脂蛋白0.35 mmol/L。

(3)尿常规　尿胆原(+++)、尿胆红素(+++)、红细胞103/μL、白细胞873/μL、尿比重1.020。

(4)纤维蛋白原测定　0.77 g/L。

(5)血氨　394.10 μmol/L。

(6)凝血酶原时间　34.4 s。

(7)D-二聚体　0.85 mg/L。

(8)大便隐血试验　大便隐血试验(+)。

2. 腹部超声　肝硬化、脾大、腹水(图6-4)。

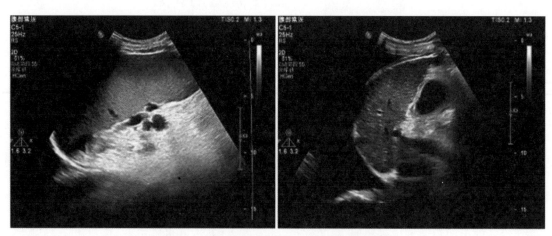

图6-4　失血性休克、消化道出血患者腹部超声

3. CTA　肝硬化、脾大、门静脉高压,食管胃底、脾门静脉曲张(图6-5)。

4. 心电图　窦性心动过速,ST段下壁导联压低(图6-6)。

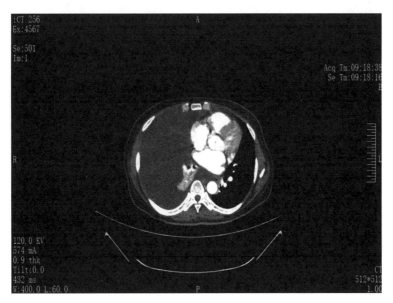

图 6-5　失血性休克、消化道出血患者 CTA 结果

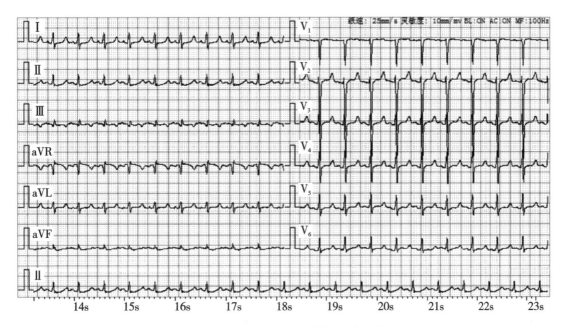

图 6-6　失血性休克、消化道出血患者心电图

（七）诊疗过程

患者入院后完善相关检查,给予止血、升压药物应用,补液、输注凝血因子、降血氨、改善肝功能等对症治疗。经积极治疗和护理,患者生命体征平稳,经消化内科会诊,拟转至普通病区行介入手术治疗。

二、护理经过

(一)护理评估

1.病史

(1)一般状况与目前病情　患者女性,51岁,身高165 cm,体重60.0 kg,意识模糊,被动体位,贫血貌,全身皮肤巩膜黄染;食欲下降,睡眠差,排柏油样便,排尿正常;多次呕血,表情痛苦,急性面容。自理能力重度依赖;跌倒坠床风险评估为中度风险,压力性损伤风险评估为高度风险,静脉血栓栓塞症高度风险。

(2)既往史　有高血压病史,规律服用复方利血平氨苯蝶啶片,血压控制在正常水平;有糖尿病病史,规律口服二甲双胍片,餐后血糖波动在10 mmol/L左右;有肝硬化、丙型肝炎病史,规律口服呋塞米片、螺内酯片;对庆大霉素过敏。

(3)生活史与家族史　经常进食油腻饮食;无吸烟、饮酒史;无高血压、冠心病等家族遗传倾向。

2.身体状况

(1)一般状态　生命体征为T 36.0 ℃,P 101 次/min,R 19 次/min,BP 64/44 mmHg。

(2)腹水　腹部膨隆,无腹壁静脉曲张,无压痛、反跳痛;腹部移动性浊音阳性。

3.辅助检查　动脉血气分析,pH值7.42,$PaCO_2$ 38 mmHg,PaO_2 56.0 mmHg,SpO_2 88%。其余辅助检查无特殊变化。

4.心理-社会状况　患者入科时意识模糊,清醒后评估患者存在紧张、焦虑情绪;因反复住院给家庭带来经济负担而消极悲观;家属对消化道出血的治疗及预防知识缺乏;患者家庭关系良好,经济收入稳定。

思维引导

患者既往有高血压、肝硬化病史,又进食油腻食物,具有消化道出血的危险因素。患者排柏油样便,多次呕血,贫血貌,血压64/44 mmHg,脉搏131 次/min,血红蛋白80.0 g/L,符合失血性休克的临床表现,再结合辅助检查的阳性结果,肝功能受损,白蛋白降低,了解患者食欲下降,可能会导致营养失调,且超声结果显示,患者存在腹水。通过评估,可以判断患者目前存在的主要护理问题是体液不足。呕血时,呕吐物可能会阻塞呼吸道,有窒息的风险。护士应全面评估患者的病史、身体状况、辅助检查,重点关注患者的阳性体征和实验室检查结果,在护理过程中随时观察患者病情变化,对护理计划进行修改和补充。

(二)护理诊断/护理问题

1.体液不足　与食管-胃底曲张静脉破裂出血有关。

2.体液过多　与肝功能减退、门静脉高压引起水钠潴留有关。

3.营养失调:低于机体需要量　与肝功能损害、营养素摄入不足和吸收障碍等有关。

4.有窒息的危险　与呕吐物误吸入气道有关。

5.潜在并发症　肝性脑病、感染等。

(三)护理目标

①生命体征稳定在正常范围,无水、电解质和酸碱平衡紊乱。②能够摄入足够热量、水分、电解质和各种营养物质。③患者呼吸道保持通畅。④住院期间未出现并发症,或出现并发症时得到及时发现和处理。

(四)护理措施

1. 体液不足

(1)密切观察患者病情变化　①生命体征,观察意识状态,监测血氧饱和度、脉搏、血压、尿量等。患者意识障碍,需留置导尿管;出血量大,遵医嘱给予中心静脉压及有创血压监测。②准确测量和记录每小时尿量,着重观察呕血、黑便的颜色、性质、频次、总量。③动态观察实验室检查结果,如血红蛋白、红细胞计数、大便隐血等,评估患者贫血程度、出血是否停止。④监测血气分析,注意维持水、电解质、酸碱平衡。

(2)密切观察患者肢体温度、皮肤和甲床色泽　出现面色苍白、皮肤湿冷、四肢冰凉即提示微循环血液灌注不足。

(3)快速补液,输血纠正休克　立即建立有效静脉通路,配合医生给予锁骨下静脉穿刺,使用晶体和胶体液扩容,立即配血,尽快恢复有效循环血量。合理安排补液的顺序,输液速度既要避免引起肺水肿,又要及时补充有效血容量,可根据中心静脉压和尿量调节输液速度和量。遵医嘱使用血管活性药物、止血药物,以改善组织器官的血流灌注及氧供,维持血压。

2. 体液过多

(1)体位　协助患者取平卧位,可增加肝、肾血流灌注,改善肾小球滤过率。

(2)测量腹围　每日在同一时间、同一体位、同一部位测量腹围1次。

(3)补充血制品　遵医嘱补充血制品,提高血浆胶体渗透压。

(4)休克纠正后的护理　休克纠正后,应限制液体和钠的摄入,遵医嘱使用利尿药,注意观察和记录尿量,利尿不可过快。注意查看血气分析结果,及时补钾,避免发生低钾血症。

(5)腹腔持续引流的护理　①准确记录放腹水的量、颜色和性质,腹水培养标本应及时送检。及时查看腹水培养结果;②应妥善固定引流管,注明管路名称、置管时间和深度,严格交接班制度,每班评估引流管情况,保持引流通畅,避免脱出、打折;翻身时,注意保护导管,以防因牵拉导致管路滑脱;③严格无菌技术操作,以免引起感染;④应使腹水缓慢流出,每天引流量不应大于2 000 mL,避免引流过快、过多引起腹内压骤降加重休克。

3. 营养失调:低于机体需要量

(1)禁食　活动性出血时应绝对禁食,给予患者全肠外营养(TPN),防止食物刺激加重出血。

(2)补充营养物质　遵医嘱输注营养物质,如复方氨基酸、脂肪乳、维生素等。

(3)营养状况监测　定期评估患者的营养状况,包括每天摄入量、实验室检查等有关指标的变化。严密监测患者电解质、血糖的变化,尽早发现代谢紊乱(如低钾血症、低钙血症),遵医嘱纠正血糖水平或补充相应制剂。

4. 有窒息的危险

(1)体位　呕血时应取平卧位,头偏向一侧,防止误吸导致窒息。必要时用负压吸引器清除气道内呕吐物、分泌物。

(2)吸氧　保持呼吸道通畅,给予患者鼻导管吸氧,维持血氧饱和度95%以上。

(3)口腔护理　呕血后及时清除口腔内血液,做好口腔护理,保持口腔清洁。

(4)准备好抢救用物　若患者误吸导致窒息,及时配合医生进行抢救。

5. 潜在并发症　肝性脑病、感染等。①改善营养状态,输注血制品、白蛋白以纠正贫血和低蛋白血症。②持续给氧,保护肝功能。遵医嘱使用保肝、护胃的药物,避免使用肾毒性药物。遵医嘱补液,尽快纠正水、电解质和酸碱平衡紊乱,避免快速利尿、放腹水。③操作时严格遵循无菌原则,避免感染。④及时清理呕吐物,定时给予患者叩背,必要时给予雾化吸入,预防肺部感染。⑤定时翻身,预防压力性损伤的发生;患者存在黄疸,应保持皮肤清洁,避免过度干燥;每日擦洗会阴,保持尿道口清洁,妥善固定导尿管,确保引流通畅,同时注意观察尿液情况,是否有混浊、沉淀、结晶;因血氨升高,肝硬化患者呼气时常有肝臭味,禁食期应做好口腔护理;保持排便通畅,防止便秘,可用白醋等酸性液体灌肠,忌用肥皂水等碱性液体。

(五)护理评价

入院第 3 天,患者意识清醒,情绪稳定,生命体征基本平稳,体液平衡;低蛋白血症得到控制;腹水减少,腹痛、腹胀感明显改善。患者能够说出肝硬化相关的知识,能够遵循制订的护理计划和措施,在住院期间未发生护理并发症,转至普通病房继续治疗。

思维引导

患者经过补液扩容、止血、补充白蛋白、输血等治疗,有效循环血量得到明显改善。在护理过程中,结合评估结果,重点观察患者呕血、黑便的频次、性质及总量,准确记录出入水量,及时清理呕吐物,保持呼吸道通畅。因患者有肝硬化病史,血氨升高,还应重点观察有无肝性脑病先兆症状,预防并发症的发生。此外,患者清醒后,及时沟通,安抚患者的情绪,耐心做好健康宣教,使患者配合治疗。

(六)健康教育

1.饮食指导   出血期应绝对禁食,遵医嘱给予患者静脉营养补充;恢复正常饮食后,可进食高热量、高维生素、易消化的无渣饮食,避免坚硬、粗糙、刺激性及油腻饮食;严禁饮酒;优先摄取植物蛋白,并根据血氨的变化调整摄入量。

2.生活方式   告知患者应避免过度活动和劳累,适当锻炼身体,劳逸结合;用力排便、剧烈咳嗽、打喷嚏、提举重物等都是导致腹内压升高的因素,应尽量避免;保持良好的心情,避免精神高度紧张及抑郁等不良情绪;注意保暖和个人卫生,预防感染。

3.用药指导   指导患者遵医嘱规律服药,并向患者和家属做好疾病知识宣教。告知患者避免服用可引起并发症或加重肝损伤的药物,如布洛芬等非甾体抗炎药。

4.定期复诊   向患者及家属介绍出血征象、应急措施及肝性脑病的前驱症状,定期到医院复查,出现不适随时就诊。

三、思考与讨论

患者以"黑便 9 d,呕血 5 h"为主诉,急诊以"失血性休克;消化道出血"为诊断收入院。入院后完善相关检查,进一步了解患者一般情况、病情、临床表现等,有针对性地制订护理计划和护理措施。患者多次呕血,应注意保持呼吸道通畅,避免误吸。患者来时意识模糊,绝对卧床,应做好基础护理。住院期间给予患者补液、输血、输注白蛋白、降血氨、应用止血药物等对症治疗,根据患者病情及治疗措施变化,随时做好护理评估,调整护理计划和措施,实施个体化优质护理。

四、练习题

1.患者消化道出血的原因是什么?应如何预防?

2.失血性休克的患者存在哪些主要的护理诊断/问题?

3.对于失血性休克患者应实施哪些护理措施?

五、推荐阅读

[1]李乐之,路潜.外科护理学[M].6 版.北京:人民卫生出版社,2017.

[2]李小寒,尚少梅.基础护理学[M].6版.北京:人民卫生出版社,2017.

[3]陈孝平,汪建平.外科学[M].8版.北京:人民卫生出版社,2018.

案例 38　后循环脑梗死的护理

一、病历资料

（一）一般资料

患者,男性,67岁,汉族,退休人员。

（二）代主诉

头晕6 d,加重伴意识障碍5 d。

（三）现病史

患者6 d前出现头晕,伴恶心、呕吐,呕吐物为胃内容物,伴肢体无力、麻木,无头痛,不伴饮水呛咳,不伴意识丧失,无言语不利,无大、小便失禁,不伴四肢抽搐。来当地医院急诊就诊,行头颅CT检查,结果示无颅内出血,给予溶栓。5 d前患者呼之不应,行头颅CT检查,结果示右侧小脑半球脑梗死较前范围增大;颅脑磁共振结果示脑梗死合并渗血,行"全脑血管造影+经皮穿刺脑血管腔内血栓取出术(椎基底动脉)+球囊扩张术(椎基底动脉)",后因枕骨大孔疝行"后颅窝去骨瓣减压+内减压+脑室外引流术"。为求进一步治疗,以"急性脑梗死溶栓术后;脑疝形成后颅窝去骨瓣减压+侧脑室外引流术后;高血压;糖尿病;肺部感染"为诊断收入院。入院查体:T 36.5 ℃,P 86 次/min,R 20 次/min,BP 146/85 mmHg。患者发病以来,意识呈深昏迷状态,鼻饲流质饮食,留置导尿管,大便失禁,体重未监测。

（四）既往史

既往高血压病史20年余,血压最高约180/100 mmHg,现口服拜新同、倍他乐克药物治疗,血压控制在(140~145)/(85~87)mmHg。糖尿病病史20年余,规律口服降糖药物,具体不详,空腹血糖控制在6.8~7.0 mmol/L,餐后波动在9~10 mmol/L。高脂血症20年余,规律服用瑞舒伐他汀药物,血脂控制欠佳。冠心病病史2年余,规律服用阿司匹林、瑞舒伐他汀药物治疗。无手术和外伤史。

（五）个人史及家族史

饮酒史40年余,以白酒为主,约100 mL/次;吸烟40年余,约20 根/d。父母均去世,父亲死于尿毒症、母亲意外去世,1弟2妹均患有高血压、糖尿病、高脂血症,儿子健康状况良好。

（六）辅助检查

1. 实验室检查　血红蛋白82 g/L,总胆固醇6.5 mmol/L,血糖12.3 mmol/L,同型半胱氨酸15 mmol/L,血钠153 mmol/L,降钙素原0.13 ng/L,前白蛋白158 mg/L。

2. 头颅CT　后循环脑梗死,较前范围增大(图6-7)。

3. 脑MRI+MRA　双侧小脑半球急性或亚急性脑梗死,双侧椎基底动脉、左侧大脑前动脉A1段管腔狭窄。

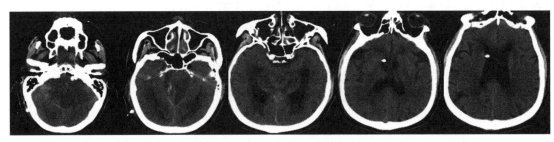

图6-7　后循环脑梗死患者头颅CT

(七)诊疗过程

患者入院后完善相关检查,给予抗血小板聚集、调脂、改善循环、保护脑细胞、脱水降颅内压、改善营养、俯卧位通气等治疗。经积极治疗和护理,患者病情稳定,转至普通病区进一步治疗。

二、护理经过

(一)护理评估

1.病史

(1)一般情况与目前病情　患者男性,67岁,身高168 cm,体重70 kg,呈深昏迷状态,格拉斯哥昏迷评分(Glasgow)3分,经口气管插管,深度为24 cm,呼吸机辅助呼吸,双侧瞳孔等大等圆,直径1.0 mm,双侧直接及间接对光反射均消失。双眼角膜反射、头眼反射、咳嗽反射等脑干反射均消失,四肢无自发活动,疼痛刺激四肢未见活动,四肢肌张力低,腱反射未引出,双侧病理征阴性。头部切口敷料清洁干燥,无渗出,侧脑室引流管高度放置在距耳缘上10~15 cm,每天引流量约为200 mL,中心静脉压8 cmH$_2$O。患者血压不稳定,波动幅度大,波动于(140~220)/(51~73)mmHg,给予药物控制血压。右锁骨下深静脉置管,置管深度为15 cm,置管处无渗血、渗液,回抽可见回血,胃管置管深度为55 cm,回抽可见胃内容物50 mL,尿管引流出淡黄色澄清尿液,全身皮肤完好无异常。自理能力重度依赖;跌倒风险评估中度风险;压力性损伤评分重度风险;静脉血栓栓塞症重度风险。

(2)既往史　既往有高血压病史,有糖尿病、高脂血症、冠心病等基础疾病;无过敏史,无手术和外伤史。

(3)生活史与家族史　有饮酒史,经常饮酒,约100 mL/次;有吸烟史,约20根/d。有高血压、糖尿病、高脂血症家族史。

2.身体状况

(1)一般状态　T 36.5 ℃,P 86次/min,R 20次/min,BP 146/85 mmHg。

(2)心肺　两肺无湿啰音或哮鸣音,心率、节律正常。

3.辅助检查　辅助检查无特殊变化。

4.心理-社会状况　患者家属缺乏疾病预后相关知识,存在焦虑情绪,患者家庭经济收入稳定,疾病应对态度积极。

(二)护理诊断/护理问题

1.意识障碍　与脑组织受损、功能障碍有关。

2.清理呼吸道无效　与意识障碍不能有效排痰、人工气道的建立有关。

3.语言沟通障碍　与大脑语言中枢病变有关。

4.有皮肤完整性受损的危险　与长期卧床、俯卧位通气治疗有关。

5.营养失调:低于机体需要量　与高代谢、摄入不足有关。

6. 有废用综合征的危险　与肢体瘫痪、僵硬、长期卧床或体位不当有关。

7. 潜在并发症　脑疝、导管相关性血流感染、下肢静脉血栓、水电解质失衡等。

思维引导

　　患者为 67 岁男性,体型偏胖,既往有高血压病史,血压控制不佳,既往有糖尿病、高脂血症、高半胱氨酸血症,有饮酒史,具有脑梗死发病的危险因素。患者出现头晕,伴恶心、呕吐,呕吐物为胃内容物,肢体无力、麻木,符合后循环脑梗死发病的临床表现。患者在外院已行静脉溶栓、全脑血管造影+经皮穿刺脑血管腔内血栓取出术(椎基底动脉)+球囊扩张术(椎基底动脉),后颅窝去骨瓣减压+内减压+脑室外引流术治疗。护士应全面评估患者的病史、身体状况、辅助检查,有侧重点地评估患者生命体征、意识、瞳孔等内容。通过评估,可以判断患者目前存在的主要护理问题是意识障碍,目前患者病情危重,随时可能出现脑梗死加重、脑水肿加重、脑疝形成等,会导致意识障碍加重。护士应随时收集有关患者反应和病情变化的资料,以便对护理计划进行修改和补充。通过与患者家属交谈,进一步评估患者家属心理状态,因患者病情复杂,家属目前比较缺乏疾病相关知识,担心疾病预后,也应重点关注患者家属心理问题。

(三)护理目标

　　①患者意识障碍无加重或减轻。②患者呼吸道通畅,没有因痰液阻塞而发生窒息。③患者易受压部位未发生压力性损伤。④患者营养状况得到改善,能保证机体能量供应。⑤患者肢体能保持良好的活动范围。⑥未发生相关并发症或并发症发生后能得到及时发现与处理。

(四)护理措施

1. 意识障碍　①严密监测患者生命体征、意识、瞳孔及中心静脉压变化,维持患者平均动脉压在 80 ~ 85 mmHg,中心静脉压在 6 ~ 8 cmH$_2$O。②严密观察脑室引流管是否通畅,引流液的色、量、质;定期监测电解质变化;观察有无消化道出血和脑疝的表现。尽量将患者头部处于正中位置,保持侧脑室引流管高度置于距耳缘上 10 ~ 15 cm 处,维持正常颅内压。③保持呼吸道通畅,及时清理口鼻分泌物,防止出现舌后坠、窒息、误吸或肺部感染。

2. 清理呼吸道无效　①严密观察患者呼吸深浅、节律,皮肤黏膜颜色的变化,有无发绀等缺氧症状。②定期协助患者翻身、叩背、机械排痰,根据病情给予气道雾化,促进痰液排出。③按需吸痰,吸痰时严格无菌操作,并注意观察痰液的性状、量、颜色,必要时留取痰培养。④根据病情进行俯卧位通气治疗,做好体位护理,定期评估患者镇静、镇痛状态,血氧饱和度、呼吸机参数、压力性损伤的风险和管道情况。⑤患者肺部感染严重,翻身侧卧时保持床头角度在 30°以上,有利于痰液引流。⑥遵医嘱按时、按量使用抗生素。

3. 语言沟通障碍　①采用常用的语言对患者进行多次反复刺激和呼唤,以促进患者意识恢复。②鼓励家属探视期间多次呼唤患者,同时采用电子设备多次重复播放家属的录音。

4. 有皮肤完整性受损的危险　①保持床单位清洁干燥平整,无皱褶、无碎屑。定期协助患者翻身。患者平卧位时,使患者保持"悬浮足"。俯卧位通气期间,保持眼部、鼻根、腹部、男性生殖器等部位不受压。②做好患者大、小便护理,尤其是灌肠后,保持患者会阴部皮肤清洁干燥,避免发生失禁性皮炎。③观察患者皮肤情况,及时发现皮肤异常并处理。

5. 营养失调:低于机体需要量　①遵医嘱鼻饲泵入肠内营养液,并遵循量从少到多、速度从慢到快的原则。每 4 h 用 20 ~ 30 mL 温水冲洗管道 1 次,每次中断输注或给药前后用 20 ~ 30 mL 温水冲洗管道。②喂养期间,定期监测肠内营养的耐受性,观察胃内残余量,患者是否出现恶心、呕吐、腹泻及反流等情况。③准确记录患者的 24 h 出入量。④观察患者的肠鸣音、排便次数、量及性状。如患者大便干结,遵医嘱给予灌肠处理。

6. 有废用综合征的危险　①保持患者肢体良肢位。②协助患者进行肢体被动运动。

7. 潜在并发症　脑疝、导管相关性血流感染、下肢静脉血栓、水电解质失衡等。①严密监测血压、心律、心率情况。②应用脱水药物时,密切监测患者入出量、水电解质。观察患者有无出现喷射性呕吐及呕吐物的性状、量。③定期监测气囊压力,保持压力处于 25 ~ 30 cmH$_2$O。听诊肺部情况,适时给予机械排痰。④抬高床头 30°,减少或避免反流与误吸风险。⑤给予口腔护理,加强手卫生,按时更换呼吸机管路,呼吸机管路污染时随时更换。⑥定期观察中心静脉导管的深度,穿刺点有无红肿或者渗出。⑦注意保持整个导尿系统的密闭性,导尿管在大腿上方进行二次固定,集尿袋摆放低于膀胱水平,定期更换尿管、集尿袋,进行尿道口护理。观察患者尿液的颜色、性质、量及有无沉淀物等。⑧给予抬高患肢,协助患者进行踝泵运动或气压泵治疗,预防下肢深静脉血栓形成。⑨防止坠床,应用保护性床栏,确保患者安全。

(五)护理评价

患者意识昏迷,Glasgow 评分 5 分,入院后第 12 天行气管切开术,自主呼吸,血压波动于 (120 ~ 142)/(65 ~ 75) mmHg,未使用降压药物,脑室引流管已拔除。患者未出现导管相关性感染及尿路感染,皮肤未出现压力性损伤,未出现下肢静脉血栓,水、电解质均处于正常范围,营养状态较前好转。入院后第 20 天转至普通病房继续治疗。

思维引导

遵医嘱给予 24 h 心电监护,结合评估,重点观察患者意识、瞳孔和血压的变化。气管切开后,保持呼吸道通畅,按需吸痰时严格遵循无菌操作。同时加强对患者脑室引流管、切口敷料的管理,观察患者有无出现喷射性呕吐及消化道出血征象。俯卧位治疗期间,应避免导管滑脱,同时协助患者进行肢体被动运动,观察易受压部位皮肤情况,避免发生压力性损伤及眼部损伤。患者病情较重,给予肠内营养应用,避免胃潴留的发生。及时与患者家属沟通,耐心讲解患者病情变化,以减轻焦虑情绪。

(六)健康教育

1. 饮食护理　患者住院期间以肠内营养为主,自制饮食为辅,指导家属制作高蛋白、高维生素、低盐、低脂流食。

2. 生活方式　教会家属翻身的技巧、叩背及良肢位的摆放方法。加用床栏,防止患者坠床。

3. 康复指导　教会家属关节被动运动方法,讲解康复训练的意义。

4. 用药及病情监测指导　指导患者转科后遵医嘱服药,控制血压、血糖、血脂和抗血小板聚集,不要擅自增减药量,监测用药的不良反应。

三、思考与讨论

患者以"头晕 6 d,加重伴意识障碍 5 d"为代主诉,以"急性脑梗死溶栓术后;脑疝形成后颅窝去瓣减压+侧脑室外引流术后;高血压;糖尿病;肺部感染"为诊断入院。入院后静脉溶栓、介入取栓、神经外科去骨瓣减压术后转入神经重症监护病房继续治疗。住院期间给予抗血小板聚集、调脂、改善循环、保护脑细胞等对症治疗,因为患者病情危重,根据患者病情及治疗措施变化,随时做好护理评估,调整护理计划和措施,实施个体化优质护理。

四、练习题

1. 以觉醒度改变为主的意识障碍分为哪几类?

2. 应用脱水药物的注意事项是什么?

3. 怎样预防下肢静脉血栓?

五、推荐阅读

[1]尤黎明,吴瑛.内科护理学[M].6版.北京:人民卫生出版社,2017.

[2]张波,桂莉.急危重症护理学[M].4版.北京:人民卫生出版社,2017.

[3]贾建平,陈生弟.神经病学[M].8版.北京:人民卫生出版社,2019.

[4]刘芳,杨莘.神经内科重症护理手册[M].北京:人民卫生出版社,2017.

[5]宿英英,潘速跃,彭斌,等.神经系统疾病肠内营养支持中国专家共识(第二版)[J].中华临床营养杂志,2019,27(4):193-203.

[6]中华医学会重症医学分会重症呼吸学组.急性呼吸窘迫综合征患者俯卧位通气治疗规范化流程[J].中华内科杂志,2020,59(10):781-787.

[7]刘云访,喻姣花,黄海燕,等.ICU中心静脉导管相关性血流感染预防的证据总结[J].护士进修杂志,2020,35(4):319-325.

[8]CARNEY N, TOTTEN A M, O'REILLYE, et al. Guidelines for the management of severe traumatic brain injury, Fourth Edition(Article)[J]. Neurosrygery,2017,81(2):6-15.

案例 39　肺移植的护理

一、病历资料

(一)一般资料

患者,女性,21岁,汉族,农民。

(二)主诉

四肢乏力伴活动后胸闷、口唇发绀11年余。

(三)现病史

11年前,患者无明显诱因出现四肢无力,伴活动后胸闷、口唇发绀,无咳嗽、咳痰、心悸、胸痛、发热、盗汗等不适。于当地医院就诊,诊断为先天性心脏病,未行治疗。后上述症状逐渐加重,为求进一步诊治来我院,以"呼吸衰竭;继发性肺动脉高压重度;先天性心脏病:室间隔缺损"为诊断收入院。入院查体,T 36.2 ℃,P 93 次/min,R 20 次/min,BP 125/86 mmHg。自发病以来,神志清,精神可,饮食可,睡眠一般,大、小便正常,体重无减轻。

(四)既往史

发现先天性心脏病11年余,无高血压、糖尿病、脑血管疾病等病史。

(五)个人史及家族史

无吸烟、饮酒史,未婚未育,父母和1姐均体健,无与患者类似疾病,无家族性遗传病史。

（六）辅助检查

1. 实验室检查

（1）血脂　丙氨酸氨基转移酶 39 U/L，总胆红素 25.2 μmol/L，间接胆红素 19.1 μmol/L，白球比 1.49，甘油三酯 2.01 mmol/L，低密度脂蛋白 3.35 mmol/L，脂蛋白（a）715 mg/L。

（2）甲状腺功能五项　促甲状腺激素 5.55 μIU/mL。

（3）血气分析　$PaCO_2$ 30.1 mmHg，PaO_2 40.3 mmHg，总血红蛋白 204 g/L，红细胞压积 62.5%，SpO_2 75.5%，氯 111 mmol/L，标准碱剩余-5.80 mmol/L，实际碱剩余-4.1 mmol/L。

2. 心脏彩超　先天性心脏病，室间隔缺损（膜周部至嵴内）室水平双向分流，肺动脉高压（重度），右心增大，右室壁增厚，肺动脉增宽，肺动脉瓣轻度关闭不全。

3. 右心导管检查　右心房平均压力（收缩压/舒张压/平均压）6/2/1 mmHg，右心室压力（收缩压/舒张压/平均压）119/41/3 mmHg，肺动脉平均压力（收缩压/舒张压/平均压）117/89/74 mmHg，肺毛细血管楔压 32/29/28 mmHg。血气分析结果：右心房 pH 7.38，$PaCO_2$ 33 mmHg，PaO_2 31 mmHg，SpO_2 58%；右心室 pH 7.39，$PaCO_2$ 33 mmHg，PaO_2 31 mmHg，SpO_2 59%；肺动脉 pH 7.39，$PaCO_2$ 32 mmHg，PaO_2 32 mmHg，SpO_2 61%，CO 5.9 L，氯 3.431 mmol/L，每搏输出量 72 mL，肺血管阻力（PVR）10.17Wus。

4. 心电图　不完全性右束支阻滞；心尖部导联 ST-T 改变，性质待定。

5. 胸部及上腹部 CT　左下肺小类结节，考虑炎性；主肺动脉增粗；双侧胸膜局部增厚，脂肪肝（图 6-8）。

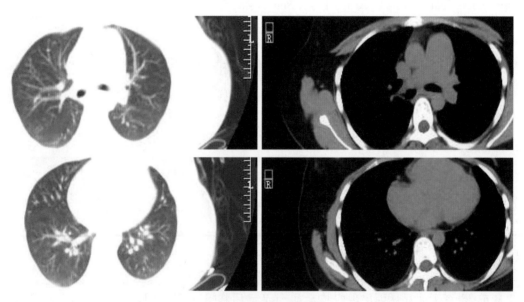

图 6-8　胸部及上腹部 CT

6. 病理诊断　部分肺切除术。肺组织慢性炎：肺组织内细小动脉内膜增厚，个别见管腔闭塞；中型动脉管腔稍增大。符合良性病变。不排除肺动脉高压（图 6-9）。

（七）诊疗过程

患者入院后完善相关检查，给予降肺动脉高压药物，吸氧，抗感染，化痰，抑制胃酸分泌，稳定循环，维持水、电解质、酸碱平衡等治疗，行"双肺移植术+室间隔缺损修补术+供肺修补术"。经积极治疗和护理，患者恢复良好，做好健康教育并办理出院，嘱患者定期门诊复诊。

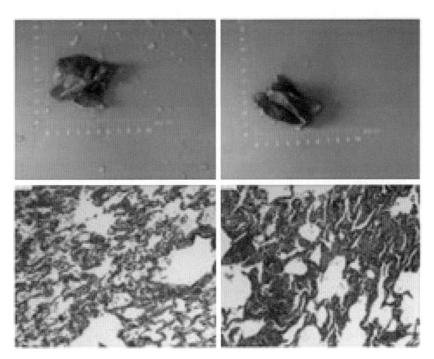

图6-9　病理诊断

二、护理经过

(一)术前护理

1.护理评估

(1)病史

1)一般情况与目前病情:患者女性,21 岁,身高 162 cm,体重 67.5 kg,神志清,精神可,语言表达清楚;食欲、排尿、排便、睡眠均正常;皮肤完整;四肢末梢以及口唇发绀;自理能力轻度依赖;跌倒风险评估为高度,压力性损伤无风险,静脉血栓栓塞症轻度风险。

2)既往史:既往有 11 年先天性心脏病史,四肢乏力、活动后胸闷、口唇发绀;无糖尿病、脑血管意外等基础疾病;近期无呼吸道感染、心律失常、过度劳累等诱发因素;无过敏史、手术史和外伤史。

3)生活史与家族史:患者无吸烟、饮酒史,家庭成员无先天性心脏病病史。

(2)身体状况

1)一般状态:T 36.2 ℃,P 93 次/min,R 20 次/min,BP 125/86 mmHg,半卧位。

2)心肺:双肺听诊呼吸音可,无干、湿啰音。心前区无隆起,心尖搏动正常,心浊音界扩大,第二心音亢进,心前区无异常搏动,心尖搏动不可明视,触诊心尖搏动于第 5 肋间左锁骨中线外侧约1.0 cm处,未触及心前区震颤,听诊心率 93 次/min,律齐,于胸骨左缘第 3、4 肋间可闻及 3/6 级收缩期喷射样杂音。未闻及心包摩擦音。

(3)辅助检查　辅助检查无特殊变化。

(4)心理-社会状况　患者及家属存在焦虑、恐惧和无助的心理;患者和家属对疾病、治疗方案、手术风险、术前配合、术后康复和预后的知识不了解。

思维引导

患者为青年女性,既往有先天性心脏病病史,伴四肢乏力、活动后胸闷、口唇发绀 11 年余,未做正规治疗。通过评估,可以判断患者目前存在的主要护理问题是活动无耐力。通过与患者交谈,进一步评估患者心理状态,因患者疾病长期反复发作,目前比较担心疾病预后,导致患者比较焦虑,也应重点关注患者心理问题。护士应全面评估患者的病史、身体状况、辅助检查,重点了解并关注该患者阳性体征,如心电图、血气分析、心脏彩超等。每次与患者接触都是评估的机会,护士应随时收集有关患者反应和病情变化的资料,以便对护理计划进行修改和补充。

2.护理诊断/护理问题

(1)气体交换受损 与肺组织病变、肺膨胀不全、呼吸道分泌物潴留、肺换气功能降低等因素有关。

(2)心输出量减少 与心脏疾病、心功能减退、血容量不足、心律失常等有关。

(3)活动无耐力 与先天性心脏病导致的心排血量减少、氧供不足有关。

(4)焦虑/恐惧 与担心手术效果及移植后治疗与康复有关。

3.护理目标 ①患者恢复正常的气体交换功能。②患者心功能正常,恢复全身有效循环。③能说出限制最大活动量的指征,遵循活动计划,主诉活动耐力增加。④能说出疾病康复保健相关的知识,焦虑明显改善。

4.护理措施

(1)气体交换受损

1)维持呼吸道通畅:注意观察痰液的颜色、量、黏稠度及气味;遵医嘱给予支气管扩张剂、祛痰剂等药物,以改善呼吸状况。

2)预防和控制感染:注意口腔卫生,发现患者有龋齿等口腔疾病时,及时报告医师。如合并有肺内感染、慢性支气管炎或肺气肿,及时采集痰液及咽部分泌物做细菌培养,遵医嘱给予抗生素治疗及雾化吸入以控制感染。

3)指导训练:指导患者练习腹式呼吸,有效咳嗽、咳痰和翻身,学会使用深呼吸训练器和吹气球,进行有效的呼吸功能锻炼,以提高肺功能,促进术后肺复张,预防肺部并发症的发生。

(2)心输出量减少

1)休息与活动:术前多休息、少活动,保持病房环境安静,保证充足的睡眠。

2)给氧:间断或持续吸氧,保证重要器官如心、脑的氧供。

3)用药护理:遵医嘱给予改善心功能的药物,如洋地黄制剂和利尿药等。

(3)活动无耐力

1)评估活动受限程度:评估患者目前的活动程度、目前活动和休息方式。

2)制订活动计划:患者卧床期间指导其做力所能及的肢体活动;观察患者活动后的反应,并教会自我监测方法;循序渐进增加活动,合理安排休息与活动时间;将用品放在易拿到的地方,协助患者生活或活动,如洗漱、进餐、如厕等;指导患者使用辅助设施,如床栏、扶手、轮椅、拐杖等帮助完成自理活动;为患者提供安静的休息环境,保证充足睡眠、情绪稳定。

3)合理膳食:鼓励患者少食多餐,合理调节饮食结构,多食高维生素、粗纤维素、低脂的食物,防止便秘。

（4）焦虑/恐惧　①从语言、态度、行为方面与患者及家属建立信任关系，鼓励患者和家属提问题，为他们解答；鼓励其说出恐惧、焦虑的内心感受，给予心理支持，鼓励其树立战胜疾病的信心。向患者介绍病区环境、责任护士和主管医生等，向患者解释说明疾病相关知识，消除患者紧张心理。②引导患者熟悉 ICU 环境等，介绍手术相关知识，以减轻与检查、治疗、手术相关的焦虑与恐惧。③安排与手术成功的患者交流，增强对手术治疗的信心。④帮助家庭建立有效的沟通，缓解家庭内部压力。

5.护理评价　经过治疗与护理，患者气促、发绀症状得到明显改善，四肢乏力症状较前减轻，能说出限制最大活动量的指征，遵循活动计划，主诉活动耐力增加。能说出疾病康复保健相关的知识，焦虑明显改善。

思维引导

患者经过应用降肺动脉高压药物，吸氧，抗感染，化痰，抑制胃酸分泌，稳定循环，维持水、电解质、酸碱平衡等治疗，四肢乏力、气促、发绀等症状得到明显改善。为患者制订个体化的活动计划，指导患者适度活动，避免过度活动。因该患者发现"先天性心脏病"11 年余，四肢乏力伴活动后胸闷、口唇发绀等症状，症状反复发作，进行性加重，对疾病的治疗及预后均显示一定程度的焦虑和恐惧，较多地询问医务人员关于疾病的情况，护士需要理解并安抚患者的情绪，耐心做好解释和健康教育。此外，为患者制订和实施护理措施前，需要提前和患者及家属沟通好，取得他们的理解和配合，才能让患者及家属更多参与到疾病护理中。

（二）术后护理

1.护理评估

（1）术中情况　患者在全麻下行"双肺移植术+室间隔缺损修补术+供肺修补术"，术中出血约 200 mL，给予补液、未输血；术中无意外及特殊处理等情况。

（2）身体状况　患者麻醉未清醒，经口气管插管呼吸机辅助呼吸，体外膜氧合（VA-ECMO）持续辅助治疗中，留置导尿管，大便未排。血压偏低，给予去甲肾上腺素、肾上腺素、间羟胺持续泵入。双侧胸壁可见两条手术切口，均长约 30 cm，缝合良好，双侧留置胸腔闭式引流管，可见引流瓶内暗红色血性液，水柱波动正常。双侧瞳孔不等（左 3 mm，右 2.5 mm），对光反射迟缓，双肺呼吸音低，未闻及干、湿啰音。腹平软，肝脾未触及，双下肢无水肿，双侧巴宾斯基征阴性。遵医嘱给予患者特级护理。暂禁食水，营养风险筛查 3 分，有营养风险。完善各项必要检查检验，如血常规、肿瘤标志物、肝肾功能、凝血功能等，待诊断明确后进一步治疗。患者有易栓倾向，注意预防血栓形成，按摩双下肢、抗凝应用药物。

（3）心理-社会状况　术后患者及其家属对疾病预后担忧，康复训练和早期活动可以逐步配合，安抚患者因手术产生的紧张、焦虑等心理。

2.护理诊断/护理问题

（1）疼痛　与手术创伤有关。

（2）低效性呼吸型态　与手术、麻醉、应用呼吸机辅助呼吸、体外循环和术后切口疼痛等有关。

（3）潜在并发症　出血、急性左心衰竭、急性心脏压塞、排斥反应、感染、肾功能不全、脑功能障碍等。

患者从手术室返回重症监护室,从与手术室人员交接开始,对患者进行全身评估。结合术前评估结果,了解手术中情况,有侧重点地评估患者生命体征,如观察心率、心律,有创血压和末梢血氧饱和度的动态变化,中心静脉压、肺动脉压、左心房压等数值的变化;此外,应观察患者周围循环情况,如密切观察患者皮肤颜色、温度、湿度、口唇、甲床毛细血管充盈和动脉搏动情况,及早发现微循环灌注不足和组织缺氧,注意保暖。因患者术中创面大,患者凝血功能较差,失血量较多且时间长,容易出现血容量不足,应补充液体,必要时补充新鲜血、血小板或冷冻血浆。患者术后可能会出现急性心脏压塞、低心排血量综合征等情况,患者会有休克的危险。身体状况则需重点评估患者气道情况,加强呼吸道管理,维持有效通气;评估切口和体外循环穿刺处的情况,有无渗血、松弛、移位,观察穿刺肢体末梢循环情况等,术后穿刺处可能有出血风险。

3.护理目标　①患者疼痛明显改善。②患者恢复正常的气体交换功能。③患者术后未发生并发症,或并发症得到及时发现与处理。

4.护理措施

(1)疼痛　①观察患者疼痛的时间、部位、性质和规律。②鼓励患者表达疼痛的感受,简单解释切口疼痛的规律。③尽可能满足患者对舒适的需要,如协助变换体位,较少压迫等。④指导患者正确运用非药物镇痛方法,减轻机体对疼痛的敏感性,如分散注意力等。⑤遵医嘱给予镇静、镇痛药物应用。

(2)低效性呼吸型态

1)密切观察:观察患者有无发绀、鼻翼扇动、点头或张口呼吸;呼吸频率、节律和幅度,双肺呼吸音是否对称;呼吸机是否与患者同步;监测动脉血气分析,根据结果及时调整呼吸机参数。

2)气管插管拔除前护理:①妥善固定气管插管。定时测量气管插管距门齿的距离并做好标记。必要时镇静,防止气管插管脱出或移位。②定期吸氧。维持充分的氧合状态。③清理呼吸道,定时翻身、拍背、有效吸痰,及时清理呼吸道分泌物和呕吐物,保持呼吸道通畅,以防堵塞呼吸道,导致肺不张。

3)气管插管拔除后护理:①鼓励患者咳痰,痰液黏稠者给予超声雾化或氧气雾化吸入,以减轻喉头水肿、降低痰液黏稠度;②嘱患者采取半坐卧位;③吸氧,以维持充分的氧合状态,防止低氧血症对各重要器官的损害;④定时协助患者翻身、拍背,促进咳嗽和痰液的排出;咳痰时,指导患者用双手按在胸壁切口处,以减轻切口疼痛;⑤指导患者进行深呼吸锻炼,以促进肺膨胀;⑥保暖防寒,避免受凉后并发呼吸道感染。

(3)潜在并发症　出血、急性左心衰竭、急性心脏压塞、排斥反应、感染、肾功能不全、脑功能障碍等。

1)病情观察:持续心电监护,观察心率、心律、有创压、末梢血氧饱和度、中心静脉压、肺动脉压、左心房压、心输出量、心排血指数、体循环阻力和肺循环阻力、体温等数值的变化,密切监测患者意识、瞳孔、肢体活动情况、心功能、肾功能等指标变化,发现异常,及时通知医师处理。

2)用药护理:遵医嘱及时、合理、有效地使用正性肌力药物和血管活性药物,以恢复心脏和其他重要器官的供血、供氧,应用输液泵控制输液速度和用量,并观察用药效果;合理使用抗生素;尿量减少时及时找出原因,停用肾毒性药物。

5.护理评价　术后患者疼痛评分为轻度疼痛,气道通畅,少量黄痰,双肺可闻及湿啰音;患者术后未发生出血、急性左心衰竭、急性心脏压塞、排斥反应、感染、肾功能不全、脑功能障碍等并发症。术后第 10 天,转入普通病房继续进行康复锻炼。术后第 15 天,患者康复出院。

思维引导

　　患者术后遵医嘱给予持续心电监护,结合术后评估,重点观察患者心率、心律,有创血压、末梢血氧饱和度、中心静脉压、肺动脉压、左心房压、心输出量、心排血指数、体循环阻力和肺循环阻力、体温等数值的变化。同时,加强呼吸道管理,维持有效通气;维持水、电解质平衡;维持正常体温;切口与引流管的护理;加强并发症的护理。提前为患者实施转科和出院准备的护理措施,强调患者进行康复锻炼和口服抗排斥药依从性的重要性,监测患者康复训练和口服抗排斥药物依从性。

(三)健康教育

　　1.饮食指导　肺移植术后 1～2 d,待肛门排气后拔除胃管 2～3 h 即可先喝一些温水(流质),适应后可进些半流质饮食,并向普通饮食过渡。术后早期进食应为易消化、少产气的食物,如米汤、面条、肉粥等,以利于消化功能恢复。术后晚期应低脂、低胆固醇、高蛋白、高维生素饮食。肺移植术后因行类固醇激素治疗,骨质形成能力降低。免疫抑制剂不仅抑制肠道吸收钙,而且会加速钙的排出,饮食中要注意添加含钙高的食物,如排骨汤、贝壳类食物;熬汤时适当加醋,可加速钙的溶解、吸收。

　　2.早期活动　术后早期活动可促进整个机体功能的恢复。如促使呼吸加深,有利于肺扩张和分泌物排出,防止肺部并发症;促进血液循环,有利于切口愈合,防止下肢深静脉血栓形成;促进胃肠蠕动,防止腹胀、便秘;促进排尿功能的恢复,防止尿潴留等。早期活动分为早期卧床活动和早期起床活动。患者清醒后鼓励做深呼吸、咳痰,协助翻身、拍背,血压平稳后取半卧位;次日扶坐床沿,在床上可活动上肢、手足,做屈伸运动;4 d 后逐渐下床活动,先在床边站立,逐渐在室内缓步走动,再酌情外出散步,病重体弱及有并发症的患者均不能早期下床,但仍需坚持卧床活动。

　　3.并发症的预防　肺移植术后前 30 d 内,高达 40% 患者发生急性排斥反应。而术后感染与急性排斥反应的临床症状很相似,这些症状的发现一定程度要靠患者自身感受,因此护理人员应鼓励患者积极、主动反映自身的主观感受,指导患者如有感觉不适、发热寒战、胸部紧缩感、咳嗽和呼吸困难加重等如实汇报,不可隐瞒,以便及时给予处理。

　　4.心理护理　导致肺移植术后心理反应和精神反应的主要原因是受移植器官在体内功能的影响巨大,尤其是排斥反应,长期使用免疫抑制剂,易发生其他并发症。患者表现为情绪易激动、兴奋、性格暴躁、易发怒。对于有心理问题的患者,护士应加强护理,主要观察患者的言行举止,引导患者表达自己隐藏的心理忧患。对于已出现明显心理问题的患者,应详细查明原因以对症治疗,严重时可请心理治疗师配合进行专业的心理疏导。

三、思考与讨论 ▶▶

　　患者以"四肢乏力伴活动后胸闷、口唇发绀 11 年余"为主诉,以"呼吸衰竭;继发性肺动脉高压重度;先天性心脏病:室间隔缺损"为诊断入院。入院后对患者进行全面评估,详细了解患者一般情况、病情、辅助检查及病情观察要点等,有针对性制订护理计划和护理措施。住院期间给予重症监护,呼吸机辅助呼吸,VA-ECMO 辅助,抗感染,化痰,稳定循环,抗排斥,营养支持,维持水、电解质、酸碱平衡等治疗,根据患者病情及治疗措施变化,随时做好护理评估,调整护理计划和措施,实施个体化优质护理。

四、练习题

1. 肺动脉高压患者的临床表现有哪些?
2. 肺移植患者常见护理诊断有哪些?
3. 出院前应对肺移植患者进行哪些健康教育?

五、推荐阅读

[1]李乐之,路潜.外科护理学[M].6版.北京:人民卫生出版社,2017.

[2]陈孝平,汪建平.外科学[M].8版.北京:人民卫生出版社,2015.

[3](美)奥勒,卡皮莱斯.移植护理核心教程[M].北京:人民军医出版社,2010.

[4]丁嘉安,姜格宁.肺移植[M].上海:上海科学技术出版社,2008.

[5]兰美娟,曾妃,梁江淑渊.双肺移植患者肺康复方案的构建及应用[J].中华护理杂志,2022,57(6):659-665.

案例 40 破伤风的护理

一、病历资料

(一)一般资料

患者,男性,55岁,汉族,农民。

(二)主诉

足底被钉子扎破13 d,呼吸困难2 d。

(三)现病史

患者13 d前在田里干农活时,足底被钉子扎破,2 d前行喷洒农药工作后出现呼吸困难,下蹲或蜷缩状态加重,直立位减轻,伴全身僵硬,四肢无力,睡眠打鼾,无发热、咯血、胸闷、胸痛,无鼻塞、流涕、反酸、烧心。为求进一步诊治,急诊以"破伤风,呼吸困难查因:哮喘? 除草剂中毒?"收入院。入院查体:T 36.8 ℃,P 84次/min,R 20次/min,BP 138/85 mmHg,身高175 cm,体重85.0 kg。自发病以来,食欲正常,睡眠正常,大、小便正常,精神正常,体重无明显变化。

(四)既往史

4个月前行"腰椎间盘突出椎管狭窄"微创手术,恢复可。无高血压、心脏疾病病史,无糖尿病、脑血管疾病病史,无肝炎、结核、疟疾传染病病史,预防接种史随社会计划免疫接种,无外伤、输血史,无食物、药物过敏史。

(五)个人史及家族史

无吸烟、饮酒史,否认冶游史。已婚育,夫妻关系和睦,爱人体健。父母已故,死因不详,2姐1哥1妹均体健,子女均体健,无与患者类似疾病,无家族性遗传病史。

(六)辅助检查

1. 实验室检查

(1)动脉血气分析   pH值7.42,$PaCO_2$ 38.0 mmHg,PaO_2 56.0 mmHg,总血红蛋白143.50 g/L,

SpO_2 88%,钾 3.45 mmol/L,钠 139.8 mmol/L,氯 99.3 mmol/L,离子钙 0.90 mmol/L。

(2)血常规　白细胞计数 6.26×10⁹/L,红细胞计数 4.51×10¹²/L,血红蛋白 144.0 g/L,血小板计数 162×10⁹/L,中性粒细胞百分数 79.7%,淋巴细胞绝对值 0.99×10⁹/L,平均血小板体积 12.20 fL。

(3)生化检查　尿素 5.8 mmol/L,肌酐 66.5 μmol/L,尿酸 241 μmol/L,丙氨酸转氨酶 41 U/L,谷草转氨酶 33 U/L,碱性磷酸酶 101 U/L,总蛋白 63.50 g/L,白蛋白 35.9 g/L,总胆红素 12.40 μmol/L,胆碱脂酶 6.60 KU/L,肌酸激酶 69.0 U/L,肌酸激酶同工酶 18.00 U/L,葡萄糖 8.33 mmol/L。

(4)尿常规　比重 1.020,白细胞 10/μL,未分类结晶 415/μL。

(5)肌酶谱　肌酸激酶同工酶 26.4 U/L,乳酸脱氢酶 254 U/L,α-羟丁酸脱氢酶 204 U/L。

(6)C 反应蛋白　0.67 mg/L。

(7)毒物及药物筛查　未检出疑似农药、灭鼠药或药物成分。

2.超声检查　左室舒张功能下降;前列腺体积增大并结石。

3.头颅 CT　平扫未见明显异常。

4.心电图　T 波改变,性质待定(见图 6-10)。

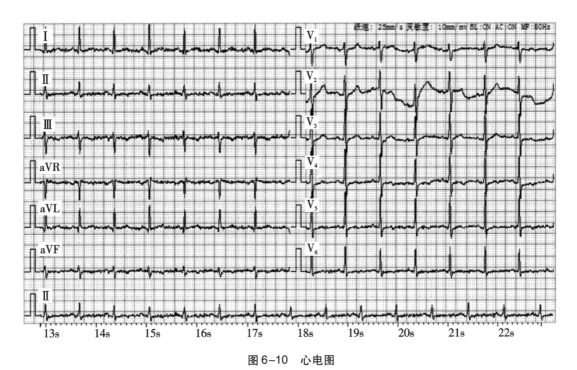

图 6-10　心电图

(七)诊疗过程

患者入院完善相关检查后,给予抗感染、破伤风抗毒素针、破伤风免疫球蛋白及镇静解痉药物应用,营养支持、维持内环境稳定等对症治疗。经多学科会诊,患者明确诊断为破伤风。经积极治疗和护理,患者强直痉挛发作频率较前显著减少,发作时持续时间极短,可自行停止,对呼吸及循环无影响,病情稳定后转至普通病区继续治疗。

二、护理经过

(一)护理评估

1. 病史

(1)一般状况与目前病情　患者男性,55岁,身高175 cm,体重85 kg。神志清,精神差,缓解期语言表达清楚。食欲下降,排尿、排便、睡眠均正常;自理能力重度依赖;跌倒风险评估为中度,压力性损伤风险为中危,静脉血栓栓塞症中度风险。

(2)既往史　既往无呼吸系统疾病,无糖尿病、脑血管疾病病史,无肝炎、结核、疟疾传染病史。无过敏史,有外伤史。

(3)生活史与家族史　无吸烟饮酒史;无肺部疾病、哮喘家族史。

2. 身体状况

(1)一般状态

1)生命体征:T 36.80 ℃,P 84 次/min,R 20 次/min,BP 138/85 mmHg。

2)疾病发作状况:发作时,患者意识清楚,大汗淋漓,呼吸困难、急促,口唇发绀,牙关紧闭,口角下缩,口吐白沫、流涎,咧嘴"苦笑",呈紧张性肌收缩,角弓反张,屈膝、弯肘、半握拳,数分钟后缓解,缓解期间除关节僵硬外无不适,生命体征均正常。每次发作持续、间歇时间不等。

3. 辅助检查

(1)入院实验室检查结果

1)动脉血气分析:pH值7.42,$PaCO_2$ 38.0 mmHg,PaO_2 56.0 mmHg,SpO_2 88%。

2)血常规:白细胞计数6.26×10^9/L,红细胞计数4.51×10^{12}/L,血红蛋白144.0 g/L,血小板计数162×10^9/L,中性粒细胞百分数79.7%,淋巴细胞绝对值0.99×10^9/L。

(2)毒物及药物筛查　未检出疑似农药、灭鼠药或其他药物成分。

(3)葡萄糖　8.33 mmol/L。

4. 心理-社会状况　患者及家属对疾病相关知识及预后了解不足。发作时肌肉痉挛不受控制,且隔离性治疗期间与家属分离,患者存在恐惧情绪。患者家庭关系和睦,经济收入稳定。

思维引导

患者为中年男性,既往无呼吸系统、脑血管疾病病史,无吸烟、饮酒史,有足底被钉子扎破的外伤史,具有破伤风发病的危险因素。患者发作时神志清,呼吸困难、急促,口唇发绀,牙关紧闭,口角下缩,咧嘴"苦笑",角弓反张,每次发作持续、间歇时间不等,缓解期语言表达清楚,符合破伤风临床表现。再结合辅助检查阳性结果,氧分压及血氧饱和度偏低,了解患者存在缺氧的状态。通过评估,可以判断患者目前存在的主要的护理问题是呼吸困难。结合患者发作时有强烈的角弓反张、牙关紧闭、抽搐等临床表现,患者存在有跌倒坠床、舌咬伤等受伤的危险和窒息、心力衰竭等并发症,应重点关注。由于患者发作时大汗淋漓,应关注患者液体的摄入量。重点关注患者的阳性体征、实验室检查结果,护理过程中护士应随时收集有关患者反应和病情变化的资料,可对护理计划进行修改和补充。

(二)护理诊断/护理问题

1. 有窒息的危险　与持续性呼吸肌痉挛、误吸、痰液堵塞气道有关。

2. 有受伤的危险　与强烈的肌痉挛有关。

3.有体液不足的危险　与反复肌痉挛消耗、大量出汗有关。

4.潜在并发症　肺部感染、肺不张、尿潴留、心力衰竭等。

(三)护理目标

①患者呼吸道通畅,呼吸平稳。②未发生坠床、舌咬伤及骨折等意外伤害。③患者体液平衡,生命体征平稳,尿量正常。④住院期间未发生并发症。

(四)护理措施

1.有窒息的危险　①密切观察病情变化,监测生命体征。尽可能避免引起患者发作的诱因,防止因发作时呼吸困难导致窒息。备齐抢救用物、气管切开物品。②氧疗,面罩持续高流量氧气吸入,维持血氧饱和度在95%以上。③备齐抢救用物,如患者发作时,频繁抽搐且药物无法控制导致患者发生窒息时,需尽早气管切开改善通气,以确保患者的呼吸道通畅,必要时可给予机械通气。④定时协助患者翻身、叩背,注意动作轻柔,避免引起疾病发作。⑤患者经口进食时,注意避免呛咳、误吸;频繁抽搐时,暂禁食。⑥应用人工冬眠药物治疗过程中,结合患者病情及辅助检查结果,遵医嘱随时调整药物剂量,保证患者持续处于浅睡状态。⑦遵医嘱及时、准确使用破伤风抗毒素、破伤风免疫球蛋白、镇静解痉药物、抗生素等,并观察记录用药后的效果。

2.有受伤的危险　①安置患者于单间隔离,操作时尽可能减少噪声,给予患者佩戴眼罩,维持避光环境及保持适宜的温湿度。②严格执行接触隔离措施。接触患者时穿隔离衣、戴帽子、口罩、手套等,对于身体有切口者,暂不参与护理工作。③使用带护栏的病床,并保持床档处于使用状态,防止患者跌倒坠床。④使用约束带,防止患者因发作时痉挛,造成自我伤害。⑤患者发作时使用牙垫,防止发生舌咬伤。注意保护患者关节,防止肌腱断裂或发生骨折,必要时可以在关节处垫软枕。

3.有体液不足的危险　①遵医嘱补液,随时检查患者的输液管路,确保管道通畅。②患者发作时大汗淋漓,肌肉痉挛,会消耗过多的液体,要准确记录患者24 h出入水量。③给予高热量、高蛋白、高维生素饮食或肠外营养,维持电解质平衡,保证机体能量供应。

4.潜在并发症　肺部感染、肺不张、尿潴留、心力衰竭等。①患者抽搐发作时,观察、记录抽搐的次数、时间、症状。②注意患者意识情况,监测心肺功能,以免发生心力衰竭。③观察患者尿量的变化,以防尿道括约肌痉挛导致尿潴留。④协助患者翻身拍背,吸痰时严格执行无菌操作。以防止因喉头痉挛、呼吸道不畅、支气管分泌物淤积引起患者肺不张。⑤遵医嘱及时、准确使用抗生素、镇静解痉药物等,并观察记录用药后的效果。

(五)护理评价

入院第7天,患者呼吸困难、肌肉紧张性收缩、流涎等症状明显改善。水、电解质均处于正常范围,可自行饮食,大小便可控制,自行翻身活动。能够说出疾病康复保健相关的知识,恐惧心理明显改善。患者能够遵循制订的护理计划和措施,在住院期间未发生并发症,转至普通病房继续治疗。

思维引导

遵医嘱给予患者心电监护,结合护理评估,重点观察疾病发作的频率和次数。同时,在护理的过程中也要着重进行呼吸道的管理,避免患者发生窒息、受伤。因每次发作时患者神志清楚,呼吸困难,牙关紧闭,角弓反张,呈紧张性肌肉收缩,会有恐惧感,对患者做好解释安抚工作,讲解疾病知识并帮助患者树立战胜疾病的信心。

（六）健康教育

1. 饮食指导　戒烟酒,低盐低脂。避免暴饮暴食,注意少量多餐。

2. 生活方式　告知患者注意休息,避免劳累、受凉、刺激。

3. 疾病知识宣教　告知患者田间劳动时要做好保护措施,如出现木刺、锈钉刺伤等深而窄的外伤切口,及时到医院就诊。

4. 用药指导　指导患者出院后遵医嘱服药,并做好患者和家属的疾病知识的宣教。

5. 定期复诊　嘱患者定期门诊复诊,出现不适随时就诊。

三、思考与讨论

患者以"足底被钉子扎破 13 d,呼吸困难 2 d"为主诉,急诊以"破伤风;呼吸困难查因:哮喘？除草剂中毒?"为诊断入院。入院后对患者进行全面评估,详细了解患者一般情况、病情、临床表现及辅助检查等,有针对性制订护理计划和护理措施。因患者畏光、畏声表现明显,发作时牙关紧闭,角弓反张,呈紧张性肌肉收缩,在护理时要特别注意防止患者发生跌倒坠床、骨折、舌咬伤等不良事件,做操作时尽可能地动作轻柔,减少翻动。住院期间给予足量破伤风免疫球蛋白、抗感染、镇静解痉药物等对症治疗,根据病情及治疗措施的变化,随时做好护理评估,调整护理计划和措施,实施个体化优质护理。因患者及家属缺乏疾病相关知识,医护人员做好疾病相关健康教育,使其掌握疾病护理相关知识,避免类似情况发生。

四、练习题

1. 破伤风患者的护理措施有哪些?

2. 破伤风患者在安排住院时,对病室环境有何要求?

3. 引起破伤风的原因有哪些?

五、推荐阅读

[1]李乐之,路潜.外科护理学[M].6 版.北京:人民卫生出版社,2017.

[2]陈孝平,汪建平.外科学[M].8 版.北京:人民卫生出版社,2018.

练习题答案